Ageless

The New Science of Getting
Older Without Getting Old

老而不衰
的科学

[英] 安德鲁·斯蒂尔（Andrew Steele）/著
张文韬 王曦/译

U0303712

中信出版集团 | 北京

图书在版编目（CIP）数据

老而不衰的科学 /（英）安德鲁·斯蒂尔著；张文
韬，王曦译 . —北京：中信出版社，2023.3（2025.1 重印）
　书名原文：Ageless: The New Science of Getting
Older Without Getting Old
　ISBN 978–7–5217–5346–2

Ⅰ. ①老…　Ⅱ. ①安…　②张…　③王…　Ⅲ. ①抗衰老
－普及读物　Ⅳ. ① R339.3–49

中国国家版本馆 CIP 数据核字（2023）第 026641 号

老而不衰的科学
著者：　　　〔英〕安德鲁·斯蒂尔
译者：　　　张文韬　王曦
出版发行：中信出版集团股份有限公司
　　　　　（北京市朝阳区东三环北路 27 号嘉铭中心　邮编　100020）
承印者：　　三河市中晟雅豪印务有限公司

开本：880mm×1230mm　1/32　　印张：11　　　字数：323 千字
版次：2023 年 3 月第 1 版　　　　印次：2025 年 1 月第 4 次印刷
京权图字：01–2020–7325　　　　 书号：ISBN 978–7–5217–5346–2
　　　　　　　　　　　　　定价：69.00 元

目 录

冻龄——老而不衰的科学

王钊　清华大学教授

　　与美好的爱情一样，衰老与长寿也一直是我们人类文化传承中一个永恒的话题。然而，衰老并不像爱情那么美好甜蜜，更不会那么令人向往，却比爱情更加让人生畏而不可回避。就像对爱情的憧憬大大超过对婚姻的期待，人们对衰老的恐惧也远远超过了对死亡的无奈。很多人不惧死亡的光临，却非常害怕衰老的到来。其实细想一下，人们惧怕的并不是"老"，而是"衰"。通常关于衰老的说法，比如"白头偕老"，比如"最浪漫的事就是和你一起慢慢变老"，都只是说偕老、变老、老去，而绝口不提"衰"。如果只是老，而不伴有衰，那么我想大多数人都会释然的。

　　对于人类来说，衰老是无情而又不可避免的。无论把衰老说成"增龄"还是"老化"，对人类来说都无可辩驳地伴随着各种身体机能的减退。这真的很不可思议，因为无论从生物学还是进化的观点看，衰老都不是必经之路（从某种意义上来说，死亡倒是更新和进化所必需的）。那么为什么我们就不能健康地活到120岁或150岁，然后再与今世悄然说再见，免遭衰老失能或衰老相关疾病的折磨呢？这个问题确实困扰了我们几个世纪，直至现在也没有被完全解决。随着人类平均寿命的延长，衰老和衰老相关疾病已然成为严重的全球健康问题。英国计算生物学家、科学作家安德鲁·斯蒂尔博士在这本书中讲述了近年来科学为确保人类的健康老龄化所取得的惊人进展，以及如何让我们老而不衰、寿而无疾。

衰老其实是最近几百年里才大量出现的。数千年来，人类的寿命几乎没有什么变化，一直到了近二三百年，得益于社会经济（如工业革命）、技术（如显微镜）、公共卫生（如清洁饮用水和疫苗）、医药保健（如抗生素）等领域的发展，人类的预期寿命才开始有了明显的提升。欧洲人的平均预期寿命在公元前仅为 20 岁左右，之后持续缓慢地延长，1850 年前后达到 40 岁，即在漫长的近 2 000 年的历史中终于延长了一倍（平均每百年增寿一岁）。而 2020 年，欧盟人均预期寿命为 80.4 岁（根据 2022 年 4 月欧盟统计局公告），这一次的平均预期寿命翻番只用了 170 年（平均每四年增寿一岁）。1949 年，中国人平均预期寿命不足 35 岁；2018 年，这个数字达到了 77 岁，预期寿命翻番仅仅用了 70 年。2022 年数据显示，我国人均预期寿命达到了 78.2 岁，这是一个历史性的跃升，标志着我国居民的主要健康指标已经居于中高收入国家前列。

与此同时，老龄化所产生的影响逐渐遍及社会的每一个角落，我们生活的各个方面都受到衰老的影响，而不仅仅是健康。随着繁育期的结束和年龄的增长，我们的身体会产生一系列熟悉而又陌生的变化——从头发灰白、皱纹、老年斑、眼花、耳背等表观的变化，渐渐到失能、失智和致命疾病风险增加等改变生命质量与进程的变化。不管你生活习惯有多好，仅仅是变老这一点对患病概率增加的贡献，就超出了吸烟、超重、缺乏锻炼等其他风险因素。老年疾病的最大风险因素就是衰老本身，而作为根本原因的衰老过程往往被我们完全忽略了。

过去的几十年里，随着现代科学的发展，我们在理解衰老机制、干预衰老过程方面取得了巨大的进步。在衰老已成为人类普遍生命历程一部分的今天，将衰老视为一个生物学过程，努力探究并理解其科学含义，将能够引发医疗保健模式的彻底转变。对老龄化的研究可能会产生巨大的影响，因为衰老才是迄今为止导致生命后期诸多疾苦的主要原因。面对这样一场滚雪球般增长的老龄化危机，我们能做些什么？

其实有关衰老的生物学研究从 20 世纪 30 年代就开始了，一项关于热量限制的动物实验改变了科学史，人们惊讶地发现，少吃似乎就能减缓衰老过程本身。之后科学家们在横跨多个种类的生物中进行了热量限制的实验研究，发现其延长寿命、促进健康的效果具有惊人的普遍性：无论是在单细胞酵母（用于烘焙和酿造啤酒的真菌）、线虫、果蝇上，还是在斑马鱼、小鼠、狗等动物中，热量限制都能使它们活得更长，并且更健康！这些研究发现向我们展示了一件了不起的事情：衰老并不是某种一成不变的生物必然现象，一个看似简单的方法就可能在整个动物王国中实现衰老延缓并大大减少衰老相关的其他退化现象。现在我们认识到，衰老具有随机性和可塑性，各种抗衰老措施（包括抗衰老药物）研发的重要思路之一，就是在人类身上模拟热量限制的机制，复制我们在许多物种身上看到的那种效果：让我们更加健康、远离衰老相关疾病，压缩患上相关疾病或失能/失智的时间、延长个体乃至群体的健康寿命。抗衰老医学的思维改变了我们对衰老相关疾病及其治疗的认识，治疗衰老本身而不是某一具体的疾病将是一场巨大的变革。这场变革将可改善数十亿人的健康水平。

衰老不是一个单一的过程，而是一系列生物变化的集合，这些变化是否属于疾病范畴一直是有争议的。如果将疾病定义为"对人体正常形态与机能的偏离"，那么衰老无疑是一种疾病（当然这里又涉及对"人体正常形态与机能"的定义问题，比如皱纹、白发、老花眼、老年斑等，是属于正常还是偏离呢？）。如今在科学界尤其是衰老研究领域，有越来越多的人开始意识到，疾病是随着时间的推移发生，并导致残疾和/或死亡的一个过程，从这个意义上来说，衰老与此是类似的。因此，我们可以认为衰老是一种疾病，是一种可以治疗、可以干预的疾病。对于疾病来讲，并不是人人都会得病，更不是人人都会得同样的病，并因为同样的疾病而离世。有些健康的人一生几乎没有生过什么病。那么，衰老也同样，并不是不可避免的，而是可能治愈的，且每个个体衰老的特征、程度和速率也都会有所不同。其实在 2018 年的《国际疾病分类第十一次修订本（ICD–11）》中，世界卫生组织已经将"衰老"纳入了一个新的诊断类别 MG2A，即"其他类别未分类的症状、体征或临床发现"，并建议各国从 2022 年开始采纳此疾病类别。2022 年，《柳叶刀·健康长寿》上发表了一篇题为"衰老是疾病吗？"的评论，详细介绍了一个国际临床医生小组对 ICD–11 中该新疾病分类的质疑和挑战，并迫使世界卫生组织同意撤回"衰老"一词，而代之以更微妙的"与增龄相关的内在能力的下降"来定义该新疾病的类别。表面上看（至少对于 ICD–11 来说），这个问题似乎已经得到了解决，但围绕语言精确性的学术争议实际上反映了长寿科学和老年医学之间更深层次的内在意识形态的冲突，以及这两个学科在所谓的长寿医学这一新兴学科中不同的立场和应对思路。这场冲突围绕着一个关键问题：衰老能否、应不应该被视为一种疾病？

学术界的普遍意见是更积极的。繁育期后的持续增龄常常伴随着内在生理储备的丧失和对外部压力源的抵抗能力的下降，会增加罹患多种非传染性疾病的风险。而如果可以将衰老视为一个病理过程，那么我们科研工作者就可以研究衰老本身的病理生理机制，以期找到减缓衰老速率的作用机制，并实施合理的针对性措施。把目标放在衰老途径（而不是某个具体的疾病）上，我们可能会从多种看似无关的源头上狙击疾病的发生与发展，压缩生命后期失能、失智等疾病期，延长人们的健康寿命，同时一定程度延长其平均预期寿命，以期减少个人疾苦、家庭压力和社会负担。

如果潜在的益处如此之大，那为什么将衰老视为一种疾病在临床医学和医生中如此有争议呢？大概因为目前衰老是所有人都要经历的一个过程，而不是只有某些人经历的疾病状态，并且由于衰老的异质性、潜在的可塑性等，我们目前并没有像其他大部分疾病那样的诊断标准（生物标志物或指标）来"诊断"衰老，也缺乏任何临床证实能够减缓人类衰老进展速度的干预措施。当然还有一些社会学的因素，比如如果将衰老定义为一种疾病，是否有可能加剧已经在全球流行的年龄相关歧视，以及与社会保险的一些矛盾等。

但这并不能否定衰老生物学与长寿科学的研究意义和取得的成果，而且其影响将是深远而广泛的，对我们所有的个人、我们的朋友和家人，以及整个社会和人类来说，其益处将远远大于代价。该书作者大声疾呼，我们应该毫不犹豫地致力于治疗衰老。同时我们也应该清醒地认识到，治疗衰老并不意味着长生不老，很多措施甚至与（群体平均）寿命的延长都没有直接的关系，但它会大大减少痛苦、提高健康水平。从这一点来说，这是可以拯救人类于疾苦的科学。

衰老是非进化性的，这一点只有从进化的视角才能观察得到。衰老作为人类生命史中一种非适应性的特征，其不利影响发生在繁殖开始之后，所以选择压力是中性的，也就是说，衰老既不会提高也不会降低种群的适应度。发生在繁育期后的衰老，已经脱离了自然选择的范围和生物进化的轨道，其间发生的各种有益的或有害的遗传突变都无法进入种群进化的长河中。已经过了繁殖期的躯体是否会衰老，自然选择并不关心；也正因如此，我们的抗衰老才有了进化理论的基础。

就像幼年、少年、青年和中年一样，老年也是我们生命历程的一部分，是我们一生中最有收获的一段时光。但衰老仍然令人难以理解。自然界几十亿年演化出的生命体，为何绝大多数会以衰老和死亡作为终结？这是生命进化对自然界的妥协，还是自然界对生命进化的约束？在过去的几个世纪里，社会的发展和医学的进步使得人类寿命延长了一倍以上，所有过了成熟期的人都会经历衰老。年龄增长的同时也带来了生活的经验与智慧，社会与医药卫生事业的发展为人们的健康带来了更多的益处。科学家们现在已经开始关注衰老现象本身，而不仅仅是与衰老相关的标志性疾病和症状。这是衰老科学研究范式的转变。老而不衰不再是梦想，健康老龄化终将实现。

其实，年龄和岁月的流逝就像日出日落、四季更迭，都是无可奈何的，但经过我们自身的努力和科学技术的加持，在生命的后期保持健康、快乐每一天却是有望实现的。总的来说，这是一本介绍衰老过程和应对策略的好书，其在深入研究科学证据的基础上，对最新的发展和未来前景提供了客观的描述。其实健康长寿的秘密就握在你自己的手中：管住嘴、迈开腿，食而不饱、动而不疲。这里一个"不"字便是需要把握的度，不贪不懈，不嗔不妄，全在个人心理的素养和心性的坚忍了。

以上是我个人对衰老和抗衰老的一些不成熟的认识和思考。说得对的地方，应该感谢这本书对我的启迪和开示，不对的地方则应该归咎于我个人知识的寡陋和思维的拘囿。对衰老和抗衰老的研究，本质上是对健康快乐的追求，而非对永生不朽的追逐。我始终坚信，也许我们无法战胜死亡，但我们终将克服衰老。这里请允许我借用这样一句话作为本文的结语吧："一辈子不长，用心甘情愿的态度，过好咱下半辈子的平凡生活。"

2022 年 12 月

于疫霾初散的清华园

加拉帕戈斯巨龟的皮肤上布满皱纹，它们没有牙齿、步态笨拙，乍一看，我们似乎不太可能从它们身上学到什么有关衰老的知识。它们是偏远的加拉帕戈斯群岛上的居民，那是太平洋中的一处火山群岛，群岛的名字来自古西班牙语中的galápago，意为"龟"。这些笨重的爬行动物体重超过 400 千克，以树叶和地衣为食，需要几十年的时间才能发育成熟。

1835 年，查尔斯·达尔文来到了加拉帕戈斯群岛，观察到了岛上独特的动植物群，他的自然选择进化理论从这里开始萌芽，该群岛也因此名声大振。岛上的巨龟就是他看到的诸多不寻常物种之一，他还收集了一些标本回英国进一步研究。其中一只名为哈丽雅特的巨龟成了加拉帕戈斯巨龟年龄纪录的保持者，它在 2006 年死于心脏病发作，享年 175 岁，比达尔文多活了一个多世纪。

然而，在研究衰老的生物学家看来，真正令人印象深刻的并不是这些巨龟的寿命：它们长寿是因为生活节奏极慢，而不是因为拥有任何特殊的生物能力——毕竟细的蜡烛能够燃烧更长的时间。

更有趣的是，加拉帕戈斯巨龟，还有部分陆龟、海龟、鱼类、蝾螈和其他一些奇怪的生物会出现这样一种现象——"可忽略不计的衰老"，它们的年龄在增长，但是能力的下降却可以忽略不计。[1] 也就是说，随着年龄的增长，这些动物的运动、感知能力没有明显受损，生育能力也没有下降。在 170 岁时，哈丽雅特很可能还和自己30 岁时（当时英国还处于维多利亚女王的巅峰时期）一样精力充沛，也就是说，它的身体状况变化不大，毕竟它是一只巨龟。

我们人类就没有这么好的运气了。时光逝去，我们的脸上出现了皱纹，身体瘦弱无力，患上各种疾病的风险也与日俱增。人类的死亡风险也随着时间的推移而逐步增加，这充分说明：年纪越大，我们越脆弱。龟类的衰老是可以忽略不计的，它们的死亡风险几乎与年龄无关，是一个常数：成年龟类每年的死亡概率都是 1%~2%。相比之下，人类的死亡风险每 8 年就翻一倍。[2] 年轻时情况还不是很糟糕：30 岁时，你每年死亡的概率小于 1/1 000。但是，如果持续加倍，一个非常小的数值最终会变得非常大：65 岁时你每年的死亡风险是 1%；80 岁时是 5%；如果你能活到 90 岁，那么你有 1/6 的概率活不到 91 岁生日。有证据表明，活到 105 岁后，死亡概率就不再随年龄而增长了，这意味着这些非常长寿的人可能在理论上已经不再衰老——但是，这个阶段每年死亡的概率约为 50%，要是死亡风险曲线早点儿变平就好了。

在人的一生中，我们可能在一段相对较长的时间（也许是五六十年）里都保持健康。在这个时期，死亡、疾病和残障的风险相当低，但在年老时这些风险会急剧上升。每一个人都会衰老，变老让我们拥有了经验和智慧，但是我们也渴望优雅地老去。从生命的第一天起，衰老就是活着的一部分。因此，"衰老"这个词带有多种含义，其中并非全部都是负面的。但是，从生物学的角度来看，也许对衰老最好的（且一定是最简单的）定义是，随着时间的流逝，死亡风险和痛苦会呈指数性地增加。

根据这种生物学定义，龟类是不会变老的，严格地说是不会衰老的。它们身上那种"可忽略不计的衰老"有一个更吸引人的名字："生物学上的长生不老"。龟类是如何做到年纪增加却不衰老的？在科学的帮助下，我们也可以不衰老吗？

现代科学，尤其是近几十年来，在对抗衰老方面取得了长足的进步，无论是对衰老过程的理解还是对它的干预。衰老对我们的生物学影响是多层级的，从分子到细胞再到器官，甚至影响整个生命系统。下面我将向你讲述，我们在变老的过程中究竟发生了哪些生物学上的变化，以及理解衰老的科学本质将如何引起医疗领域的彻底改变。

我们对衰老的理解可能会产生极为重要的影响，因为到目前为止，衰老是造成全世界死亡和痛苦的主要原因。虽然这听起来有点儿违反直觉，但是如果把衰老看成一个生物学过程，那么这一事实从逻辑上来说就是必然成立的。随着年龄的增长，我们的身体会发生一系列变化，改变了外表，也改变了生活：头发变白，长出皱纹，嗅觉迟钝，听觉失灵，虚弱无力，记忆力减退，并且可能患上致命的疾病。死亡的风险迅速增高，根本原因是很多与年龄相关疾病的患病风险同时快速升高。就算我们对于死亡本身没有那么恐惧（毕竟每个人都会死），我们也都希望，自己不要承受残障和疾病带来的多年苦难。

每多活一年，患上癌症、心脏病、中风、痴呆、糖尿病或者更可怕疾病的风险都会无情地增加。医生和科学家把所有增加患病风险的原因称为"风险因素",包括吸烟、肥胖、缺乏运动等。但是,无论你怎样健康生活,仅仅是"变老"这一点,就能让上述原因的影响相形见绌。实际上,年龄本身就是上述所有疾病最大的风险因素。一个80岁的人的死亡概率比30岁的人高60倍,患上癌症和心脏病的概率分别高出30倍和50倍,[3]而患高血压的概率比心脏病发作的概率还要高一倍。80岁时,风险因素相比40岁时会呈指数性增加。[4]60岁之前,人们患痴呆的概率很低,但是60岁以后,痴呆的患病概率每5年就会增加一倍,甚至比死亡概率的上升速度还要快。至少从疾病风险因素看来,一个30岁的人即便超重、酗酒、吸烟,死亡风险也要低于一个保持健康生活方式的80岁老人。

各种患病风险同时增长,最后会带来沉重的疾病负担。65岁的人群中有一半会身患至少两种慢性疾病。80岁的人平均会患有约5种不同的疾病[5],服用不同的对应药物。"寿终正寝"这一句成语实际上是不可能做到的:这些疾病都会不断加重,直到其中一种最终夺走你的生命。

另外,有一些变化会让人容易得病,预后情况也会大大恶化。比如,随着年龄增加,我们的免疫系统会变弱,抗感染的能力会下降。一场流感只不过让年轻人卧床休息一周,但却会让老年人丧命。同样,骨折给年轻人带来的只是打上讨厌的石膏、蹒跚行走一段时间,对老人来说则意味着住院几周、肌肉力量下降,很难甚至再也不能恢复到正常的生活。

最后,一些症状还会悄悄地侵蚀生活质量:精神敏锐度丧失、健忘或焦虑加剧(虽然还达不到痴呆的程度);肌肉力量下降,加上风湿和关节炎等疾病,使得老人走出家门、在附近行动都变成了困难的事；还有一些使人尴尬或者令人烦恼的变化，比如阳痿和大小便失禁。总之，随着岁月的流逝，就算你没有确诊任何疾病，以上这些情况也会使你的独立性、自尊心、生活乐趣和对社会的贡献逐渐消退。

我们已经习惯了把上述疾病和机能障碍看作个体的疾病，也就是说基本上没有共性。而解决它们的医学方法也是个体化的，比如用药物和手术对抗癌症和心脏病，用疫苗预防感染，用手杖等器械和社会护理改善日常生活。

但是，我们完全忽略了问题的根本原因——衰老过程本身。

每个人都会衰老，这意味着衰老会对社会产生极大的影响。想象一下，随着个人年龄的增长，衰老对生活的改变日益明显：人们的生活质量不断降低，越来越难以独立生活，疾病和死亡的风险也急剧增加。数十亿人都会面临这些问题，这也因此成为重要的社会性问题。衰老不仅影响今天的老弱之人，我们大多数人在某个阶段也都需要照顾年长的朋友或亲戚。衰老的影响在社会中回荡，冲击着我们的生活。

每天全球约有 15 万人死亡，其中超过 10 万人死于衰老。[6] 这意味着，在全球范围内，衰老造成了 2/3 以上的死亡，在富裕的国家里，这个比率高达 90%。随着年老后健康状况的恶化，数以千万计的人在数年或数十年中饱受折磨。这简直像是一场自然灾害，其规模将是前所未有的。即使无法确定能否成功，我们也应该立即组织广泛的国际救灾行动。假如一种"衰老病"突然出现在一个曾经不老的文明中，那么为了治愈它，人们一定会尽快开始努力奋斗。

但是，正因为衰老具有普遍性和必然性，我们往往忽视了它。如果看到亲朋好友在衰老的过程中被某种疾病折磨，我们会同情他们的悲惨遭遇，但是全社会对衰老本身却是不在意的。衰老在全球范围内造成了死亡和痛苦的大流行，但人们却未能认识到这一点，它的危害因其普遍性被掩盖了。

人类总是有一系列认知偏见：注重此时此地的感觉，对遥远的未来却没有什么担忧。我们大多数人都没有为退休存够钱，也觉得坚持健康饮食或保持运动是很难的事。人类总是乐观的。我们可能会想象自己白发苍苍时的情景：退休之后有了新的爱好，或者含饴弄孙享受天伦之乐。但是我们不会想象自己待在医院里，身上插着静脉输液管和导尿管的情景。研究表明，我们并不否认存在癌症或心脏病发作的可能，但是只有少数人认为癌症或心脏病会发生在自己身上。[7]我们总是用以前的经历推断今后的事。值得庆幸的是，我们大多数人在年老之前不会经历多种同时发作的慢性疾病；在畅想退休生活时，我们不会想象生病的场景，只是因为我们没有太多的经验。

当衰老发生在其他人身上时，我们通常也注意不到其影响。最年老和最体弱的群体躲藏在医院和养老院中，通常是被人忽视的。当我们还是孩子的时候，我们常常觉得祖父母是慈爱的老人，并没有真正意识到他们会有健康问题。刚刚踏入社会的成年人忙于事业和自己新生的家庭，也很少有机会照顾年长的朋友和亲戚。这种责任通常落在长辈身上：我们的父母照顾他们的父母，或我们的祖父母照顾彼此。所以，我们通常在父母，甚至伴侣需要照顾的时候才明白衰老的意义，到那时我们也开始变老了。这些概括性结论尽管因家庭而异，但通过统计数据可以证实：美国的一项调查发现，照顾 65 岁以上老人的人的平均年龄为 63 岁。[8]我们可以轻松地度过一生的前四五十年，甚至 60 年，而不必面对衰老的影响，这使得我们更容易忽略这一点。

如果想到 10 年、20 年甚至 50 年后的生活很焦虑，那么我们可以告诉自己，其实我们很幸运。衰老是富裕社会才能拥有的一种诅咒。正因为我们活的时间足够长，衰老才会成为问题。长寿并死于心脏病总比在童年时就死于疟疾要好吧？这当然是事实，实际上，由疟疾等疾病造成的死亡在很大程度上是可以预防的，所以如果这些疾病还能令人丧命，那有关部门应该受到道德上的谴责。但是，下面的消息就令人悲喜交加了，在全球超过 3/4 的国家中，头号死亡原因往往是与年龄有关的疾病，远超其他导致死亡的原因。[9]

2019 年，全球预期寿命已经达到 72.6 岁，并且还在不断上升。如果你知道这一点，说明你是个少数派：尽管我们会乐观预期自己的寿命，但调查显示，大多数人对全世界的平均寿命是悲观的，认为预期寿命比这个数字要低 10 年甚至 20 年。[10] 我们大多数人都会认为这个世界由众多发展中国家组成，那里的出生率和死亡率都很高——毕竟，我们在学校里就是这样学的。现实情况是，大多数国家的预期寿命正在接近发达国家（甚至财富也开始接近）。这是一个值得庆祝的惊人进步：我们击败了许多致命的传染病，并改善了全世界人民的生活质量和生存时间。但同时，我们也要知道人在 70 岁时很容易感觉到衰老带来的影响，从这个角度你更能理解，为什么与年龄有关的疾病是造成死亡和痛苦的最大原因。

随着社会的发展和全球人口的老龄化，衰老也成为一种危机，并像滚雪球那样越来越大：即使现在还没有达到"全球挑战"的程度，在未来数十年内也肯定会达到。问题是，我们该怎么办？

幸运的是，人们在生物学里找到了答案。从 20 世纪 30 年代开始，生物学上的突破改变了科学史。[11] 人们对一个新的领域——营养学产生了浓厚的兴趣，研究人员开始探索食物对生长和寿命的影响。科学家把大鼠分为三组：一组可以随意吃自己喜欢的食物，另两组则在严格确保获得所有必需营养的前提下节食。节食的大鼠体型比第一组要小，但是随着实验的进行，科学家发现，减少进食量明显不只影响体型。随心所欲地进食的大鼠相继变老、死亡，而那些节食的大鼠却还活着。这些饥饿的大鼠没有因为健康不佳、毛发灰白、癌症缠身而步履蹒跚，也没有莫名其妙地无法振作精神甚至死亡（那些吃得好的同类反而是这样）。限制热量摄入的动物更健壮，活得更长。少吃东西似乎会减缓衰老过程。

事实证明，这不是偶然现象，也不是实验误差。人们开始尝试在更多生物身上开展饮食限制实验，并发现了惊人的共性：无论是单细胞的酵母菌（一种被用于烘焙和酿造啤酒的真菌），还是多细胞的蠕虫、苍蝇、鱼类、小鼠、狗……只要动物的进食量显著低于正常水平，它们的寿命就会更长，身体就更健康。它们更加有活力，因衰老、癌症和心脏病（至少在那些有心脏的生物中）而遭受的痛苦更少。饮食受到限制的大鼠甚至连皮毛都比正常进食的同类更好。大量减少进食显然会导致饿死，但是如果把握好尺度，饥饿的大鼠与不限制饮食的同类相比，活得更长，健康状况也更好。这些发现非常值得注意：衰老并不是一种不可改变的生物学上的必然。一个看似简单的治疗方法可以减缓所有动物衰老的速度。

在人类历史上被视为不可改变的衰老过程，似乎也可以通过少吃而改变。而且，衰老从某种程度上来看是一个一致的过程：这种极端饮食不仅可以预防某种与年龄有关的疾病，还可以同时预防所有与衰老和死亡有关的疾病。这意味着，找到可以减慢甚至逆转整个"衰老"过程的药物，而不仅仅是某个成分，似乎也不是不可能。生物老年学（biogerontology）是一门有关衰老的生物学科，这一领域直到二三十年前才得名。

回头看，"衰老在某种程度上是一致的"这一事实应该是显而易见的。进入老年，人开始同时受到多种疾病的折磨，每种疾病都有不同的复杂病因，这应该引起科学界的警觉。心脏病患者被阻塞的动脉、痴呆患者垂死的脑细胞和失控的癌细胞似乎没有太多共同之处，那为什么它们会同时出现？这像是一个残酷的巧合：体内存在一个隐形的、嘀嗒作响的时钟，它会同时启动一系列可怕的疾病，但那些因饥饿而长寿的大鼠将以上可怕事物的启动时间都推迟了。

衰老具有可塑性，这一事实可以挽救数十亿人的生命，改善他们的生活状态。抗衰老药物的目的是将那些因限制饮食而健康长寿的动物身上的"奇迹"复制到人类身上：使我们身体健康，远离疾病。这也被称为延长健康寿命，即无疾病或残疾的生命时间。

饮食限制仅仅是个开始。毕竟，当 1935 年生物老年学的第一个结果发表时，我们还不知道DNA（脱氧核糖核酸）的结构——实际上，那时我们甚至还不确定DNA是遗传信息的载体。如今，我们可以在几个小时内读取一个生物体的完整DNA序列。得益于一个世纪前闻所未闻的一系列生物工具和技术的发展，我们对生命的理解有了指数级的增长。同所有科学一样，现在我们对衰老生物学的理解来自站在前辈肩膀上的研究人员，衰老的研究范围也很广泛，从生态学延伸到实验室科学。

我们从全球多种多样的生物身上发现了玄机，[12]一些动物看起来很不可思议，它们的衰老差异很大。比如龟类，它们的衰老可以忽略不计，它们似乎已经掌握了生物学上长生不老的奥秘。在衰老如此普遍的情况下，它们是怎么演化成这样的？即使把目光限制在跟人类关系更密切的哺乳动物身上，我们也会发现它们的寿命差异巨大，一些啮齿类动物只能活几个月，而鲸的寿命可能长达几个世纪。这种现象是如何演变而来的？我们能从这些生物身上学到哪些应对衰老的手段？

如今，这些研究已经获得了一些成果。我们在微小的线虫身上有了惊人的发现：单个基因（实际上是单个DNA字母）的变化可以将线虫的寿命延长10倍。对于在生理学上更接近人类的小鼠，我们的探索也取得了成功：我们可以通过数十种不同的方法来延缓小鼠的衰老过程。我们发现了可以延缓衰老或者"返老还童"的药物，其中一些已经在患者身上试用。

这一系列成果令人着迷，并预示着延缓衰老的光明未来。这个未来可能并不遥远：在过去的一二十年中，我们终于可以信心满满地说，我们明白了衰老的本质。一旦知道了事物的本质，我们就可以针对它开展工作。

现在的观点认为，衰老不是一个单一的过程，而是一系列生物变化，这些变化造成了年老生物与年轻生物的不同。这些现象影响着我们体内的每一部分——从基因、分子到细胞和整个体内系统，造成各种各样的病痛，使老年人视力下降、皮肤起皱、疾病恶化。我们目前已进入一个新阶段：认识了与衰老有关的生物变化，并思考如何减缓或逆转它们。

干预衰老过程并不是一个不切实际的理论幻想，相反，世界各地的实验室和医院都在开展试验。比如，衰老的一种表现是老化的细胞在体内积累，这类细胞与许多年龄相关的疾病有关。年轻人体内老化的细胞数量很少，但随着时间的推移会慢慢变多。2011年，实验证明，从小鼠体内去除这类细胞可以延缓多种疾病的发生并延长寿命。[13] 到了 2018 年，破坏这类细胞的药物已进入人体临床试验阶段。[14]

抗衰老医学的目标是识别出随着年龄的增长，机体出现功能障碍的根本原因，然后减缓或完全逆转这个过程。这样可以同时对付多种疾病，更重要的是可以防患于未然，而不是仅减轻症状。也就是说，这除了降低患病的概率，还能改善日常表现，例如皱纹和脱发。我们不会像现在这样，等到病人年老且病重时才开始治疗。相反，我们会提前干预，从一开始就防止出现生病和体弱的现象。

这种治疗衰老本身而不是个体疾病的观点将是革命性的。许多现代医学手段都以缓解某些症状为目标，或者没能从根本上着手解决问题。例如，随着年龄的增长，高血压会成为常见病，患者通常会服药降低血压。许多常见的降压药的原理是放松动脉周围的肌肉，使其扩张并使血液更自由地流动。但这不能解决动脉壁硬化或动脉内部堵塞的问题，而这些实际上才是导致血压升高的原因。我们并不是说降压药物是无用的（至少它们可以降低血压，使患者活得更长），但这类药物仅是一种"治标不治本"的解决方法，依靠它们永远无法治愈某些疾病。

针对衰老的治疗方法可以使老化的血管恢复活力，并将血压恢复到类似年轻人的安全水平，同样的疗法也可以改善其他老化的生理机能。导致血管僵硬的生物学过程也是导致关节炎、皱纹等其他问题的根源，解决根本原因有助于同时解决其他问题。不仅如此，长期血压升高可能引发肾脏疾病或者痴呆，如果能够真正控制高血压，还将减少继发疾病的发生概率。随着年龄的增长，我们的分子、细胞、器官和整个身体都会发生变化，越来越容易受到残疾和疾病的影响，了解并学会应对这些变化，可以推迟年老多病时期的到来。

尽管我们通过分别治疗各个疾病获得了巨大成功，但是这种方法并不能显著增加预期寿命：跟我们的直觉相反，即使人类成功地治愈了一种疾病，对整体健康的影响也是微乎其微的。人口统计学家可以使用数学模型来模拟特定疾病被根除的情况，并观察预期寿命和总体疾病负担的趋势。模拟计算表明，完全治愈癌症（目前是主要的死亡原因[15]）后，预期寿命的增加还不到 3 年。[16] 第二大死亡原因是心脏病，如果彻底治愈它，预期寿命最多增加两年。原因很简单：假设癌症或心脏病没有打倒你，几个月或几年后，还有许多其他能危及生命的疾病正在等着你。而且，仅仅治疗癌症、心脏病和所有其他因衰老而导致的疾病是不够的，衰老所带来的某些后果目前还没有被认定为疾病，比如体弱、健忘、不能独立生活等。只有从根本上针对衰老的药物才能降低患病的风险，并减轻其他衰老的症状。

这将是自抗生素诞生以来医疗领域最大的一次革命。青霉素仅是一种药物，但可用于治疗多种疾病。对衰老的治疗也应该如此，但是抗衰老的药物抵御的不是细菌等外部威胁，而是随着时间的流逝人体自身的内部退化。

即使我们来不及解决自己的衰老问题，参与衰老研究也是对子孙后代的贡献。你只需发明一种新药或新疗法，地球上的每个人（包括尚未出生的人）就都可以从中受益。癌症、心脏病、中风、阿尔茨海默病、传染病、虚弱、大小便失禁……在任何一个问题上取得进展，都值得庆祝，以后人们患这些病症的时间可能会延迟，甚至完全不会患病。我们这一代人的遗产可能就是让针对衰老的疗法惠及后代。推动必要的科学和文化转变，承认把衰老作为一个整体来对待的必要性，这很可能是我们要做的最重要的事情。

对于我们自己、我们的朋友和家人，以及整个社会和人类而言，找到应对衰老的方法所带来的影响将是深远而广泛的，其好处将远远超过代价。[17]许多人对治疗衰老的最初态度是谨慎的，甚至是反对的：更长的寿命会给人口增长或环境带来什么后果？衰老疗法的受益人是否主要是有钱人和有权势者？治疗衰老会不会使独裁者长生不老，让极权主义无休无止？但是，几乎所有的反对意见都可以这样回答：让我们做个简单的假设，如果我们生活在一个没有衰老的社会中，你会发明出衰老来解决上述任何一个问题吗？

"创造"出衰老并让数十亿人遭受苦难和死亡，这是应对气候变化或全球过度使用资源的可行方法吗？毫无疑问，在采取这种野蛮行为之前，我们应该找到其他方法来减少人类对地球的影响。同样，利用衰老来限制一个专断的统治者，这种计划远远超出了美国中央情报局（CIA）最疯狂的暗杀阴谋。所以，答案很明确：不能用衰老来解决任何严重问题，这在道德上是不可以接受的。反之亦然：衰老本身会带来巨大的人力成本，因此为避免其他问题而认为不用干预衰老的观点也是错误的。

如果说努力战胜衰老的想法看起来很奇怪，这在很大程度上可能是观念使然。我们差不多有一生的时间来接受变老这个事实，而我们最常想到寿命更长的地方是在反乌托邦科幻小说里。我们对现状的共鸣使我们看不到治疗衰老的想法有多强大，就像如果衰老不存在时，反对"创造"衰老一样是一个强大的观点。

人们发现了一系列过早衰老的案例，并命名为早衰症

（progeria，来源于希腊语），治疗衰老因此有了更多的道德依据。早衰症患者的衰老会加速进行：患者看上去比实际年龄老很多，在童年时期就有严重的皮肤变薄、白发丛生现象。早老症（Hutchinson-Gilford Progeria syndrome）患者的预期寿命为13岁，通常死于心脏病[18]，这种疾病在青少年中非常罕见。另一种相关的疾病是沃纳综合征（Werner syndrome），患者在二三十岁就患上白内障和骨质疏松，平均54岁时死于心脏病发作或癌症。[19] 这些情况可能是将衰老称为疾病并像疾病一样对待它的最佳论据——如果这些问题在年轻时出现是疾病，那么为什么在"正常"时间出现就不是呢？

我想让你们明白，我们应该毫无保留地投入治疗衰老的研究中。我说"治疗"，不是因为我认为那个目标会一下子实现，而是我想让一个初听起来有些刺耳的想法变得正常一些。最早的衰老疗法可能会略微增加人们维持健康状态的时间，也可能会延长寿命，这样很好。但是我们不应该止步于此——我们的目标是让衰老消失：死亡、致残、虚弱和患病的风险将与你的年龄无关。我们的年龄已不再是决定我们生活状态的关键数字，作为个人以及我们整个文明，我们将是永恒的。这就是治疗衰老的真正方法，这是我们作为一个物种能够并且应该实现的目标。

治愈衰老并不意味着长生不老，但会大大减少痛苦。寿命的增加只是一个副产品，就像我们治愈癌症、糖尿病或艾滋病也会增加寿命一样，而治愈这几种疾病并不是什么令人羞耻的目标。如果人类完全治愈了衰老，那么这意味着无论你的年龄有多大，你的死亡风险将保持不变，就跟巨龟一样。你仍可能死于感染或交通事故，也就是说真正的长生不老是不可能的（尽管希望活得更长的愿望可能会促使我们采取行动，主动去减少一些"可以预防"的死亡）。治疗衰老的方法会改变作为人类的意义，但与此同时，这也仅是现代医学目标的自然延伸。

这是一个非常激动人心的时刻。在不到 10 年的时间里，上文提及的消灭老化细胞的方法已经从实验室里的实验转变为一种新颖的治疗模式。在实验室中，还有许多减缓衰老的想法，而这些想法可能很快就会经历同样的转变。不管结果如何，大多数阅读本书的人应该能活到接受第一次抗衰老治疗的时候。

有数十亿人正处于衰老的危险之中，而科学可以拯救他们。

第 一 部 分

老生常谈

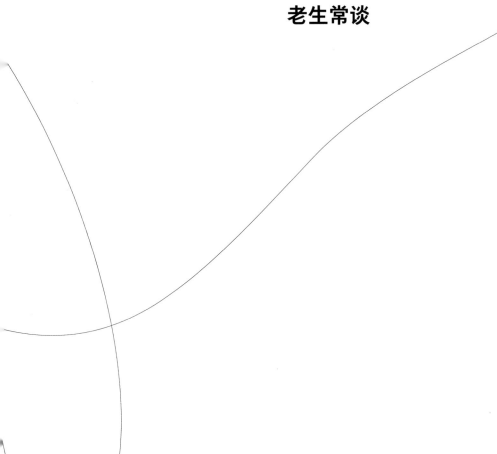

第 1 章

_____

老龄化时代的到来

　　试想一下，你穿越回 25 000 年前的今法国南部。一个暖春的下午，你在营地的附近拾着柴火，族群里的男性出门狩猎，手持长矛，与鹿、野牛这样的猛兽殊死搏斗。这样的游牧族群和今天的现代人类看起来也没有太多的区别，然而命运却大不相同：你们的生命随时可能终结。

　　对一个生活在史前的女人来说，活到 28 岁是一件相当不容易的事。一个细小伤口引起的感染，一头野兽的突然袭击，或是来自因饥饿而疯狂的其他史前人类的攻击，都可能终结你的性命。这还不是最悲惨的遭遇，更加不可承受的是你眼睁睁看着自己 5 个孩子里有两个夭折却无能为力：一个月前才刚刚埋葬了一个 3 岁的孩子，刚刚出生的小生命又因为发高烧而逝去。史前的世界充满着各种风险，死亡随时会来临。这个时代对细菌和新生儿先天缺陷一无所知。除了抱怨、咒骂这无情冷酷的贼老天，你也做不了更多。

　　我们很难确切地算出史前人类的寿命。史前之所以被称为史前，就是因为没有任何文字记录：既没有出生证明，也没有保险公司编纂的详细死亡记录信息。不过，我们通过研究考古现场发掘的骨骸，并利用对如今的狩猎采集族群的了解回溯推测，就能获得一些有关史前人类寿命的信息。得到的结果好坏参半。

坏消息是，史前人类的平均预期寿命很低，大概在 30 到 35 岁之间。[1]从统计数字上讲，很多史前人类在本书读者的年纪就已经死去了。但是这个预期寿命是一个统计学上的平均值，这个数字并不意味着绝大多数史前人类就能活到这个岁数。实际上史前人类预期寿命之所以如此低，主要原因还是婴儿和儿童的死亡率太高了。感染对年幼的婴儿和儿童威胁极大，史前人类大概只有 60% 的机会活到 15 岁。我们丢个硬币还有 50% 的概率正面朝上，史前人类活到 15 岁的概率只比它高一点点。大量的儿童死亡显著拉低了史前人类的平均寿命。

从积极的角度来看，如果你的运气足够好，活过了 15 岁，那你多半能继续存活 35~40 年，这样就至少到了 50 多岁。其实这多活的 35~40 年也是一个平均值，很可能有一部分史前人类也能活到 60 多岁甚至 70 多岁，这就非常接近我们今天对"老年"的定义了。因此，"史前人类平均预期寿命为 35 岁"这个数据既掩盖了可怕的儿童死亡人数，又低估了史前人类的最长寿命。单单用这样一个数字来概括复杂的人类寿命，是非常不全面的。

在几万年时间里，这样的故事不断发生：大量的儿童还未成年就死亡；而那些幸运活到成年的人中绝大多数拥有相对正常的寿命，也很少特别长寿。死亡是人类不变的结局，只是很多时候没有任何预警就突然发生了。而那些逃离了传染性疾病、受伤或厄运的人们则进入了一个难以解释的状态：健康的身体、敏锐的感觉和智力都在不知不觉中逐渐下降。这些特质原本是他们战胜环境、野兽和敌人的特长，现在正慢慢地离他们远去。现在我们知道，这个过程就是衰老。

我们习惯将史前人类看作原始人，但其实他们的大脑结构与我们非常类似。所以可以推测出，衰老同样给史前人类带来了负面影响，使他们的各种能力在不知不觉中下降，直至最后不可避免地死亡。一些史前人类或者早期人类遗体会集中出现在考古遗址处，这或许是有意为之。当然，这能否算作最早的葬礼目前还有争议。真正的最早葬礼遗迹或许很难留存数千年。但假如这些集中发现的遗体确实是一种丧葬形式，这就意味着早在几万年甚至几十万年前，远古人类就已经开始刻意安排自己的身后事了。那时世界上还没有出现今天人类的祖先——智人。而到了有文字记载的时期后，人类关注死亡则是显而易见的，比如古埃及金字塔内极尽奢华的精巧陈设就承载着生命与死亡的神话主题。

因此，衰老和死亡成为最早一批哲学家讨论的话题之一也就不奇怪了。[2] 在古希腊，苏格拉底和伊壁鸠鲁认为死亡就像一种没有梦的永久睡眠，没有什么好恐惧的。柏拉图对死亡的态度也很乐观，不同的是他相信人的身体死亡后灵魂依旧不朽。亚里士多德对死亡就有一些忧虑，他可能是最早尝试对衰老做出严肃科学解释的哲学家，那是在公元前 350 年。[3] 他的中心观点是把人和动物的衰老当作像植物一样枯萎的过程。很可惜他的理论没有经受住时间的考验，获得科学的支持，所以本书的后续章节也不准备展开介绍他的观点。

随后的几千年里，各种哲学流派、宗教乃至帝国兴衰更替，但人类的寿命却没有显著的变化。英国在 1800 年开始了工业化，这时一个因工作而移居伦敦的家庭与他们生活在小游牧部落里的远古祖先的命运出奇地相似。只是死因相差很大：聚居在人口稠密的城市中心的人不再因狩猎中的意外事件而死亡，但他们要面对更多的工厂安全事故以及传染病带来的死亡风险。尽管造成死亡的原因有所不同，但命运的结局却几乎相同：伴随着高出生率的高死亡率。也大概是在这个时期，英国和瑞典终于有了人类历史上关于死亡率的最早数据。这两个国家的记录都显示 19 世纪初期人的平均寿命大概是 40 岁，和史前人类并没有太大的区别。[4]

19 世纪的世界充满着各式各样的大变革，这其中也包括人的寿命。人的预期寿命在 1830—1850 年间开始缓慢提升。如果在历史长河中纵观英国这个当时最先进的国家的人口全景（当时英国的人口可以说与任何时间比较都是最健康的），1840 年会是一个清晰的拐点。从 1840 年开始，全世界人口的平均寿命每年都会延长 3 个月。[5]这个规律一直持续到今天，并且增长速率还没有衰退的迹象。一般来说预测未来总是困难的，但显然我们不能对这种延续近两个世纪的趋势视而不见。可以这么说，只要你是一名中年人或者更加年轻，每多活一年，你的最终预期寿命就会多几个月①。换句话说，你每多活一天，你的寿命就又额外增加了 6 个小时。所以你每天睡个好觉并不是无谓的浪费，和每天增加的预期寿命相比这算不上什么。

---

① 这里我故意模糊了预期寿命的概念。这实际上是一个对整体人群的统计学数值，并不能推广到每个人的寿命上去。就比如，有一部分人会戒烟，但你不会只有身体的一部分戒烟。然而，影响整体预期寿命的因素是互相影响的，如果你不吸烟，你的预期寿命已经领跑整个人群，如果你正在戒烟，你的预期寿命也将有所改善。

人类预期寿命的这种进步实在令人难以置信。19世纪初人类平均寿命只有40岁，而200年后的今天，发达国家的人均寿命已经超过了80岁，整整增加了一倍。如果说这个纸面上的数字还没有让你觉得震惊，不如设身处地地联想一下自己。如果你生活在1800年前后，你40岁的时候很可能已经死去；而在今天，40岁的你大概率还有40年的寿命。今天很多20岁的人的祖母都还健在，而在200年前，同样20岁的人可能母亲都已经不在了。[6] 发生这种巨变的几百年可能只占人类历史的0.1%，但就在这几百年里，人类的寿命增加了一倍，可以说人类被重新定义了。今天，一个家庭四世同堂也不是稀奇的事情，我们也可以为未来更长的寿命做好安排，退休不再意味着马上就面临健康问题。今天绝大多数的新生儿有机会长大成人。这在人类历史上是全新的一页。

预期寿命的直线增加看起来好得令人生疑，因为背后的三个重要因素——文化转变、公共卫生措施和科学医学突破——或多或少都是随机发生的。然而，全球人口预期寿命每年都会实打实地增加3个月。这场人类健康革命的胜利分为几个阶段，分别由几个事件驱动。这一切的开始源于与传染病这一人类最久远也最强大的敌人的战斗。

大流行病常常让人认识到，大自然的力量远超人类自身。新型冠状病毒危机暴露了一个被我们许多人遗忘的事实：缺少有效的治疗或疫苗可能会造成令人震惊的伤亡数字。然而，新型冠状病毒引起的死亡风险仍远低于过去的传染病造成的风险。在整个人类历史上，细菌、病毒和其他病原微生物对我们的打击力度可能超过了其他任何因素。即使在最坏的情况下，新型冠状病毒的危害也不太可能超过1918年的流感大流行。在那次持续数年的疫情中，5 000

万至 1 亿人死于流感病毒，占到当时全球人口的 5%，远远超过了第一次世界大战在 4 年间造成的 2 000 万的死亡人数。[7] 人类最好牢记，我们的真正敌人不是彼此。

然而，在 19 世纪的这 100 年中，原本卫生条件很差的城镇和城市得到了改建，开放式下水道被替换，公共卫生计划开始萌芽，传染病也随之开始减少。这时，科学和医学开始进入公众的视线。疫苗的发明、细菌理论的提出让我们认识到，造成感染的真正原因不是空气不好或人的运气不好，而是那些看不见的微生物。疫苗接种已经让天花从地球上消失（尽管是在离现在并不久远的 1977年），脊髓灰质炎的预防和根除也正朝着这种方向发展，以前让孩子们丧命的白喉和百日咳现在听起来更像是古董。肥料的改良和农业机械化为全人类带来了更好的营养，使得儿童和成年人都更健康，能够更好地抵御包括感染在内的各种死亡风险。与此同时，教育和经济的发展让数百万人摆脱了贫困，进一步改善了食物和公共卫生状况。更健康的身体和更长的寿命反过来也促进了经济发展，形成了人类健康蓬勃发展的良性循环。

1850 年出生的挪威人的预期寿命约为 45 岁，当时已是世界领先水平。而到 1950 年，挪威人的预期寿命达到 70 岁以上（该国人均寿命在被新西兰压了近 100 年后又重回第一）。[8] 这种进步主要是源自儿童和成年人生活的改善。儿童是受传染病伤害最严重的群体，但实际上成年人也饱受其害。传染病的控制和减少显著提高了总体的预期寿命。

在过去的 70 年中，医学和医疗保健的巨大进步和更健康的生活方式显著提高了老年人群体的存活时间，并最终体现为人类社会整体预期寿命的增长。看看今天现代医学必不可少的重要设备和技术，如自动除颤器、支架、医院中特设的冠状动脉护理病房和心脏搭桥手术，这些在 1950 年一个都没有。甚至是今天电视剧中常见的按压胸部使心脏重新起搏的心肺复苏术也没有出现。那时也没有像通过降低胆固醇减少心脏病突发概率的他汀类药物这样的预防性药物。上面提到的这一切都仅限于心脏病领域而已。药物、医疗器械和手术技术上的革新对不同年龄段不同疾病的患者都有益，然而对降低老年人的死亡风险的作用特别突出。这是因为随着传染病的大幅减少，当今最致命的健康问题是心脏病和癌症等这些主要在晚年发作的疾病。

生活方式方面，对预期寿命影响最大的一项改善是吸烟人群的减少。统计数据显示，单单烟草业这一个行业（事实上基本就是香烟这一种产品）对半个世纪里人类社会的预期寿命就有深远影响，这十分令人震惊。1950 年，英国 80% 的男人和几乎一半的女人都吸烟。[9] 这一代人长期吸烟的生活习惯引发了整个社会与吸烟有关的疾病发病率的上升。由于吸烟对健康的恶劣影响要花很多时间才能显现，所以与吸烟有关的疾病和死亡在 20 世纪八九十年代达到顶峰。烟草导致了当时发达国家中大约 1/6 的死亡事件（在男性死亡中更是占到了令人震惊的 25%）。[10] 整个 20 世纪估计总共有 1 亿人是死于吸烟。[11] 吸烟率在达到最高峰后就开始下降，到今天降低了一半以上并且仍在持续降低，同时我们也看到了预期寿命统计结果相应出现了上升。

全球范围里的预期寿命统计充分显示了以上这些改变对人类寿命的影响。2019 年，日本是人均预期寿命最高的国家，日本人的平均寿命为 84.5 岁，还有很多国家的平均寿命也非常接近这个水平。全球前 30 名的发达国家/地区的居民都具有 80 岁以上的预期寿命。

　　除了活得更长，我们也活得比以往更健康。一项针对1991年至2011年间英国的对比研究发现，这20年间，65岁的人的预期寿命增加了大约4岁，同时老人出现认知障碍的时间点也推迟了大约4年。[12]对受访者健康状况的自评问卷调查显示，健康的生活时长也有类似的增长。健康的改善在最老的人群里表现得最为明显：1982年至2005年间，美国官方认证的残疾人里85岁以上老年人的占比下降了1/3，需要住院治疗的人群里85岁以上的老年人几乎减少了一半，从27%降至16%。[13]我们生命中患病时长的占比要么正在缩小，要么基本保持不变（根据判定健康或残障的不同标准）。不管是何种情况，这些都是好消息。

　　这些数据中唯一令人担心的是，尽管严重的残疾在减少，但轻度的残障失能比例有所上升，比如关节炎类疾病。[14]这类疾病令患者十分痛苦且带来生活的不便，不过除了极端严重的情况，患者基本上能生活自理。这可能并不意味着真实患病率的提高，而是由于我们对疾病和残障的诊断和记录进步了。疾病的早期发现产生了复杂的影响，一方面，统计数据显示年轻人群患病风险似乎在提高；但另一方面，医疗措施或社会关怀的更早介入会显著改善生活，延长寿命。各国国民间的健康状况也存在巨大差异，这比人均寿命要复杂得多，所以现阶段我们还不清楚这些差异背后到底有哪些因素的影响。

　　以上数据当然也有前提条件和不同的解读方式，但它有助于打破认为医疗保健主要延长我们衰弱的晚年生活的传统概念。这在理论上也完全讲得通：死亡总是有原因的，一般情况是我们生病了；反过来说，一旦患上严重的疾病，比如心脏病或痴呆，也会有很大的死亡风险。如果能够大幅延长一个有严重疾病、生命已岌岌可危的人的寿命，这会很奇怪，而且也不符合事实。

到目前为止，我们讨论的都是富裕的发达国家。那么发展中国家的情况呢？从1950年以来，发展中国家的人均预期寿命也是显著改善的。在这一点上，低收入和中等收入的国家正在跟随并加速追赶传统发达国家。自1950年以来，发展中国家人均预期寿命展现出令人瞩目的急剧上升态势。印度的预期寿命从1950年的36岁上升到今天的69岁，几乎翻了一倍。这种国民健康上的不平等在20世纪被大大地缩减了。1950年，印度人和挪威人的预期寿命分别为36岁和72岁，还存在着巨大的差距，但到了如今，印度的预期寿命仅落后榜首国家10~15年。从整体上看，今天世界人口的90%生活在预期寿命超过65岁的国家中，而有99%生活在预期寿命超过60岁的国家中。我们当然有道德上的义务去帮助贫困国家人民改善健康，但值得庆幸的是，低寿命人群已经成为少数，不像50年前那样占了全球人口的一半。经过过去两个世纪的努力和进步，世界上绝大多数人口都经历了我们所描述的这些健康和长寿上的改善。

人类成功地遏制了病原微生物的传播，改善了公共卫生条件，提倡健康的生活，加上现代医学的发展、教育和财富的进步，这一切都延长了我们的寿命，然而与此同时也给人类社会带来了新的问题——老龄化。无论你生活在世界上的哪个地方，你都有足够长的寿命来感受身体的衰弱、逐渐丧失独立生活的能力、遭遇衰老相关的各种疾病。从某种意义上来看，我们成了自己成功的受害者，这在人类历史上也是独一份的。这是一个老龄化的时代。

老龄化时代是个奇特的时代，我们很难去喜欢它，因为我们每一个生活在这个时代的人都要经历它。今天绝大多数人的一生都由相当类似、明确的几个阶段组成，有时候我们甚至忘了这种形式与一个世纪前的人的生活截然不同。尽管不幸的事故或疾病会提前终结某些人的生命，但大多数人将经历我们习以为常的经典三段式生活：受教育，工作，退休。

这种结构是为适应人类生命的长度和特点而产生的，然而它并不一定是我们今天或将来的生活必需的。我们在生命中最初的20年里接受教育，之所以是这个时长，并不是由于某项理性的统计认为这是学习和发展的最优时长，而是因为我们迫切地需要尽快进入下一阶段开始工作。这以后的40或50年里，我们工作赚钱，一部分是养家糊口，一部分通过纳税帮助社会上的其他幼儿和老人，也要留下部分储蓄为自己养老做准备。职业发展也能反映出这一点，我们在职场上不断晋升，在40多岁到50多岁时达到个人的高峰，然后开始走下坡路。同样，这个时期的长度和特点也不是来自统计数字的最优解，而是一种历史的偶然。20世纪前半段人们在某一个年龄段多发严重疾病的现象直接催生了"退休年龄"概念的产生和实践。

今天的人们可能以为三段式的人生是一种被沿用多年的模式，但实际情况并非如此。实际上在50年前，很少有人能以良好的健康状况享受退休生活。由于预期寿命的提高和全球出生率的下降，全球65岁以上人口在1960年至2020年间的增长速度远远超过了总体人口，几乎翻了两番，从1.5亿增至7亿；而到2050年，这个数字预计将再增加一倍以上，达到15亿。这意味着那时65岁以上人群将占到全球人口的1/6。[15]事实上，年龄越大的人群增长速度越快，100岁以上的百岁老人从1960年的20 000人增加到今

天的 50 万，而到 2050 年预计将达到 300 万。[16] 这个数字将在不到
100 年的时间内激增 100 多倍。另一方面，和预期寿命增长一样，
发展中国家的人口老化速度也快于富裕国家。[17] 法国、美国和英国
分别用了 115 年、69 年和 45 年将 60 岁以上的人口从 7% 增加到
14%，翻了一倍。但对巴西的预测表明，它只需要短短 25 年就会
实现这样的增长。这意味着，贫困的发展中国家必须在更短的时间
内适应即将到来的银发海啸。

如果我们不迅速采取行动，老龄化对社会和经济的影响将是
巨大的。养老金就是一个简单有用的例子。英国于 1909 年第一次
向 70 岁以上的人支付了国家养老金，并在 1925 年对该计划进行了
更新，将领取养老金的年龄下调至 65 岁。1948 年，英国开始在全
国范围内普及国家养老金，同时又将女性领取养老金的年龄降低
至 60 岁。2010 年，基于男女平等的立法精神，英国将女性领取养
老金的起步年龄提高到与男性一致。2018 年 12 月，英国男性领取
养老金的年龄在保持近一个世纪不变后首次上调，而在这期间英国
人的预期寿命增加了 23 岁。[18] 历届政府都坐视预期寿命的增加而
没有触动养老金这一政府支出最大的项目之一，这是非常令人吃惊
的。一个简单的事实是，我们必须工作更长的时间，才能支付更长
的退休生活所需要的费用。

幸运的是，几十年来经济和人口的增长使得养老金在今天还
没有成为危机，但是如果我们什么都不做，危机就是可预见的。其
实这背后有一个我们经常忽略的积极面：我们的健康状况能够持续
更长的时间，许多现在 65 岁的人具有比过去同龄的前辈更强的工
作能力，这使得他们有更多的时间为经济做出贡献并为退休生活获
得更多的经济支持，这样他们的退休生活会比过去更长、更健康，

也更富有。在 20 世纪 20 年代，只有一半以上的人能活到 65 岁，那时 65 岁的年龄大致相当于今天的 80 岁。如果将退休年龄直接提高到 80 岁，可能会引起一些争议，但如果只是增加到 65 岁以上，还是很可能达成的。

从更广泛的角度来看，老龄化时代的到来让我们认识到，需要重新规划三段式的人生了。终身教育和培训将变得越来越重要。如果预期寿命是 80 岁，我们花 20 年时间接受教育，最后享受 20 年的退休生活，这意味着我们将经历 40 年的职业生涯。以此类推，如果活到 100 岁，你的职业生涯将长达 60 年。那将是很长的一段时间，甚至你的这份工作已经不复存在，或者你已对它感到无比厌烦。假如你 50 岁左右，你尚未到达职业生涯的尾声，离蹉跎岁月乃至退休也比较遥远。相反，你大可休息几年，完成新的职业培训，开始全新的职业生涯，并在随后的几十年内重塑辉煌。随着职业生涯和退休生活的延长，也许我们不再遵循工作几十年然后退休几十年的模式，而会采取分阶段的定期休假模式（类似大学教授的学术休假），这样就可以在生活中的不同阶段接受教育、旅行或发展新爱好。即便是现在，固定的"受教育—工作—退休"三阶段模式似乎也不是最有效的生活形式。更不用说，未来我们的寿命将进一步延长。[19]

老龄化时代的另一大特征是，大量资源被用于照顾老年人。在美国和英国的医疗系统中，由于 80 岁左右的老人需要更多的诊断和药物治疗，花费在他们身上的费用是 30 岁左右的人的大约 5 倍。[20] 这是老龄化在我们的社会中被内化的一种现象，社会中甚至形成了一个配套的产业链。医院、疗养院、护士、医生、行政人员、制药公司、医疗器械制造商等构成了一个庞大的系统，占据了我们经济中的一大部分。医疗费用在英国和德国这种典型的发达国家占到了 GDP（国内生产总值）的大约 10%，而在美国则更夸张，占到 17%。[21] 这其中有很大一部分被用在与老龄化相关的慢性疾病上。老年人的长期药物治疗和护理的需求还在不断增长，这意味着这些数字在未来还会进一步增加。

除了用于治疗老龄化疾病的这些"直接费用"之外，还存在一些隐性、在政治上被忽略的"间接费用"。比如人们因为患上慢性疾病要辞掉工作，或者人们需要减少工作时间来照顾患上慢性疾病的亲友。像癌症和痴呆等这类疾病的"间接费用"往往超过了"直接费用"。[22] 应对老龄化疾病的总成本是巨大的，仅以英国为例，这类无偿护理的预估费用就接近政府医疗保健的全部预算。[23] 这种超出了人生规划的事情在我们身边反复上演，人们用爱和责任感弥补了政府保障方案的不足。我们默默承担了照顾配偶、子女和邻居的沉重负担，因为有一天我们自己也会逐渐变老、身体衰弱、需要被别人照顾。可以预见的是，这种非官方的护理系统未来将承受远超今天的压力。

随着老龄化时代的到来，社会将越来越难以承受上述成本。除了坦诚地与选民讨论养老金、健康和社会护理的改革方案以外，我们的长期战略还应该包括针对衰老过程本身的医学研究。

从 19 世纪开始，我们没有针对衰老做任何直接干预，人类的预期寿命就翻了一倍，这是一个令人震惊的事实。我们采取了一些间接策略，比如改善膳食、运动、戒烟、服用降低胆固醇或血压的预防性药物，这些或多或少都延缓了衰老的进程。然而，直到今天，医院和药房里都没有一种直接为延缓或逆转衰老设计的药物或治疗方法。

实际上，即使这种药物或治疗方案真的存在，世界各地的监管机构（例如美国食品药品监督管理局或欧洲药品管理局）也不会给它授予许可。衰老被认为是一种自然过程而非疾病，而只有能治疗特定疾病的药物才有可能获得批准。这听起来像是治疗衰老不可逾越的障碍，但是科学家们正在尝试推翻这些规则，相关内容我们将在第 11 章中讨论。与此同时，衰老开始得到重新的认识和解读。2018 年，世界卫生组织（WHO）在国际疾病分类系统里增加了一个新代码XT9T，定义为"与衰老相关的疾病"。[24] 提出这个动议的科学家希望这样的举措为开发抗衰老的治疗方案铺平道路。

即便我们继续将衰老视为生命不可改变的结局，全球人口预期寿命持续提高也可能成为一种必然。相关措施还有改进空间：更早诊断出癌症和心脏病，并开发出更好的治疗方法，虽然不能完全治愈这些疾病，但可以为我们争取更长的存活时间。持续改善的生活方式，更好、更普及的医疗保健服务肯定也能为我们多争取几年的寿命。到目前为止，各种复杂因素加在一起却得出了人类社会的预期寿命线性增加这样一个极其简单的结果，所以我们根据预期寿命每年增加 3 个月的趋势推测未来的变化应该也不会有太大的问题。以此假设为前提，会得到一个具有戏剧性的预测：预期寿命在未来一个世纪里还会增加 25 岁。我们可以期待，在 2000 年后出生的绝大多数婴儿都将活到 80 岁，而那些出生在发达国家的幸运儿大部分能活到 100 岁。[25]

官方预测和人口统计学家经常认为，人类预期寿命的某些内在限制将最终阻止这种增长趋势，但是他们并没有给出这种推断的依据。过去，悲观主义者屡屡被证明是错误的。一项研究回顾了历史上对预期寿命极限的 14 次预测，并戏谑地指出推翻一个新的寿命极限预测平均只需要 5 年。[26]

　　当然，一些不利因素可能会延缓预期寿命提高的进度。一个例子是肥胖比率上升。日益增长的腰围已经对世界各地人口的预期寿命产生了负面影响，但幸运的是目前其他正向的变化盖过了肥胖的影响。尽管如此，我们如果想确保寿命持续增长，应首先改善饮食结构，把锻炼融入日常生活中。我们还要努力克服其他不利因素，比如空气污染（其风险及对衰老的影响刚刚被发觉，它不仅伤害呼吸系统，还会增加心血管疾病乃至痴呆的发病率）、抗生素耐药性、新型冠状病毒感染等新兴疾病（让人联想起历史上那段传染病引起大量死亡的黑暗时光）。预期寿命在全世界范围里还存在不均衡现象，有些国家的预期寿命在增加，或至少保持恒定，但过去 10 年里某些国家或地区却经历了预期寿命的下降。如果我们能够战胜这些近在眼前的威胁，利用边际收益，努力确保全世界人类都能享受到这些成果，那么在 2100 年前让世界上大多数人有活到100 岁的可能，也不是那么令人难以置信。

　　上述这段预期寿命增长的历史或许就是人类社会的最高成就。没有任何其他科学或技术上的进步能以这种方式从根本上改善数十亿人的生活。

　　在我们这个时代，衰老这个因素影响了太多的事情，包括个人生命历程、经济、社会的组织形态，以及大多数人的痛苦和死亡。这一事实会让我们觉得自己很卑微，但同时又令人振奋：科学或许可以通过追踪这个单一的关键因素，帮助我们一次性解决所有这些问题。

　　为了结束老龄化时代，我们需要先了解衰老是一个什么样的过程。然后，我们再开始考虑解决衰老的办法。因此，在接下来的几章我们将探索衰老，揭开这个过程的神秘面纱。科学已经开始理解衰老的要素，并鉴定出一些能引起衰老的生物学进程——其数目少得让人有些吃惊。我们将展示衰老生物学中的重要突破性发现。这些发现背后有众多的理论家、先驱，甚至是科学怪人，他们共同的努力将衰老生物学这项不同寻常的边缘研究发展成为今天生物学主流的前沿研究领域。

衰老是一个普适性的现象，所以研究衰老最好的起点是探讨生物学中的一个真正的普适性原理——进化。

第 2 章

衰老问题的由来

1835 年达尔文访问加拉帕戈斯群岛，但他的目的不仅是为了收集岛上的乌龟。在小猎犬号考察舰为期 5 年的航行时间里，他在每一站停留时都细致地记录了当地的动植物。这些观察汇总起来，催生了科学思想史上最伟大的发现之一——自然选择的进化论。

加拉帕戈斯群岛之行的 20 年后，达尔文在《物种起源》一书中提出了这一划时代的理论（实际上与达尔文同时代的阿尔弗雷德·拉塞尔·华莱士也独立提出了类似的理论）：动物、植物和其他所有生命形式都是通过"有改变的继承"来优化其对生存环境的适应的。新生的生物体和他们的父母相比具有随机的差异，大多数差异对生物体本身的影响是负面或者中性的。然而少数有益的差异使得生物体获得更强的生存和繁殖能力，所以这类优势差异得以遗传给下一代，因为它们留下的后代更多。而下一代彼此之间又有随机的细小差异，其中有一些略好一点点，有一些略差一点点，其中略好一点点的改变会更多地传给下一代，如是反复。这样几代后，累积更多的正向改变的生物就能更好地适应环境，战胜其他同类。

这就是所谓的"适者生存"。

一个著名的例子是"达尔文雀"。这是一类在加拉帕戈斯群岛上发现的雀科动物，它们的喙的形状各有不同，表现出显著的多样性。达尔文发现，尽管具有不同的特征，但它们全都带有"美洲大陆特有的印记"。美洲大陆是距离该岛最近的大陆。生活在不同地方的同一物种却具有类似的特征，表明它们可能起源于一个共同的祖先，只是在适应不同环境的过程中进化发展出了不同的特征。达尔文造访加拉帕戈斯群岛一个世纪后，对雀类的研究最终揭示了其多样性背后的原因——食物。不同的岛屿为鸟类提供了不同的食物来源，大喙可以使它的主人咀嚼谷物时更有力，而具有尖喙的鸟类则可以捕捉隐藏在树叶之间的昆虫。从一群喙的大小相当的共同祖先开始，后代个体开始出现一些差异，具有不同大小喙的雀在不同的环境中更好地获得美食，并向后代传递其基因。随着世代更替，喙的形状大小更适合捕捉岛上食物的雀类最终繁衍壮大，形成了我们今天看到的种类繁多的雀类。

达尔文的科学巨著问世一个多世纪后，进化生物学家特奥多修斯·多布然斯基（Theodosius Dobzhansky）发表了一篇题为"离开了进化论，生物学就毫无意义"的文章。这个标题简洁地概括了达尔文理论的普适性。如果某地的某位科学家发现了一些与进化论不相符的生物学现象，他们最好先重新审视自己的发现。或者，你也可以重新提出一个全新的模型或系统来替代进化论这一生物学当下最基本的法则。有相当多的理论和实践证据支持进化论，可以说现代生物学很大程度上是因为进化论才有了意义，所以如果你想挑战进化论，那可需要一些真正的、特别的证据。

众所周知，衰老自人类诞生以来就困扰着我们。我们在宠物身上也能看到衰老的过程：狗患上关节炎后就不再兴奋地追逐你抛出去的棍子了；猫上了年纪后听力会下降，眼睛也会因为白内障而笼罩上一层云雾。这些家养动物比我们更快地屈服于衰老，农场里的动物也是一样。随着研究拓展到动物、植物乃至微生物这些不同物种，我们发现衰老（几乎）无处不在。大到类似我们的哺乳动物，小到昆虫、植物，甚至像酵母那样的单细胞生物，都会衰老。衰老看起来是生命体一个普遍的退化过程。这并不奇怪——在生物学之外，时间久了，机器会磨损报废，建筑会毁坏倒塌。凭什么生命就能独善其身呢？

问题是，我们如何将衰老与进化统一起来？如果进化就是适者生存，那么衰老这种渐进性的退化过程究竟适应了什么，有什么好处呢？另一个大问题是，为什么衰老这个问题存在着多样性。目前已知寿命最短的成年昆虫是一种蜉蝣，它的雌虫会在 5 分钟内完成出现、交配、产卵和死亡的一生；而寿命最长的脊椎动物（像我们人类一样有脊椎的动物）是格陵兰鲨，已知年龄最大的雌性估计有 400 岁。[1] 为什么老鼠的寿命只有几个月，黑猩猩可以活几十年，而一些鲸类却可以活几百年？如果衰老是一个生命损耗的过程，为什么不同动物的衰老进程的时间尺度差异如此之大？

"衰老的进化"听起来像是一个悖论，但幸好我们仍然可以从进化的角度理解衰老。理解这一点不仅是进化论课程中的小练习（尽管这是一个很有吸引力的理念），也不仅是尝试调和生物学上的两种明显泾渭分明的不同法则（尽管这非常重要）。更重要的是它让我们深入了解什么是衰老，什么不是，以及我们如何应对衰老。

我们首先需要重新定义，究竟什么是我们所说的衰老。我们不会先介绍衰老的生物学定义，而是会尝试从统计学角度来定义衰老：衰老是一种随着时间推移而增加的死亡风险。不管是动物、植物还是其他生命形式，随着年龄增长，它们的死亡风险不断增加，这个过程就是衰老；而某些死亡风险保持不变的特殊生物，如加拉帕戈斯巨龟，则不会衰老。我们清楚地看到，人类年龄每增长 8 岁，死亡风险会增加一倍，这从统计学角度定义了我们的衰老速度。我们可以用这个统计学定义从进化层面来理解衰老。不管是爬上脸庞的皱纹还是增加的心脏病风险，都是随之而来的表象或形式。

有些人习惯用最底层的物理学原理而非生物学过程来解释衰老。"这就是热力学第二定律，熵总是倾向于增加"，换言之，这个世界上的东西都会随着时间推移而变得混乱，最终崩解。不管是蒸汽机、宇宙，还是动物，所有这些美好的事物最后都会走向混乱、高熵的结局。然而，这个论点是有缺陷的，因为它忽略了热力学第二定律的一个关键前提：仅适用于封闭系统。如果你与环境隔离，没有物质和能量的交换，那么你能做的努力只有推迟而无法改变自己的命运，最后尘归尘，土归土。但如果你不是孤立的，你就可以从周围环境摄入能量，并利用能量为生命注入新的动力源泉。这听起来可能很深奥，但实际上很简单——因为动物可以通过进食获得能量，植物可以将阳光转化为食物，它们就可以自由使用这种能量进行各种生物和生化过程，回收利用、移除或取代正在退化的关键成分。因此，生命并没有遵循热力学定律的义务。

动物并没有受到过度简化的热力学定律的束缚，反倒是进化出了不可思议的自我修复能力。有些动物，如蝾螈，在失去部分肢体后能够完整地再生。这听起来像聚会上的魔术一样不可思议，但如果我们从微观尺度上看，包括你在内的所有生物体内都时刻发生着这样的现象，只是可能看起来没那么引人注目。当细胞、细胞里的细胞器以及组成它们的分子损坏或分解的时候，我们的身体会及时清除掉这些被破坏的结构，并制造出全新的元件来取代它们。无数的分子机器一刻不停地工作，维持生命体里的各级复杂结构，消除已成为"垃圾"的破损细胞，从而维持机体的完整性。在人体内，这样的过程几十年如一日地持续，永不停息。只要有摄入能量的保障，理论上这种修复行为的效率并不会随着时间的推移而下降。那么，为什么进化不能继续提高这种自我修复的效率，让机体永远完美无缺呢？

阿尔弗雷德·拉塞尔·华莱士可能是第一个提出衰老的进化理论的学者。[2] 1865 年至 1870 年间，他在笔记中写道，年老的动物"消耗营养……对它们的后代是一种伤害"，在食物有限的环境下，过多的老年动物四处寻找并消耗有限的资源，会使得他们的后代更难以生存。华莱士总结道，"因此，自然选择将年老的动物淘汰了"。动物有生命终结的期限对物种来说是更合适的选择，这样才能保证后代成长和不断繁衍的空间。一位名叫奥古斯特·魏斯曼（August Weismann）的生物学家也独立提出了类似的理论，即生物的寿命受到"整个物种需求"的限制。

任何基于群体利益高于个体利益的理论，包括这一理论，都存在一个致命的缺陷。这种论述被称为"群体选择"，即动物的行为不考虑自己的利益，而优先保障所在群体（通常是整个物种）的最佳利益。但这种论述实际上是很有问题的，因为群体选择需要达成一种不稳定的"休战协议"。如果每一个动物都了解并认同变老有利于整个物种的利益，那就将是一个共赢的局面，然而只要其中一个个体出生时携带有稍微长寿一些的基因，这个微妙的平衡就会被打破。那个具有稍长寿命基因的"自私"动物会比利他主义的动物更具竞争力：当群体里大多数动物死去，为其他同伴释放生存资源时，"自私"的动物就会消耗这些资源，从而活得更长一些——也许长到在其死亡前再增加一个后代。这个额外的后代会使得长寿基因在种群中扩散开来，最终具有这种"自私"的长寿基因的动物将在群体中占主导地位。随着时间的流逝，这样的状况会延续几代，甚至会出现更加"自私"的个体，寿命更长，竞争力更强。这时，衰老就不再是一种进化优势。尽管单个动物的寿命更长不利于整个种群，但进化会积极选择对抗衰老的策略。

群体选择这种论述在现代进化生物学中已经失宠，因为无论你选择什么特质，这种状况都会不可避免地出现。自私的基因几乎总会创造自私的生物，它们会依靠自私的基因战胜利他主义的同类，最终占据群体里的优势地位。

所以，我们现在认为衰老并不是为了整个物种的利益而进行功利主义计算后的高尚举动，它并不是自然选择的目的，而是被自然选择忽略的结果。这种对进化的调控是通过传染病、捕食者或从悬崖上坠落等外在因素引起的死亡风险（可以被统一称为外源性死亡）实现的。与之相对，内源性死亡是动物自身身体出错的结果，比如癌症。20 世纪中叶的进化生物学家意识到了外源性死亡的重要性，这也奠定了我们现在对老龄化如何演变的理解的基础。

让我们拿生活在一个岛上的动物举例。岛上的生活是有风险的，假设每年捕食者和传染病会造成 10% 的外源性死亡率，即每年会有 10% 的动物死亡，那么，这些动物中的 90% 有机会过一岁生日，而 81% 的动物有过第二次生日的机会……但只有 35% 的人会活到 10 岁，只有不到 1% 的人能活到 50 岁。尽管你不太可能找到年纪更老的动物，但在这种情况下仍然没有出现真正意义上的衰老。这是因为我们对衰老的定义是死亡风险随着时间推移而增加，而这里的死亡风险是恒定的10%。这里的动物不管出生了多久，它们的内源性死亡率都是零。

我们总是把进化称为"适者生存"，但进化关注的远不止生存，繁衍更为重要。从进化的角度看，一个生命体的人生清单里只有一件事情：生孩子。动物拥有增强繁衍能力的突变，意味着它们会有更多的孩子，而这些后代也携带着增强繁殖能力的突变。这样经过几代的繁衍，它们会比那些没有突变的动物生更多的孩子，从而逐渐在种群中占据主导地位。

让我们再回到前面危险岛屿的例子上，这次我们将考虑动物的繁衍问题。哪怕这些动物终生具有繁殖能力，但到目前为止，大多数繁殖都会在动物年轻的时候进行，因为大多数动物在到达真正生理意义上的衰老之前就已经死亡了。由于繁殖大多在动物年轻时进行，影响动物在老年时期繁殖的因素就没有太大意义了。在动物50岁时将其繁殖能力提高一倍并不会让其获得任何进化优势，因为它可能活不到将其后代数量翻倍的时间。反过来，一个3岁时就获得生殖优势的动物可能在未来3年里仍然生存并大量繁殖。这种优势意味着它将拥有更多的后代，这是一种在进化上的巨大优势。

生殖能力的提高可能有许多不同的表现形式，比如理论上每胎生出的崽更多、生每一胎的间隔时间更短，有更大的喙去获取更多食物、抚育更多后代，或者拥有更强的生存能力从而生出更多的孩子。不管是哪种形式，在幼年动物身上赋予进化优势带来的影响都是巨大的，因为它们很有可能存活下去，并将这些优势基因传给下一代。相比之下，进化很难影响年长的动物，因为它们预计的存活时间太短，不太可能生育后代传递基因。这才是衰老真正的根本原因——进化无法保持年老动物对环境的适应力，因为它们不太可能生孩子。请记住，上述这一切其实与机体衰老本身是无关的，单纯只是因为外源性死亡因素使得老年动物的数量更少。因此，驱动衰老进化的关键因素竟然是动物因衰老以外的其他风险而死亡，这有点儿违背我们的直觉，但事实恰是如此。

接下来的一个问题是，这种进化的负向调控是如何实现的。首先要提到一种被称为"突变积累理论"的机制。我们都知道，DNA是生物体内的遗传密码，生命活动的建立和维护都依赖DNA中的遗传信息。突变是对DNA序列的改变。从进化的角度说，我们都是突变的个体。虽然我们的DNA一半来自父亲，一半来自母亲，但我们每个人的DNA序列里一般都携带50~100个突变[3]，既不同于母亲的DNA，也不同于父亲的DNA。这些突变中的大多数都没有产生任何效果，它们存在于我们基因组DNA的内部，不会对我们的生存概率产生实质影响。也有极少数的突变会对生命体产生积极或消极的影响：产生积极效应的突变会提高生存概率或繁殖能力，从而更有机会被传递到下一代中；而产生消极效应的突变则恰好相反，随着时间推移会被进化淘汰。

让我们再回到衰老和突变积累理论。假如有一些随机出现的突变会让动物在50岁时就自发死亡，这看起来是非常糟糕的不利因素，但实际上的影响并没有那么大，因为携带这种突变的动物里有99%以上都在突变发挥致死作用前就由于别的因素死亡了。于是，这类型的突变就很可能留在群体的后代中——并不是因为它是好的突变，而是因为动物高龄时进行的自然选择力量不够强大，无法剔除这种突变。相反，如果突变导致动物在两岁这种具有高存活率和生殖能力的时期死亡，进化就会非常迅速地剔除这种突变。因为自然选择的力量在动物的生殖年龄及之前的时期非常强大，所以具有这类突变的动物很快就会被没有突变的"幸运儿"所淘汰。

因此，有些突变即便对生命会造成不良的影响，但它们只要在动物年龄足够大、完成繁殖后才发挥作用，就能够在群体里累积下去。根据这个理论，衰老并不是动物群体对环境的适应，只是进化对这类突变无能为力的结果。这种理论有一个完美的例子就是亨廷顿病，它启发了数学家和生物学家 J. B. S. 霍尔丹提出了这个有关自然选择的"力量"会随着个体年龄增长而减弱的解释。

亨廷顿病是一种由单基因突变引起的神经系统疾病，患者通常在 30~50 岁间出现症状，大概在确诊 15~20 年后死亡。正如前述，史前人类的预期寿命也就在 30~35 岁间。从进化的角度来看，40 岁才出现症状、55 岁后引发死亡风险的亨廷顿病，对那时的人类寿命并没有太大的影响。在那样一个远离现代文明的时期，30~35 岁的人可能早已有了几个孩子，他具有的生殖寿命也已经不长了。即便是在现代社会，亨廷顿病患者在死于这种疾病前也很可能已经生下了自己的孩子。因此，就算亨廷顿病是一种致命的神经疾病，它至今仍然在人类群体以很少的数量遗传下去。

亨廷顿病是单基因突变导致个体在生殖以后的年岁里遭遇非常糟糕的不良效应的例子，可以很好地说明具有致死效应的突变如何在人类群体里意外累积。不过，虽然单基因的例子比较容易说明问题，但在正常衰老进程中，更可能发生的是多个不同基因的累积效应，这些基因可能是单独发挥作用，也可能是打组合拳，在我们完成生殖以后削弱我们的生存概率。一些致命突变在基因库中随机发生，只是让我们先完成繁殖后再发挥终结生命的作用，从而逃脱了进化的自然选择。综合起来，这些被进化忽视的不完美基因，正是让我们衰老的部分过程背后真正的决定性因素。

但是，衰老也不是偶然的随机事件。进化除了对你完成生殖繁衍以后的健康漠不关心外，还会去做一些更残酷的事情：用你未来的健康换取更强的生殖能力。进化可以用奔跑能力、身高、毛发颜色等一切去交换更多的后代[①]。无论是行动更快还是更慢、身高更高还是更矮、外观更灰暗还是更艳丽、寿命更长还是更短，进化都无所谓，只要能提高整体生殖的成功率，进化就会欣然接受。

那么，进化如何协调动物生存能力的下降乃至死亡与繁殖能力间的权衡呢？答案是基因本身通常具有多重特性。现代遗传学发现，基因并不是一种类似"光荣孤立"[②]的存在，它并不会只编码生命体的一种特征。它们往往在生命体发育的不同时间和身体的不同部位具有不同的功能，并相互作用，形成复杂的网络。当听到有人谈论一个基因会产生多种复杂特性时，你可能会不太相信。即使是像眼睛颜色这样简单的特征，实际上也受到许多不同基因的控制。这些基因同时也具有其他多种功能，比如影响头发和皮肤的颜色，甚至很可能以我们未知的方式在其他生命活动中发挥作用。生物学把单个基因的多功能性称为"基因多效性"。

---

① 这实际上是一种循环论证。我们之所以看到存活数百万世代的生物，是因为它们在繁衍后代这件事上比那些被淘汰的物种更成功。我们往往把进化当作一个实体，进化"想要"这个，进化在"权衡利弊"等（在本书中我也会继续毫无歉意地使用这种描述），但实际上，"进化"只是被动地描述生命体具有高度繁殖能力，从而能大量繁衍后代的这种现象。

② "光荣孤立"（splendid isolation）是 19 世纪末英国采取的一种外交政策，指拒绝加入永久性联盟，不和其他国家订立长期盟约，不积极干预欧洲事务，置身于欧洲大国集团之外，以保持自己的行动自由。——编者注

另一种有关进化和衰老的理论被称为"拮抗性多效"。[4]基因具有多种作用，在生命的早期帮助生殖，但随着动物年龄的增长却引发了坏的效果。做一个假设，岛上栖息的动物发生突变，增加了动物在30岁以上死亡的风险，但会使它比原来提前一年达到生殖成熟期。那么，与没有发生这种突变的动物相比，这种突变的携带者的数量将迅速增加。与更强大的生殖能力相比，30岁后增加的存活风险实在不值得一提。这种繁殖上的优势将累积到幼年动物身上，使得它们中的绝大多数在还活着的时候就多了一年繁殖时间。

偶然发生的突变在生命后期会引发负面影响，根据突变积累理论，它们会在群体中遗传积累，但还不止如此。这种突变如果能够促进整个群体的繁殖，则会被进化主动地选择。你会希望用年迈时的多少年寿命换取年轻时所具有的活力？进化可不管幼时的少不经事和老年人的睿智，它对这个问题的回答是，在生命的世代中进行优化，最大限度地提高群体繁衍的成功率。

"拮抗性多效"基因的行为有点儿抽象。为什么更快地达到生殖成熟会导致生物体更早死亡？为了更形象地描述，我们引入了第三个也是最后一个与进化相关的衰老理论，即所谓的"一次性体细胞论"。[5]它源于一个在自然界和日常生活中都普适的原则：世界上没有免费的午餐。回想一下我们是如何反驳用热力学解释衰老的：动物和植物可以从环境中获得修复和维持机体的能量。单纯从物理学来看，只要愿意牺牲一些我们获取的能量（比如通过长时间的狩猎和采集）去对抗时间和熵的消耗，我们完全不需要经历衰老。

无论是生物学里还是神话里的"不死之身"，总是要付出代价的。在生物学中，要长生不老不需要愚昧地对神做出牺牲，而是需要一直维护身体。维护身体需要能量，而增长肌肉以从掠食者口中逃脱，建立免疫系统来对抗疾病，或者更快地性成熟以在死亡前繁衍后代同样需要能量。

"一次性体细胞理论"的观点是能量是有限的，需要在包括生殖和对抗衰老在内的不同任务之间分配。体细胞是生物学家对除卵子和精子等生殖细胞以外的身体细胞的总称。从进化的角度来看，你的身体只是精子这类生殖细胞或后代的容器，这种视角可能会令人沮丧，但这一章目前的主题是：繁殖上的成功等同于进化上的成功。你的体细胞是可以被消耗的，因为你的后代才是最重要的。

这意味着，对生殖细胞的关照是头等重要的大事，所以所有生命体都将它们置于能量消耗的最优先层级。目前还不清楚有多少能量被消耗在维护体细胞上。和之前的理论一样，进化真正关心的是你能否坚持到足以把你的基因传递给后代的时候。

如果一个生命体可被消耗的能量是有限的，进化是更愿意把能量花在保持生命体的身体状况还是快速繁衍后代上呢？进化将计算整个群体的外在死亡风险。如果这个数字相当高，进化往往会选择后者，确保你的孩子比你活得久，而你的无用躯体将随着时间逐渐衰退（假设你活到了那一天）。因此，拮抗性多效实现的一种方法是通过突变降低了体细胞维持的层级，让你在年轻时生长得更快，但是当你不完美的躯体进入老年时，体细胞维持中的问题就会一一出现。

对比不同动物截然不同的寿命和繁殖策略，能让我们更好地理解上述这些理论如何发挥作用。考虑到进化相关的衰老和外在死亡风险间的密切关系，可以预期那些生活在更危险环境中的动物能够更快、更高效地繁殖，一旦完成繁殖，它们就会快速地步入衰老。我们可以把哺乳动物寿命的两个极端——小鼠和鲸——作为最好的例证。

小鼠生活在一个高风险的环境中，有两件事会消耗它们大量的能量：躲避猫的捕食和在生病或被吃掉之前迅速繁衍大量后代。这意味着它们并没有大量的富余能量留给体细胞的正常消耗。

事实也正是这样：小鼠每月可以繁殖一次，一胎能生产 6~8 只幼崽，而它们在野外通常活不到两年。在良性的实验室环境中，老鼠可以存活 3~4 年然后才步入衰老，这比自然界环境下的寿命要长得多，但仍然只有人类寿命的 1/25~1/20。[6]

相反，如果你是海洋里的王者——鲸，很少有自然因素能够威胁到你，你可以在大海里闲庭信步、稳步成长，优雅从容地生儿育女。这推迟了进化对"拮抗性多效"基因行使自然选择的时间点，使得投入大量的能量维护体细胞的健康变成一件更有生物学意义的事情。因此，鲸是寿命最长的哺乳动物之一。人们曾发现一头雄性弓头鲸估计年龄有 211 岁，是目前已知寿命最长的动物①。[7]

判定鲸的年龄是非常困难的，上述弓头鲸 211 年的年龄是通过对其眼睛晶状体的化学分析计算出来的。有一个关于弓头鲸逃生的传奇故事提供了弓头鲸超常寿命的直接证明。[8] 2007 年，因纽特捕鲸者（因纽特人是被批准以捕鲸为生的极少数群体之一）捕获了一头弓头鲸，它的骨头里插着一根鱼叉。这把鱼叉是一种被称为"炸弹长矛"的致命武器，它会在命中目标的几秒钟后爆炸。这种武器在 1879 年获得专利，因此除非是现代人用一把古董鱼叉捕鲸，这头鲸的年龄将远远超过 100 岁。还有一个事实需要注意：这头鲸在

---

① 根据《吉尼斯世界纪录大全》，弓头鲸拥有的另一项纪录是有世界上最大的嘴。

被捕获时已经具有狩猎价值，而且具备了摆脱攻击的能力，所以我们甚至可能低估了弓头鲸的最大寿命。实际上我们只研究了鲸类群体中很少一部分的年龄，很多更年长的鲸可能从我们眼皮下游走而没有被发现。但具有讽刺意味的是，19世纪和20世纪盛行的捕鲸业使得鲸的数量骤降，这意味着我们也许还要再等上200年才能找到大量200岁以上的鲸。

小鼠和鲸的比较也展现了衰老生物学里最著名的发现之一：动物的体积越大，它的寿命往往越长。为什么"大块头"的寿命更长？我们已经找到了许多不同的解释（或者我们颠倒了因果，毕竟长成"大块头"需要更长的时间），但是一个简单却重要的因素是，"大块头"更难被杀死或吃掉。

实际上，研究不符合这种体积–寿命相关性的物种，更有助于明确衰老与外在死亡风险之间的关系。为了保持尽可能公平，我们选取了体型类似的哺乳动物：体重约20克的小家鼠和成年体重接近30克的鼠耳蝙蝠。如其名字所示，鼠耳蝙蝠的耳朵类似小鼠，体重也很接近。

尽管它们有这些相似之处，但这两种生物的寿命却大不相同：圈养的小鼠能活3到4年，而鼠耳蝙蝠有记录的最长寿命是37岁[9]，这只蝙蝠生活在野外环境而不是实验室的笼子里。巨大的寿命差异背后有什么秘密？一个明显的区别是，蝙蝠会飞而小鼠不会飞。并不是飞翔的乐趣让蝙蝠活得更长，而是远离地面使得它们远离掠食者的伤害。在空中，生存环境的威胁少很多，蝙蝠的外在死亡风险自然比小鼠要低得多。这意味着在进化过程中，突变更难被积累，拮抗性多效基因被自然选择的力量淘汰，损耗一次性体细胞的优势也逐渐丧失。尽管二者在生物学上可以被看作近亲，但今天蝙蝠比小鼠要活得更长。

裸鼹鼠是另一种体型小但具有较长寿命的动物。裸鼹鼠是一种奇怪的生物：它们看起来像带牙齿的阴茎，在地下的坑道里群居生活，一个群体里只有一个"女王"负责繁殖——这方面更像蚂蚁和蜜蜂，而非哺乳动物。它们重35克，比小家鼠和鼠耳蝙蝠重一点儿，但它们也可以活30年以上。[10] 它们也几乎不受癌症的侵袭（这方面与小鼠形成鲜明对比），并且对神经退行性疾病有抵抗力。它们在地下跑来跑去的生活方式没有飞翔那么浪漫，而且它们的眼睛小而呈珠状（洞穴里太黑，用不到多少视力），它们的皮肤松弛、起皱（便于在狭窄的通道里从其他裸鼹鼠身边穿过——具有讽刺意味的是，这也让它们在年轻时也长得很老）。尽管如此，这些策略都很奏效。地底下的捕食者比在地面上的要少得多，因此裸鼹鼠的祖先也能够不断延长寿命。

顺便说一句，人类与体型接近的动物相比也是比较长寿的。我们不会飞行，也不用去地下挖洞，我们减少外在死亡风险的秘密与我们大脑的容量有关。发达的脑使得我们能够组成复杂的社会，分享知识、建造住所、发明工具等，这一切都降低了外部死亡风险。因此，我们的寿命比进化上的近亲黑猩猩要长。目前已知最长寿的黑猩猩是一位名叫伽玛的母猩猩，活到了59岁。[11]

因此，与进化相关的衰老没有那么复杂，生物学家可以松一口气了。生活在危境下的动物逃脱了自然选择对优化后半生的基因的筛选，反而进化出了衰老，这听起来有些讽刺。这里只有一个小问题没有解决：简单地了解上述这些理论让我们感觉，所有物种都应该变老。那么，像加拉帕戈斯巨龟这种对衰老好像不敏感的动物如何解释呢？我们好不容易完成了一个闭环的推理：进化和衰老是可以相容的，那怎么会有不衰老的动物呢？

我们此前讨论过的这些理论对解释衰老非常有用，然而它们不可避免地简化了自然界发生的状况。如果这些理论的前提假设并不成立，或者存在我们没有考虑过的其他因素发挥作用，情况就会大不相同。物种不同的进化策略有可能会带来意想不到的衰老轨迹。

让我们从鱼开始谈起。别看它们长着鳞片，在水下生活，但从进化角度来看，鱼同我们的亲缘关系并不遥远，它们和我们一样是脊椎动物。然而与老鼠、鲸和人类不同的是，雌性的鱼类随着年龄增长变得更大、更强壮，繁殖能力更强。大鱼比小鱼更容易逃脱捕食者天敌，这意味着鱼类的外在死亡风险不是恒定的，而是会随着年龄的增长而降低。与此同时，年长的鱼类能产更多、更好的卵，在某些极端情况下，年长鱼类的产卵量可达幼鱼的几十倍。这些水下生活的雌性鱼类被称为BOFFFF：又大（big）又老（old）又胖（fat）还繁殖力强（fertile）的雌性（female）鱼类（fish）。[12] BOFFFF在许多类型的鱼类种群中都至关重要，因为种群的繁衍往往不是靠一条幼鱼产下的那几个卵来维持，而是要依靠少数BOFFFF快速产下大量的卵。

这种繁殖策略颠覆了我们的思想实验中自然选择进化产生衰老的前提，年长鱼类的存活率和生育能力被同时提高，使得这类BOFFFF有极大的优势把基因传递下去。它们的存活就有了在进化上非常重要的意义，从而使自然选择的影响力更长久，覆盖到成年鱼类。也许进化经过冷静的计算发现，维护好鱼的体细胞是一笔划算的买卖，突变的累积或"拮抗性多效"对BOFFFF的伤害就不那么容易接受了。因此，鱼类进化可能的结果是，其死亡的总体风险不会随着年龄的增长而上升——换句话说，衰老可以忽略不计。

确实有一些鱼类表现出了这一特质。这其中最长寿的要属阿留申平鲉，它们是生活太平洋海底的一种粉橘色的鱼类，可以长到1米长、6千克重，寿命可达205岁[13]，它们在成年后死亡概率就不再有明显改变。

不幸的是，无论是对于商业捕鱼还是休闲钓鱼而言，BOFFFF都是最大的目标，这就意味着过度捕捞对BOFFFF的伤害尤为严重，由此产生了一系列悲剧性的结果。一方面，鱼类群体可能崩溃，进而波及它们所生活的复杂生态系统。另一方面，这些鱼类原本可以为我们提供对衰老的全新认识，但如果它们在我们有机会开展研究之前就因过度捕捞而灭绝，那在科学上也将是一场悲剧。即便我们在鱼类完全灭绝前停止捕捞，对BOFFFF的优先捕捞也已经对这些鱼类种群造成了一些严重的非自然选择。群体里年长的处于繁殖期的雌性的减少将刺激幼年鱼类的早期繁殖，这可能导致基因突变，让该物种开始衰老。

正如前述，乌龟的衰老几乎可以忽略不计。这方面最好的研究不是来自达尔文造访的加拉帕戈斯岛，而是来自美国密歇根州。20世纪50年代开始的一项田野调查中，科学家跟踪了布氏拟龟和锦龟这两种乌龟。在随后的数十年里，几百只被标记的乌龟反复被放生和重新捕获，研究人员并没有观测到这两种乌龟的死亡率随着时间而升高。这项研究在2007年结束，这时观察到的最老的有繁殖能力的乌龟是两只已经70岁以上的雌性布氏拟龟，它们从外表看来没有年老体衰的迹象。[14]海龟和鱼类抵抗衰老的道理可能是相似的，年长的雌龟避免了很多外部威胁的伤害（其坚硬的外壳不无功劳），而且生育能力很强。和鱼类的情况类似，自然选择有充分的理由让它们活下来，结果就是它们似乎并不会变老。

还有一些奇怪的生物，它们与人类的相似性远不如鱼类和乌龟，但能通过自己独有的方式抵抗衰老。水螅是一种小型淡水生物，身体呈 1 厘米长的管状，一端长着"脚"，另一端为口，口的周围有多条细长的触手。这些触手在水中释放神经毒剂，麻痹并捕获微小的猎物。水螅最早被科学家关注是因为它们具有惊人的再生能力，从水螅的身上切下一小块，这一小块就会长成一个全新的水螅。之后，科学家才注意到它们在实验室里难以置信的存活时间。到目前为止，水螅还没有展示出它们的寿命极限可以有多长。无论养多久，水螅的繁殖能力都没有下降，死亡风险也没有增加的迹象。根据观察到的实验室培养的水螅死亡率估算，大概有 10% 的水螅会活到 1 000 岁。[15]

这些小生命强大的再生能力和超长的寿命之间可能存在关联。水螅违反了一次性体细胞理论的核心假设——它们身体的任何部位都可以重新生长成一个新生命，因此其身体细胞和生殖细胞已不存在区别。[16] 它们身体中的每一个细胞事实上都可以成为生殖细胞，所以水螅的任何一个细胞都不算是进化中的一次性消耗品。这种特征只适用于最简单的生命形式，从昆虫到人类的复杂生命都需要经历生殖细胞向身体细胞的单向转化，也正是这样我们才拥有高度多样化的组织和器官。但水螅的例子也表明，真实世界中的生物学并不存在放之四海而皆准的假设。未来，大自然会不断驳倒我们提出的任何一种理论，衰老也同样如此。

在某些情况下，长寿并不仅是生物在晚年具有强大生殖能力或没有体细胞和生殖细胞的区分带来的副产物，它也可能是进化压力带来的直接结果。美国加利福尼亚州白山有一株松树，被认为是地球上寿命最长的多细胞生物，它的定位信息是最高机密。20世纪50年代末，研究者曾经从这棵树的树干中取出一段，其中包含了近5 000道年轮。今天这棵树大概有4 850岁了，依然强壮地生长。[17]这意味着它应该早于公元前3000年就萌芽，那时早期人类文明的标志——巨石阵和金字塔都还不存在。

进化如何让一棵树的生命贯穿整个人类文明，目前还没有确定的答案。有一种理论认为，这与争夺生存空间有关。[18]狐尾松生活在干旱、暴露的环境中，所有适宜生存的空间几乎都被已有的成年树木所占据，这意味着新生的小树苗的生存机会很少。一般需要隔壁的树死掉释放出空间，狐尾松才有机会传宗接代。因此，传递自身基因的唯一方法是活得比旁边的邻居更长，这场进化竞赛的终点就是极端长寿。显而易见的是，这套逻辑并不适用于动物，如果生存空间变得过于拥挤，它们大可以迁徙到另一个地方。这种为了子孙后代争夺生存空间而活得久的现象，是特定自然环境显著影响衰老进化的另一个例子。

因为我们上面讨论的这些甚至更多因素客观存在并且发挥着不同权重的作用，有一些不会衰老的生物似乎也不是什么奇怪的事情。从只活几分钟的蜉蝣到可以存活数千年的树木，我们从这些不同生命形式的身上看到，进化通过调整不同年龄生物的生存能力和繁殖能力，制定出了对不同生物而言的最优生命历程。

如果衰老及死亡风险随着年龄增长而增加的现象在某些情况下是有进化意义的，我们是不是也可以推测，自然界也可能存在"负衰老"[19]，也就是死亡风险随着年龄增长而降低的情况？虽然据我们所知，没有多少物种有这么幸运，但看起来确实有一些不老的生命。比如我们在沙漠龟身上观察到的最好的数据[20]表明，它的整个成年都没有太多衰老的痕迹。这种可忽略的衰老可能并没有太多特别的地方，但如果死亡风险随着年龄的增长直接归零，就有点儿奇怪了。这世界上可能有更多"负衰老"的生物在等待被我们发现，只希望在我们发现之前，它们没有被人类消费活动或环境破坏活动毁灭。

综上，衰老的进化理论不仅解释了为什么有些动物会变老，也为减缓甚至完全消除衰老打开了一扇门。现实世界真实存在着能抵抗衰老的动物，我们也提出了可靠的理论解释是什么力量让它们得以避免随着时间退化。对于有兴趣尝试改变人类衰老过程的人来说，这是一个令人无比兴奋的消息：减缓甚至完全消除衰老不仅不违反物理学定律，也不会违反任何生物学规律。

大自然也向我们指出，即使是非常相近的物种，寿命也有很大的不同。将小鼠、蝙蝠和裸鼹鼠放在一起比较就是一个很典型的例子，这些动物体型大小相近，并且拥有进化上距离不远的共同祖先，但它们的衰老方式却截然不同。这表明衰老并不是一个不可改变、不可避免的过程。这些动物间的不同说明，我们可以从它们身上学习避免衰老的办法。它们也给我们提供了灵感：比较具有不同衰老速率的物种的生物学特征，可以帮助我们鉴别出长寿物种特有的基因和机制，进而开发出模仿该机制的药物或治疗方案。

尽管如此，这些进化理论最重要的作用是解释了什么是衰老，什么不是。现在我们知道，身体内部并没有某种嘀嗒作响的时钟，到了时间就按照程序杀死父母为后代腾出空间。如果是这样倒好了，我们需要做的仅仅是从我们的基因组中找到这些定时炸弹，然后拆掉它们，就可以治愈衰老。但事情并没有那么简单。

实际上，衰老更像是一种进化上的疏忽，背后有不同的机制：

从自然选择手下逃脱的突变积累使生物在步入老年后的健康状况恶化；拮抗性多效基因只顾最大限度地提高青年期的繁殖成功率，并不在意繁殖后可能遭遇不幸；我们的身体把繁衍后代当作最优先的事项，而非维持体细胞的健康。因此，我们不能期望衰老背后一定有一个单一的原因。事实上，我们应该把衰老看作一组同步发生但仅有部分关联的复杂过程。我们的任务是识别，进而干预这些过程。

然而，这种干预衰老的可行性在最近几十年里才逐渐确立。衰老的进化理论是在 20 世纪中叶发展起来的，它提供了对衰老更深入的认识，但也带来了对衰老的悲观情绪。很长一段时间，生物学家并没有特别关注衰老的生物学问题，而是认为这是一种不可改变的生命退化现象。新的进化理论进一步强调了这种绝望论调，指出很多生物学过程都参与了衰老的进程，而且参与者的数目没有明显的限制。可能存在成百上千个不同的因素，以不计其数的不同方式相互作用，叠加起来终结我们的生命。进化理论将衰老视为一个复杂的多维度过程，我们永远不可能理解衰老，更不用说干预了。

如果我们有信心理解衰老，并最终治愈衰老，我们就需要相信衰老能够用进化以外的其他手段干预。下一章的发现将为我们提供这样畅想的理由。

第 3 章

生物老年学的诞生

现代的老龄化研究常被称为"生物老年学"。这是老年学的生物学分支，研究方向涵盖从老年人的医疗保健到老龄化社会等多个方面。想确定某个科学领域精确的创始日期是不太可能的，不过，生物老年学这个独特且规模庞大的学科可以说是开端于 20 世纪 90 年代。考虑到这个学科领域涉及影响生命的最重要且极为普遍的现象，它这么晚才诞生有些令人震惊。

你很难确切地解释为什么衰老研究长久以来一直是生物学的死角。以往我们总是认为，衰老对于严肃的研究来说太复杂了，对衰老的进化理解也强调了这一点：衰老涉及很多个过程，它们各自起了一部分的作用。此外，还有社会科学的因素：没有任何科学家（或资助他们的政治家）的父母或祖父母死于"衰老"本身，所以对癌症等直接导致死亡的疾病的研究往往会受到更多关注。科学领域里也有趋势和时尚，就像音乐和时尚领域一样，科学家们也会倾向于聚焦在某些研究主题上。老龄化研究之所以低调，也许部分原因在于，它的研究成果出于某些原因从未达到引爆科学界的临界点。

回顾这段历史，一个很有吸引力的说法是，科学家们需要看到一些证据，才会愿意研究衰老，这些证据需要证明衰老是可以改变的，而且这种改变能以科学的、在实验室中容易操作的方式进行。于是，两组实验脱颖而出，它们提供了证据，成为现代衰老生物学的基础。因此，本章将分为两部分，分别介绍两组实验：一组针对长寿的饥饿小鼠，它们首次提供了衰老可以被改变的直接证据；另一组针对长寿的转基因线虫，结果表明，衰老不仅可以被改变，而且其改变可以以非常简单的方式实现——改变一个DNA字母就可以。

人生不再苦短

食物是美味的。这并不奇怪，从生命出现开始，数十亿年来，所有的生命都在持续斗争：要么获得足够的食物维持生存和繁殖，要么灭亡。有些基因让生物有了寻找和摄入食物的欲望，因而带来了巨大的生存优势。我们的大脑天生就喜欢吃东西，并且会因饥饿而分心，直到我们对食物的需求得到满足。然而，我们应该吃多少东西？进化并没有谨慎地对此设置上限。如果你不知道还有多久才能吃下一顿饭，一旦有机会遇到食物当然要大吃一顿。

但到了20世纪初，许多人开始摆脱这种只能保证温饱的状态，现代人终于可以自由选择吃什么和吃多少了，科学家们开始研究食物营养对健康的影响。出人意料的是，在这个新兴的领域中，出现了衰老生物学的第一个可靠结果。

科学家们在关于营养与生长的实验中注意到，没吃饱的动物体型更小（这当然不用说），但它们似乎也活得更长。这些初步的结果似乎在暗示什么，但还不能得出决定性的结论，因为每个实验中的动物数量很少，研究者也没有严格控制它们饮食中的热量、蛋白质、维生素和矿物质。不过，这一发现足以引起美国康奈尔大学畜牧学助理教授克莱夫·麦凯的兴趣，他开始着手进行第一项严谨的实验，该实验的规模也足以给出令人信服的结果。[1]

麦凯将 106 只大鼠分成 3 组，一组大鼠可以随意吃自己喜欢的食物，一组在断奶后立即开始限制饮食，另一组则在两周的大吃大喝后被限制了饮食。重要的是，与之前的工作相比，麦凯尽可能保持了客观条件的稳定：被迫节食的大鼠也会获得所需的维生素和矿物质。与第一组相比，它们摄入食物的唯一区别是卡路里的数量。

这项研究创造了大鼠寿命的纪录。营养充足组里最长寿的雄鼠活了 927 天；而后面两个限制饮食的组中，最长寿的雄鼠活了 1 321 天，相当于最大寿命延长了 40%。[2] 饮食限制组中雄性大鼠的平均寿命几乎翻了一倍，从营养充足组的 483 天增加到 894 天。①

限制饮食后，大鼠不仅活得更长，而且更健康。研究人员解剖了死去的大鼠，结果发现，被限制饮食的大鼠的肺部和肾脏状况看起来更好。当时研究者已经知道，限制食物摄入可以降低大鼠和小鼠的癌症发病率，麦凯的研究结果则更进一步：在实验快结束时，被限制饮食的大鼠中没有一只患上肿瘤，而且它们看起来也更为健康。"在几个月内，那些快速生长的大鼠毛发很快变得粗糙，而生长迟缓的大鼠的毛发则保持细腻柔滑。"他在 1934 年的一篇论

---

① 不过，实验中雌性大鼠的数据却令人费解。部分原因是，在实验初期高温天气持续了一段时间，有些雌鼠因此死去，造成了结果的混乱。

文中写道。这些结果非常清楚地表明，衰老过程可以减缓，这可是人类历史上千年以来一直梦寐以求的事情。

但是，这些发现当时并没有在世界各地引起反响，也没有人对这一现象进一步研究。现在看来，这太令人震惊了，毕竟这是人类历史上第一次观察到减缓衰老的过程，为什么没有受到重视呢？这可能是因为在 20 世纪 30 年代，老龄化并不是主要问题，增长和发展才是。当时，美国人的预期寿命才刚刚达到 60 岁，人们更关注的是婴儿死亡率。科学家们研究的重点是确保人们有健康的童年，而不是健康的老年。在 1935 年的论文中，麦凯不光探讨了饮食对大鼠寿命的影响，还更多地关注了对生长发育的影响。在接下来的几十年里，麦凯等科学家进行了一系列研究，继续探索了饮食、健康和长寿之间的联系。但直到 50 年后，饮食限制（简称 DR）才最终得到适当的研究。①

后续研究表明，这绝不是只发生在大鼠身上的怪事，而是生物学中最普遍的现象。有相当多的物种都能通过饮食限制延长寿命。已经成功的有：酵母（做面包和啤酒的过程中发挥作用的微生物）；线虫；蝇类、蜘蛛和蚱蜢；孔雀鱼和鳟鱼；小鼠、大鼠、仓鼠、狗，也许还有恒河猴（为什么说"也许"，后面会解释）。不过，在限制某些生物的饮食时，需要发挥一定的创造力，用一些独

---

① 饮食限制经常被称为"卡路里限制"，缩写为 CR。从麦凯的实验开始，人们认识到最适营养（ON）和减少卡路里的重要性，它有时被称为 CRON，践行者被亲切地称为 CRONies。尽管如此，我还是使用了"饮食限制"（DR）的叫法，虽然看起来有点儿卖弄学问，但是现代研究已经发现，或许产生效果的并不是卡路里本身的限制，而是饮食的其他方面，如蛋白质或氨基酸的摄入。[3] 我们在第 10 章会继续讨论这一问题。

特的方法，尤其小动物。比如，线虫在培养皿里会四处游荡，吞食周围的细菌，所以研究者必须使用更薄的培养基，还要加入抗生素阻止细菌繁殖，不然它们还是可以大吃大喝。我最喜欢水蚤的例子：它们的食物通常是含有粪便的水，用池塘水稀释后，它们的寿命延长了 69%。

这种效应有着令人难以置信的普遍性，从单细胞到复杂的哺乳动物都能通过限制饮食来延缓衰老，这也是"进化保守"的一个例子。这意味着，生物体对食物减少的反应从远古时代就开始了，这是一种基本的生物学准则，即使生命不断进化出各种形式，它也一直保存在每种生物体内。这种效应也让人产生了遐想：从稀释粪水中的水蚤到定量饮食的狗，如果它们都能活得更长、更健康，那么这种方法是否适用于人类？

不过，还有一个问题：尽管 DR 效应在进化上是保守的，但它在不同的生物体中效果差异很大。在 DR 条件下，各种生物的寿命延长数据是：酵母（原本寿命 5 天）——300%；[4] 秀丽隐杆线虫——85%；果蝇——66%；小鼠——65%；鼠狐猴（它们是灵长类动物，属于人类的远亲，体重只有 50 克，寿命一般是 6 年）——50%；大鼠——85% 左右（如上文所述）；而狗只有 16%。由于成本和可行性的原因，科学家没有在许多大型长寿动物身上做实验，所以这些统计数据中的隐藏趋势难以推广到人类身上。

最近两项研究得出的结论可能已经解决了这场争论。[5] 实验的对象是人类在进化上的近亲恒河猴，最长寿命约为 40 年。好消息是，在这两项研究中，DR 似乎确实增加了健康寿命。但是实验也表明，DR 对寿命的影响较为模糊，没有出现像线虫、大鼠或鼠狐猴那样令人印象深刻的结果。而相关人体研究的持续时间太短，尽管被试者的血压、胆固醇水平和炎症等短期健康指标似乎确实有所改善[6]，但无法就寿命（或健康寿命）给出任何明确的答案。

我们将在第 10 章再次提到恒河猴，并讨论是否人人都应该实践DR。但是，就目前而言，这还不足以下定论。随着生物体在大小、寿命和复杂性方面接近人类，DR的效果似乎有减弱的趋势。撇开任何先进的生物学论点不谈，考虑到世界各地饮食的多样性，如果DR能将人类寿命延长一倍，或者饮食的适度差异对健康和长寿的影响比我们实际观察到的要大得多等，我们现在肯定会注意到，一些苦行僧教徒的寿命是其他人的两倍，但事实上并没有。

虽然关于猴子和人类的饮食争论仍在继续，但DR在生物老年医学史上具有重大意义。麦凯和其他人的实验的基本贡献是表明衰老可以减缓。它证明了一个关键事实，如果没有它，很难让持怀疑态度的科学家相信衰老是值得研究的。最近，在科学家破译衰老如何在生物学机制下发挥作用方面，DR也扮演了关键角色。

在过去的几十年里，科学家对DR的研究重新产生了兴趣，有分子生物学这个新工具的加持，他们研究了摄入食物不足时生物体内会发生什么。这些研究的结果切实地告诉我们，为什么不同生物对DR的反应具有普遍性：从酵母到人类，实现它的分子机制在每个物种中几乎一样。当这些生物吃东西时，它们体内几乎相同的分子检测器和信号系统会提醒细胞：注意摄入的营养物质，好好利用它们（储存一些以备后用，其余的立即用于构建新的细胞成分等）。在缺乏营养物质的情况下，该系统则转而告诉细胞：原材料较少，要控制新成分的制造，好让自己能坚持下来。

为什么对低食物摄入量的反应在进化过程中被保留了下来？最流行的说法基于一次性体细胞理论，并围绕着动物如何权衡维持自身和繁殖后代的竞争性能量需求而展开。[7]如果你发现自己食物不多，并且只能在维持自身和繁殖后代中选择一个，那么显而易见应该选择前者。与其孤注一掷地把卡路里完全挥霍在繁殖上，你还是应该先活下去，或许将来有一天能继续繁殖；这也意味着在饥荒期间，你不会想生孩子并看着他立即死去。因此，进化选择了那些在困难时期分配更多资源来维持自身的动物，从而减缓衰老过程。当食物再次充足时，繁殖就会回到优先地位，衰老恢复到原来的速度。

我们将在本书后面遇到一些分子"主角"，比如人们熟知的胰岛素（负责维持血糖水平，如果人体制造或探测胰岛素的机制出现了问题，就会患上糖尿病），还有很多人没听说过的mTOR（哺乳动物雷帕霉素靶蛋白）。在这些分子的影响下某些生物学变化会减缓，研究这些变化有助于我们理解衰老过程。如果没有世界各地实验室里的无数饥饿的小鼠、果蝇和线虫，我们将不会像现在这样对衰老了解这么多。

无论DR实验表明了什么，它们都明确地告诉我们，衰老并不是不可避免、不可改变和不可阻挡的过程。通过这种（可能是欺骗性的）简单干预可以改变动物衰老的速度。为什么生物老年学革命以前没有发生？可能是学术上的原因。DR以及本书中将提到的其他可能治疗方法都无可争议地证明衰老是可以被操纵的。我们应该感谢DR，大鼠实验就是最好的抗衰老药物广告。

然而，一个问题仍然存在。DR确实显示了衰老可以被控制，而无须等待后代进化成衰老较慢的另一个物种，但破译衰老的秘密仍然不容易。衰老仍然是一个难以理解的复杂磨损过程。我们可以让动物的这个过程进行得更慢，但并不能降低这种复杂性，也不能证明衰老是可以治疗的。DR 在生物老年学的孕育过程中发挥了关键作用，但它的诞生还需要另一个突破。

如何让线虫活 150 天

衰老生物学中一个最重要的故事发生在一个不那么美好的地方：1951 年英国布里斯托尔的一个堆肥堆里。[8] 这堆泥土里有一群蠕动着的线虫，它们可以说是生物老年学中最有历史意义的生命形式，将其转变为一门严肃的科学学科。如果没有这群来自英国西南部的线虫，今天我们对衰老的认识很可能要落后几十年。

10 年后，后来获得诺贝尔奖的生物学家悉尼·布伦纳希望找到一种可用来研究神经发育的动物。这种动物最好很简单，这样研究者才有希望理解其神经发育。在他位于剑桥的后花园的土壤里，布伦纳找到了一种线虫，并用其开始了第一个实验。他把这种线虫命名为 N1（1 号线虫）。但他还想从其他线虫种群中找到最适合的选手，以继续开展研究。来自布里斯托尔堆肥堆的线虫成为最终的赢家，随后被命名为 N2，比它完整的名字秀丽隐杆线虫（拉丁学名 *Caenorhabditis elegans*，简称 *C. elegans*）简洁多了。这些线虫是毫米级长度、身体透明的微小蠕虫，肉眼几乎看不到，如今却是地球上最成功的一种"模式生物"。

模式生物是现代生物学中一类重要的工具。这些生物被广泛运用于从药物研发到验证天马行空的生物学理论等多种应用场景。使用模式生物的目的是从概念上和实验上简化问题，将收集到的发现推广到像人类这种更复杂、更难研究的生物体上。衰老生物学（以及许多其他领域）经典的 4 种模式生物研究对象分别是酵母、线虫、果蝇和小鼠，与人类在生物学上的相似性逐渐上升。

线虫同小鼠或人之间的关键区别显而易见：它是一种小得多的动物。它们并没有数万亿个细胞，只由不到 1 000 个细胞组成。这种极小的身体可以让我们掌握每个细胞的行为。一个名为 OpenWorm（开放线虫）的项目试图通过计算机模拟来构建秀丽隐杆线虫细胞水平的生命活动。[9] 但以人作为研究对象的话，这目前还只能是一个梦想。

线虫在实验上的优势也是巨大的。研究人类的实验太过复杂且不方便，时间周期太过冗长，甚至会引发伦理上的灾难，而秀丽隐杆线虫就完全没有这些问题。这些蠕虫发育长大、繁殖，最终死亡，整个生命周期只有短短的几周，这大大加快了实验的速度。你可以在实验室里的一个小培养皿里用完全相同的条件培育数十条线虫，人类可不喜欢遭到类似的对待。我们也可以改造线虫的遗传基因，并检查改造的后续结果，而没有任何伦理上的顾虑。

历史上第一个线虫实验没有如今现代科学精准的基因编辑和测序技术，听起来显得极其原始且随意。那时候的方法是：将一些 N2 线虫（N2 线虫至今仍被当作秀丽隐杆线虫的标准品系，就像是线虫中的 HB 铅笔）用一种令人厌恶的化学药物处理一下，这种药物会引起 DNA 的随机突变；收集数千个由这些线虫产下的带有突变的卵，培育成成虫；再将每一条成虫培育出几十个遗传信息相同的副本；最后检查这些随机突变的线虫身上是否发生了有趣的事情。你需要观察它们几周，看看它们能活多久。如果这些突变体中有比正常线虫寿命更长的个体，那它们 DNA 中发生的任何变化都可能有助于我们解析长寿的遗传基础。

1983 年，科学家迈克尔·克拉斯开始对这个方案失去信心。[10]

他花了几年时间筛选了 8 000 株不同的线虫突变体进行测试，只找到了 8 种比正常寿命更长的线虫，然而这些线虫长寿的原因似乎都很无趣。其中两个品系自发地进入了一种线虫特有的休眠幼虫形式，被称为耐久（dauer）期，这看起来像是在作弊：即便人真的能够用类似的方式延长寿命，在一个奇怪的硬化角质层的包裹中多活几十年，可能也不会是大多数人愿意的。另一个品系则在找寻食物并向其移动方面存在缺陷。其他 5 个品系在显微镜下都表现得昏昏欲睡。克拉斯认为后 6 种品系由于嗅觉障碍或嗜睡，进食量低于野生型 N2 线虫。少吃可以让动物活得更久是今天的共识，所以他的研究工作实际上是通过一条极其费力且迂回的遗传学方法重新发现了饮食限制。

克拉斯没有找到长寿的线虫突变体也符合那个时代对衰老的认识。当时人们认为，衰老应当是由多个不同的基因导致的，这些基因在生物体的 DNA 里累积，可能是出于偶然，也可能是因为它们在生物体年轻时赋予了它们优势，但这些突变在生物晚年产生了可怕的影响。当时人们认为肯定有几十个甚至几百个这样的基因，它们都会削弱年老生物的生存概率。如果单一的长寿基因就可以极大地影响寿命，进化为什么不把它调到最大，产生超级长寿的生命呢？如果是这样的话，我们应该偶尔能看到因带有长寿突变而寿命远超其他人的人才对。

克拉斯的结果似乎证实了这样一种想法：通过限制饮食的"后门"可以延长线虫的寿命，而少数几个基因突变却不行。所以最终他沮丧地放弃了学术研究。但他的同事汤姆·约翰逊（Tom Johnson）以非凡的毅力继续探索。约翰逊希望线虫的寿命延长是客观存在的，也希望他可以增加之前研究方案中研究对象的数量，以证明衰老是由多个不同基因控制的。他注意到这些诱发突变的化学药物通常会给每条线虫的DNA带来大约20个错误，因此这些长寿线虫很可能具有多个基因改变，其中有些对寿命产生的是积极的影响，有些是消极的影响，但这些影响都有待研究。

他的第一步是确定线虫的进食障碍对长寿是否很重要。他首先用N2线虫培育突变体，那时可没有今天成熟的基因组测序，所以这个过程是鉴定出影响长寿的基因的极其艰辛且冗长过程的第一步。他成功培育出一批寿命很长的线虫，但它们的饮食和其他正常的线虫没有什么区别。也就是说，他用N2线虫品系培育了一批长寿且营养良好的线虫，排除了饮食限制的影响。然而令他吃惊的是，这批线虫和N2品系交配所产生的下一代的寿命却是正常的。[11]

对这一结果最简单的解释是，实验观察到的寿命延长是由单个基因负责的。[①] 如果有许多基因参与其中，延寿的效应不太可能在第一代就彻底消失，一般来讲杂交后下一代线虫的寿命会介于N2和长寿突变体二者之间。另外，长寿突变体内部的交配也并没有产生寿命更长的下一代，表明这类长寿突变体存在相同或非常相似的基因突变。

最终，约翰逊确信，这些线虫的长寿确实是由一个基因控制的。他在1988年发表了这一发现，并将该基因命名为*age-1*。它的效果非常显著：这些线虫的寿命从两周增加到三周，增加了50%。这相当于发现了一个使人类的寿命从80岁增加到120岁的突变。

遗憾的是他并没能成功说服其他生物学家。许多生物学家认

---

① 这一现象还要求突变基因是"隐性的"，这意味着需要来自线虫父亲和母亲两方的基因都是延寿基因，才能延长寿命。

为这项工作可能是错误的，或者只是线虫身上特有的一种现象，很难拓展到其他物种上去。即使约翰逊的发现是真的，也有理由怀疑这背后更深层次的意义。age-1 突变体除了寿命长之外，生育能力也大大降低。约翰逊并没有挑战衰老的进化理论，只是提供了一个一次性体细胞理论的完美例子。[12] 单一基因就能够延长寿命，但其作用方式是将资源从繁殖能力转移到体细胞的维持上。

虽然 age-1 线虫的发现一开始并没有引起广泛关注，但它确实点燃了衰老研究的导火索。约翰逊的发现鼓励了另一位研究线虫的生物学家辛西娅·凯尼恩（Cynthia Kenyon）继续寻找更多长寿基因。1993 年，她发现了另一个在今天的线虫研究领域家喻户晓的长寿基因突变 daf-2。daf-2 也是在随机突变实验中发现的，带有 daf-2 突变的线虫特别容易进入长寿的耐久期。凯尼恩用实验表明，如果用低温饲养阻止线虫转变成耐久期幼虫，它们的寿命也会比正常线虫更长。让线虫能够维持几个月的耐久期以等待更有利的生活条件的机制，其实对成虫的延寿也同样有效。daf-2 突变体的寿命是正常线虫的两倍，这也是一个令人吃惊的结果。[13]

进一步的研究表明，age-1 和 daf-2 突变体确实延缓了衰老过程。两周大的 N2 线虫已经进入暮年，它们形容枯槁、步履维艰、垂垂待毙，而同样年龄的长寿突变体则看起来年轻且活力四射，敏捷地四处游走。这种差别非常显著，即便没有受过专业训练的人也能在显微镜下清楚地分辨。这些长寿突变体要等到几周后，在临近死亡时才开始出现衰老的症状。所以，这些突变不仅可以延长寿命，还可以减缓衰老过程本身的特征。

age-1 可能被认为是线虫生物学的一个特例，然而第二个基因 daf-2 的作用机制则更合理，对线虫的延寿效果也更显著，从而消

除了之前对 *age-1* 的那些疑虑。这一发现的科学重要性是显而易见的：饮食限制实验已经表明衰老可以被操控，但通过改变单个基因来实现这一点实在令人震惊。为什么一个基因能对与衰老有关的所有特征产生如此巨大的影响？

不过这一发现带来的更大影响可能是文化方面的。这一发现打开了用现代遗传学和分子生物学的精密技术研究衰老的大门。衰老不再是一个混乱到无法研究的过程：既然你可以通过精确地改变单个基因来控制衰老，那么科学家就有可能对衰老进行系统的干预，进而解码衰老的秘密。这一发现具有里程碑意义，它表明我们不仅可以控制衰老，而且有可能真正地理解衰老。以前被视为科学死胡同的衰老研究，现在焕发出了新生，成为万众瞩目的焦点。针对衰老的现代科学研究在此刻诞生了。

age-1 和 *daf-2* 的故事并没有就此结束。它们引发了线虫遗传学领域的一场"淘金热"，促使研究人员发现了更多能够影响衰老的突变体。线虫的寿命纪录不断地被携带不同基因突变的线虫突变体打破。但巧合的是，目前寿命纪录的保持者还是 *age-1*。这其实和 20 世纪 80 年代克拉斯找到的是同一个基因，但突变的形式有所不同。携带这种突变的线虫平均可以活 150 天 [14] ——比 N2 品系线虫的寿命延长了 10 倍，这个效果令人瞠目结舌。验证实验持续了将近 9 个月，最顽强的 *age-1(mg44)* 线虫活了 270 天才死去。做一个不太贴切的对比，这大致相当于人类活了 1 500 年。

这个实验是在 2005 年前后进行的，这恰好是 DNA 测序的黄金时代，因此我们现在对 *age-1(mg44)* 有了更惊人的认识。引起这种令人难以置信的长寿的突变仅仅源于单个 DNA 字母的变化：*age-1* 基因包含 1 161 个碱基，其中一个位置上的 G 被 A 取代了。这造成的结果是DNA上一个TGG的序列变成了TGA，后者在DNA语言里的意思是"结束了，停止阅读"。这样突变形成的AGE–1蛋白[①]只有正常大小的1/3，它并不完整，缺少了关键的部分。这种被截短的蛋白质完全无法正常行使功能，就如同汽车只有前面1/3的部分，有1.33个轮子和一些发动机的零散部件，根本不能被称为一辆汽车。以前的*age–1*突变体只是降低了编码蛋白质的工作效率，所以效果没有那么明显，但*age–1(mg44)*突变使其编码的蛋白质完全缺失，从而显著地延长了线虫的寿命。

AGE–1究竟是什么可怕的毒药，它的存在竟然会将线虫的寿命缩短到1/10？为什么线虫会在它们的细胞内生产这种致命的东西？辛西娅·凯尼恩曾将*daf–2*称为"死神"[15]，这样一比*age–1*简直算得上是终结者与成吉思汗的结合了。

后来，研究者发现，*age–1*和*daf–2*都参与了线虫感受环境食物水平变化的反应机制，这是生命体进化出的一种应对饮食限制的反应系统的关键部分。DAF–2是一种胰岛素受体分子，它从细胞表面伸出来，可以识别并结合胰岛素。前面提到，胰岛素是一种重要的激素，负责控制人体的血糖水平。胰岛素会告诉身体细胞在我们用餐后是该使用还是储存血液中的营养物质。线虫有40种类似胰岛素的分子，这类蛋白质发挥着类似的作用。当发现周围环境有可供使用的营养物质时，这些分子会让细胞做出一些改变。

如果DAF–2受体检测到胰岛素，就表明食物充足，于是它们就可以启动生长和繁殖等过程来产生后代。如果没有检测到胰岛

---

① 请留意这里的大小写差异，*age–1*指基因，它提供了构建AGE–1蛋白的DNA指令。命名法因物种而异（这是理所当然的事情），但线虫的基因名称通常用小写斜体字母表示，而基因的编码产物蛋白质则用大写正体字母表示。

素，就表明采取行动的时间很紧迫：如果你是一条年轻的线虫，可能得花点儿时间转变为耐久期幼虫；如果你是一条成虫，机体就会启动维持线虫身体的过程，希望在饥荒中存活下来。DAF–2 受体检测到胰岛素后，AGE–1 蛋白会在身体里传播好消息，开始快速繁殖（同时也伴随着快速老化）的过程。如果你把 DAF–2 想象成胰岛素推动加速生长、繁殖和老化的油门踏板，那么 AGE–1 就是将踏板连接到油门（随后油门将燃料注入发动机）的装置。不管你是卸下踏板还是断开连接器，胰岛素都无法踩到油门，衰老也就会减慢。

这类基因改变的最终结果是线虫细胞以为发生了饥荒并做出相应变化，但实际上食物可能很丰富。因此，从某种意义上说，当年克拉斯的理论是对的——这些基因改变正是通过后门实现了饮食限制，获得了我们在本章前面探讨的大幅减少饮食的许多好处。不同之处在于，这是一扇令人着迷的分子水平的后门。透过这扇门，我们并不仅仅能用一种笨拙迂回的方法来真实减少线虫的食物消耗，更重要的是可以深入了解衰老是如何在细胞水平上实现的。

线虫当然应该在衰老研究历史上占有一席之地，但我们也不能把这些长寿的线虫当成灵丹妙药。进化保守性使得我们密切关注有关模式生物的研究发现。很显然我们和酵母、线虫、蝇类以及小鼠在很多方面都有所不同，但这些模式生物之间，以及它们同我们人类之间其实有着大量类似的生物学基础。

在长寿线虫突变体中发现的相关基因就是这样一种各个物种身上都有的特征。在长寿的酵母、果蝇和小鼠的突变体品系中也发现了胰岛素信号通路和生长激素的突变。比如生长激素受体基因突变的莱伦（Laron）小鼠，其中寿命最长的一只只差一周就活到了5岁。[16] 由于这种突变影响了生长激素，所以带有这种突变的小鼠成熟得更慢，个头也比没有突变的小鼠要小得多，但是它们的寿命更长，健康状况也更好。

事实上，莱伦小鼠是为了模拟基因突变引起的一种人类疾病（莱伦综合征[17]）而人为改造的突变体。这种基因突变在厄瓜多尔偏远村庄的人身上广泛存在，使得那里的村民们身材非常矮小，通常只有一米左右。但这里的人几乎不得癌症和糖尿病。遗憾的是，目前很难弄清楚这类突变是否会使人类像线虫和小鼠一样获得长寿的益处，以及这类突变是否与莱伦综合征患者鲜少患上癌症和糖尿病有关。研究发现，莱伦综合征患者的平均寿命几乎和普通人没有差别，但他们70%的死亡原因都与衰老无关，其中13%死于酗酒，20%死于意外事故。目前尚不清楚，如果没有这些显著降低预期寿命的非自然因素，他们的寿命是否会更长。

这类胰岛素信号通路和生长激素的基因突变有点儿像在遗传上实现了饮食限制，而并不需要真正去限制饮食：它们使得细胞认为食物的橱柜空空如也，但实际情况可能并不是这样。尽管"死神"或"成吉思汗"是一种有趣且形象的比喻描述，但age-1和daf-2并没有掌控着生物的死亡，而是一种非常重要的生存机制，使得线虫、小鼠和人类能够通过改变新陈代谢去适应不断变化的外部环境条件。

我们之所以知道这些基因对生存来说如此重要，也多亏了线虫实验：比较突变线虫和野生型线虫间的竞争，你就能迅速理解为什么生物体需要这些"死神"基因。研究者在同一块琼脂平板上同时培养N2线虫和age-1突变体线虫，通过改变平板上的食物水平模拟线虫在自然环境下可能遭遇的饥荒，N2（具有完好无损的"死神"基因）迅速碾压了它们的突变体邻居。[18]研究者也用更接近线虫真实生活环境的土壤进行了类似实验，同时培养 *daf-2* 突变体与 N2 线虫，结果寿命更长的同样是野生型，而不是突变线虫。[19] 与以往一样，进化总是做着权衡和取舍。在上面描述的这种情况下，自然产生的 N2 线虫牺牲了舒适环境下更长的寿命，换取了真实世界里更可靠的寿命和更好的繁殖潜力。

基因突变赋予线虫的超长寿命是在特殊的实验室环境里实现的，在这种环境下，共同生活的线虫具有完全一致的基因，也不存在竞争。这通常表明本书讨论的一些延长生命和保持健康的干预措施可能在现实世界中并不实用，因为真实世界的条件不像实验室那样舒适，生命会受到各方面因素的威胁，所以时刻需要上文提到的权衡和取舍。然而，这一差别也可以用更乐观的视角来看待。至少在富裕国家，人们享有公共卫生、医疗保健和稳定的食物供应等福利，这使得我们更像是培养皿中的线虫，过着娇生惯养的生活，而不像土壤里的线虫、野生动物或是史前人类那样孤立地面对自然灾害。我们实际上生活在一个人类自己建造的巨大实验室环境里，在这样的环境中，我们通过自然选择，为了适应环境而进化出来的基因不一定是最优的。也许我们可以像实验室工作台上的线虫一样，通过改变衰老速度来获得寿命的增益。

尽管在线虫中发现的某个特定基因也许不太可能直接用于改善人类寿命，但它们对生物老年学这门学科诞生却是十分重要的。几十年来，衰老一直被认为是一个不可能通过实验室生物学来研究的复杂过程，但现在我们发现它可以通过一个基因的改变甚至是 DNA 一个字母的改变来控制。这就意味着，衰老可以被实验室生物学牢牢地掌控。

生物学家解决问题时最喜欢用的一种方法就是使模式生物的

基因发生突变。你可以把它想象成替换或完全移除汽车引擎里的一个部件，然后看看会发生什么。后续的结果可能会告诉你该部件的用途，以及它如何影响它所连接的其他部件，最终让你明白引擎是如何工作的。这样研究机器可能是一种非常低效的办法：很多时候可能只能得到机器停止工作的结果，而你对组件的功能一无所知。但生物系统极其复杂又相互关联，且在进化中形成了各种冗余层级，这使得它们能够耐受微小的改变，而这些微小的改变可能产生更令人惊讶的结果，例如寿命的大幅增加。

既然可以通过单个基因的变化显著地改变寿命，那么我们就能够提出大量新的问题。这个长寿基因有什么作用？它与什么基因协作？如果同时让这些基因发生突变，效果会变大、变小还是完全没有效果？通过这些线索，生物学家面对衰老不再像以前那样毫无头绪，而是可以用一种更系统的方式开始研究衰老背后的因素。现在我们知道有超过 1 000 个基因可以延长不同生物体的寿命[20]，而秀丽隐杆线虫拥有 600 个这样的基因。

因此，这些研究发展标志着一个全新领域的开始，即我们可以干预衰老、刺激衰老、研究衰老。过去，研究衰老被看作一种奇怪的消遣，被主流生物学研究漠视，甚至被人当作自己放弃了研究生涯，今天这些偏见都不复存在了，我们终于可以回答什么是衰老这个古老的问题了。衰老不再被看作进化尺度上的生物体的身体状况恶化过程的集合，而是被明确为细胞和分子水平发生了哪些基本层面上的变化，有哪些上升，有哪些下降，哪些可能是原因，而哪些是结果。从科学的角度来看，这实在太令人兴奋了，但更关键的是我们是否有希望治疗衰老。接下来，我将讨论这个方向上激动人心的科学新发现。

第 4 章

衰老的十大基本特征

人类为什么会衰老和死亡？ 20 世纪，人们提出了数十种相关的理论，但是许多理论都被实验证据有力地驳斥。关于衰老的理论包括生存率理论、DNA 损伤理论、线粒体自由基理论、垃圾灾难理论……甚至还有一个流行的笑话称，衰老理论比研究衰老的科学家还要多。考虑到衰老这个研究领域的规模，这个笑话可能与事实相去不远。

一个特别有趣的衰老理论是，所有动物一生中的心跳次数的总和都是固定的。[1] 小鼠的心跳是每分钟 500 次，而加拉帕戈斯巨龟的心跳速度约为小鼠的百分之一，只有每分钟 6 次。而加拉帕戈斯巨龟的寿命是 175 岁，几乎是小鼠的 100 倍，小鼠只能活两年。这是巧合吗？如果你研究一下更多物种的数据，就会发现这个惊人的规律：从小鼠到大象和鲸，动物一生的心跳总次数非常稳定。每种动物一生中心脏都会跳动大约 10 亿次，跳完就死亡。

不仅不同物种之间如此，该理论对于同一物种的不同个体似乎也适用：医生们知道，静息心率较高的患者死亡风险也比较高[2]。

与心率为每分钟60次的人相比，静息心率为每分钟100次的人死亡风险每年会增加一倍。这不禁让人猜想，是不是因为他们把额定的心跳数量挥霍一空了？

这个想法虽然很有趣，但可能没有什么实用价值。首先，不同动物之间的关系并不像这个理论说的那样紧密：你可能已经计算出小鼠和乌龟一生的心跳总次数大约为5亿次；而人类一生的心跳总次数要高得多，大约有30亿次。这可能只是一个巧合。我们知道体型更大的动物寿命更长，而且已知体型和心率之间存在关系，所以体型可能才是决定性原因。最后，我们还不清楚这个理论是否能转化为治疗手段，以及如何转化为治疗手段。[3] 降低心率的药物是存在的，但大都是为了治疗疾病或缺乏体力导致的心率过高，而不是出于降低心率的目的。显然，人类的心跳速度的最低值是有限制的。药物可以使患者心跳从80次/分钟降到60次/分钟，但一直往下降的话，就会到达心脏不足以为身体供血的临界点。（顺带说一句，高静息心率的最佳治疗方法是多运动。）

不管是生物老年学家、医生还是普通人，大家真正想了解的是衰老的根本原因——心脏等器官的细胞和分子层面发生了哪些变化，对这些器官产生了什么影响。现在，我们能通过基因和饮食来干预衰老，分子生物学手段能挖掘出相应的变化，因此，现代生物老年学将可能产生更多关于衰老过程的详细数据，而不仅仅是计算心跳。在过去的几十年里，科学家们发现了人体在变老的过程中产生的多种变化，正在把它们组合成完整连贯的画卷，描绘这些变化与伴随衰老而来的疾病和功能障碍间的联系。我们探究衰老的原因不仅是出于科学的兴趣，更重要的是，对衰老的根源了解得越深入，离找到治疗衰老的方法也就越近：把心率降至零来抗衰老是没有实际意义的，但消除衰老的根源可能会改善健康状况，因而有其研究的意义。

我们对衰老的根本原因有了新的认识，正如在第 2 章中提到的进化理论所预测的那样，衰老的原因并不单一，但也不是千头万绪，无从捉摸。我们已经掌握了很多资料，可以试着把与衰老有关的变化进行分类。最令人激动的是，这些类别并不算多，因此我们不但可能找到驱动衰老的因素，而且还可能提出针对性的治疗方法。

很多衰老理论都尝试对衰老的表现形式进行系统分类，[4] 但有两个现代理论脱颖而出，因为它们不仅提出了分类系统，还提出了明确的衰老治疗方法。第一种理论的名字令人瞩目——"可忽略衰老制造策略"（简称SENS）[5]，由特立独行的生物老年学家奥布里·德格雷（Aubrey de Grey）在 2002 年提出。SENS认为老年人和年轻人之间存在 7 个差异，而这些差异就是衰老的根本原因。公平地说，这个理论曾经并且仍然存在争议。它的目的非常明确，就是治疗衰老。德格雷所说的"7 个致命问题"对应着与年龄相关的各种"损害"，他还为每个"致命问题"设计了专门的治疗方法。他声称，如果可以同时解决所有问题，就可以将人类的衰老有效推迟，从而赢得足够的时间来开发下一代的SENS（这就是为什么他将其称为"可忽略衰老制造策略"）。德格雷认为，如果能做到这一点，我们甚至可以活到 1 000 岁。这些说法当然引起了科学家们的注意。他提出的一些治疗方法很古怪，而哪怕是看起来稍微合理一些的方法，也不太确定，也就是说那些疗法还不存在，更不用说被证明有效了。不过，把与衰老相关的变化进行分组，这个想法对于构建衰老疗法的框架是有利的。

第二个理论是 2013 年发表在《细胞》杂志上题为"衰老的标志"[6]的综述文章，列举了与衰老相关的 9 种变化。这些变化都符合三个标准。第一个标准是，它们会随着年龄的增长而增加：如果不是这样，它们怎么会导致衰老呢？第二个标准是，这些变化的存在会加速衰老。第三个标准则是，减缓这些变化会减缓衰老。后两个标准试图将仅仅与衰老相关的事物和实际导致衰老的事物区分开来。最后，该理论还提出了相应的干预建议，这些干预措施可以减缓或逆转某种变化，从一定程度上减缓或逆转衰老，甚至有望全面延缓衰老。

这两种分类理论有很多共同点。7 种 SENS 和 9 个标志实质上有很大一部分是重叠的。举个例子，德格雷所说的"DNA 损伤"实际上对应着衰老标志中的"基因组不稳定性"（基因组就是我们所有 DNA 的集合），后者是一个类似但更宽泛的概念。两个理论都认为，衰老的原因和疾病之间没有一一对应的关系。衰老的后果，无论是癌症、痴呆还是白发，大都不能归结于单一的基础生物学因素，而是多种因素同时作用、相互影响的结果。因此，在本章和本书之后的内容中，我会试着将疾病和症状与衰老的单个原因联系起来，但是并不会一一对应。

疾病并不总是由某一个因素导致的，有时我们根本不知道与年龄相关的某个疾病的确切病因。我们在延缓衰老过程时，可能会意外解决一些难以归因的问题——它们可能揭示了我们之前并未注意到的引起衰老的根本原因。随着我们揭示衰老过程中的更多秘密，衰老标志分类的列表也会更长——但是，目前已经有很多值得我们深入研究的地方了。

除了希望产生医学上的直接应用，干预这些标志的过程也大大加深了我们对衰老的理解：如果我们在清除一个标志后发现它对寿命没有太大影响，那么它也许不是根本原因，或者在它发挥作用之前有其他"凶手"杀死了我们；而如果我们修复了某种变化后，另一个指标也随之好转，说明二者之间是有联系的。

首先，让我们讨论一下，衰老的基本特征到底是什么。我将它们分为 10 类，也将它们称为衰老过程的"标志"。这与 2013 年发表的标志非常相似（我在那个列表的基础上增加了两个，又将原来的两个合并到一起，所以总体上多了一个标志），也遵循相同的标准。正如上文所说，这些变化随着年龄的增长而增加，它们的存在应该会加速衰老，减缓这些变化也应该会减缓衰老。

让我们从生命中最基本的分子开始吧。

1. 双螺旋里的故障：DNA 损伤与突变[7]

大部分人体细胞里都有长达 2 米的 DNA。这是一份包含了构造人体所需的所有信息的说明书，由 60 亿个 A、T、C 和 G 字母（分别对应 DNA 中 4 种不同的碱基）组成。令人难以置信的是，它尽管有 2 米长，却被塞进了微米级的细胞核中。DNA 的双螺旋形状是世界上最著名的分子结构，广泛出现在从生物学教科书到公司徽标的各处，简直成了"科学"的视觉表现形式。人们把 DNA 看作优雅交织的双螺旋，一种纯粹的遗传信息载体，但这种图景与人体内 DNA 周边混乱的实际情况并不相符。

被紧密压缩在细胞核中的 DNA 与多种其他分子相互碰撞，不断受到化学攻击，这些化学攻击可能会破坏它们的结构，也可能在遗传密码中引入"错别字"。损伤 DNA 的方式很多。外源性的影响是最显而易见的：食物中的毒素和致癌物、香烟烟雾和难闻的化学品可以进入细胞核并造成严重破坏；阳光中的紫外线、X射线或自然放射现象可以改变DNA，甚至将其一分为二。然而，大部分损害其实是人体自身造成的：正常的新陈代谢（把食物转化为能量的一系列过程）会产生化学副作用。据估计，人体内每个细胞的DNA每天都会遭受多达100 000次的攻击。[8]

最要命的是，每次细胞分裂都必须复制全部的遗传密码。人体内的细胞数量惊人，再加上更新速度快，所以每个人一生中将产生几光年长度的DNA（这是地球到最近的恒星的距离的一半），[9]这些DNA就是长达2米的个人基因组的副本，总数高达10^{16}个。即使自然界为这个过程设计了最高保真度的复制和校对系统，复制过程也会偶尔犯错。

大多数形式的DNA损伤都是可逆的，细胞可以察觉到异常情况并进行修复。例如，如果一个本不应该出现的分子附着在DNA上，细胞内的分子机器就可以将其切断。但是，DNA修复过程可能会出错，这会引起更加令人不安的突变。突变改变了DNA携带的信息，也就是由A、T、C和G构成的基因密码，而且无法被基因组其他区域的DNA片段发现。假设有一小段密码是GACGT，突变后可能会变成GATGT，但细胞无法"知道"出了问题。就算对细胞有害，这段错误的密码也可以永远存在下去。

突变逐渐积累，最坏的后果当然是癌症。这一切都始于某一个细胞因为DNA被更改，错误慢慢组合在一起，而获得了无限增殖的能力，最后这些细胞会长成肿瘤，夺走人的生命。然而，那些不会引起肿瘤的DNA改变也会带来问题：DNA就是细胞的指令手册，其中的"拼写错误"会让细胞的行为不符合预期。随着时间的推移，突变的细胞可能会功能失调，或者具有了某种对身体有害的功能，即所谓的"克隆扩增"，我在第 7 章中会详细说到这一点。

有一项证据可以说明 DNA 损伤和突变的重要性，就是年轻时患上癌症并抗癌成功的人，其衰老通常会加速。[10] 人类在控制儿童癌症方面取得了令人难以置信的成功，但是我们往往忽视了成功背后的悲剧性阴影：这些患者成年后，患上心脏病、高血压、中风、痴呆、关节炎的风险增加，甚至面临更高的继发癌症风险。最终，他们的预期寿命会减少约 10 年。[11] 造成这种现象的原因是，许多癌症治疗是通过破坏 DNA 起作用的。虽然化疗药物经过了精心设计，放疗中的 X 射线束也尽量瞄准肿瘤，但是其他组织还是不可避免地受到了影响。这些影响具有高度特异性：因左侧乳腺癌接受放射治疗的女性患上心脏病的风险往往比右侧乳腺癌患者更高，因为心脏遭受的意外辐射剂量更高。这说明 DNA 损伤和突变可以直接加速心脏的衰老，并且还与更多衰老现象有关。

2. 端粒的缩短

如果你对衰老生物学略有所知，那你了解的多半是与端粒有关的知识，但端粒的故事比通常描绘的要复杂一些。

端粒的故事一开始看似简单。人类的全部 DNA 构成了 46 条染色体（从父母双方那里各得到 23 条）。端粒是染色体上的保护帽，它能解决进化上两个相当荒谬的问题。首先，如果没有端粒，染色体的末端就可以自由摆动，尽职尽责的 DNA 修复机器就会误认为它们是松散的断裂 DNA 片段，应该"重新结合在一起"，这样就会无意间把 DNA 弄得像意大利面条一样。而端粒的存在阻止了这一切。

第二点可能更荒谬：DNA复制机器不能一直把复制反应进行到DNA分子的末端。你可以把它想象成一个建筑工人：她在长长的墙顶上曳足而行，一边走一边砌墙；但是，因为她必须站在墙上，所以她砌不上最后一块砖（不可能把砖放在自己的脚下）。这意味着每次细胞分裂都会在染色体末端丢失少量DNA。如果每次细胞分裂时都有重要的遗传信息像"站不住脚"的那块"砖"一样，在复制过程中悄无声息地脱落消失，那生物体的麻烦可就大了。端粒是进化的答案——如果染色体末端的密码无足轻重，对细胞来说，它们的丢失就不是悲剧。因此，我们的端粒是由成百上千个六字母序列组成的，TTAGGG、TTAGGG、TTAGGG……这样一来，在细胞分裂过程中，就算DNA复制时会造成一些端粒丢失，也不会造成很糟糕的后果。

当然，你肯定会注意到，端粒只是暂时缓解了问题。如果端粒处于年轻状态，长度足够长，那每次细胞分裂时丢失一点儿DNA就不是问题；但是随着细胞不断分裂，端粒长度不断缩短，有重要功能的DNA片段就处于危险中了。因此，当端粒变得非常短时，它们会发出警报信号，阻止细胞分裂。经过多次分裂后，细胞要么通过细胞凋亡过程自杀，要么仍然活着但停止分裂，处于衰老状态（衰老细胞是衰老的另一个标志，我们马上就会讨论）。

细胞每分裂一次，就会丢失大约100个DNA碱基。对于许多组织来说，细胞分裂是不可缺少的过程。例如，我们皮肤外层的死细胞会不断脱落，而每隔几周，新的皮肤细胞就会重新分裂出来替换它们。因此，端粒往往会随着年龄的增长而缩短。端粒长度通常用白细胞测量，因为采集血样比较简单。新生婴儿的白细胞端粒长度可能有10 000个碱基（约1 700个TTAGGG）；30岁的人端粒长度会下降到 7 500 个碱基；70 多岁的人的平均端粒长度可能低于 5 000 个碱基。这个过程就是端粒磨损。

许多与衰老有关的疾病和功能障碍都会伴有端粒过短现象，如糖尿病、心脏病、某些癌症、免疫功能下降和肺部问题。人的头发会随着年龄的增长变得灰白，这一现象也与端粒过短有关。[12] 毛囊中的干细胞负责生产黑色素细胞，这些细胞能制造数量不同的黑色素，使头发呈现从金色到黑色的不同色彩。如果干细胞的端粒太短，干细胞就不能再产生黑色素细胞，头发就会恢复到"天然"的颜色，也就是纯白色。

端粒过短也会增加死亡风险。一项针对同性双胞胎的研究发现，双胞胎中端粒较短的人更有可能先死去。[13] 另一项研究收集了 64 637 名丹麦人的端粒长度数据（这也是迄今为止最多的），发现即使考虑了年龄和其他影响健康的因素，端粒最长的人的死亡风险也比最短的人低 40%。[14]

最后，我们的细胞会密切关注自身的端粒，并不是因为它们越来越短，而是出于更重要的原因。端粒部分的 DNA 非常容易被损伤，并且有新的证据表明，对基因组其余部分来说，端粒就像煤矿中的金丝雀——如果一个细胞的端粒受到严重损伤，那么其余部分的 DNA 也可能情况不妙。就像极短的端粒一样，受损的端粒也可以向细胞发出信号，提醒细胞"凋亡或衰老的时间到了"。[15] 这在心脏和大脑等器官中尤其重要。人们认为，心脏和大脑中的细胞在人的一生中不经常复制（或根本不复制），也就是说它们的端粒不会因为细胞分裂而变短，但是，这类细胞的端粒会受到损伤，损伤逐渐积累会产生类似端粒变短的效果。

因此，端粒是细胞健康和发展过程的指示灯，通过它们的长度和状况，我们能知道细胞是否老化，所以它们是衰老的关键因素。

3. 蛋白质问题：自噬、淀粉样蛋白和加合物

我们是由蛋白质组成的。尽管DNA似乎更常受到媒体的关注，但它只是"说明书"。DNA中的信息详细说明了如何构造蛋白质，而蛋白质分子种类更多，更加复杂，可以完成更多的工作。

一说到"蛋白质"，我们可能就会想到食品包装上的营养信息。但是将蛋白质想象成一种营养物质（如一袋糖或一块脂肪）是非常不妥当的。蛋白质是已知的最多样化、最复杂和最精细的分子：它们是自然界的纳米机器人，是微小而不知疲倦的分子机器。人类依赖蛋白质而生存，它们是人类细胞和身体的支架，是结构和机械的组成部件，人类要靠蛋白质维持正常的形态和行动。

自噬

许多蛋白质的寿命很短。一个蛋白质分子在细胞内努力工作，通常只能"活"几天。[16] 蛋白质是一次性用品，这听起来可能很浪费，但这一事实对衰老和维持身体完整性实际上非常有利。正因为蛋白质如此重要，所以它们是一次性的：与其投入宝贵的资源使它们坚不可摧，或者设计出复杂的方法来修复成千上万个分子（每个分子都有无数种出错的可能），进化认为最好的方式是收集坏掉了的蛋白质，再制造一个新的。我们的细胞是回收大师，将老化或受损的蛋白质切成碎片，重新用来合成新的蛋白质。

回收再利用蛋白质的过程中，一个关键的步骤是"自噬"。自

噬字面上的意思是"吃掉自己"。损坏的分子和出故障的细胞成分都是"垃圾",自噬是细胞摆脱垃圾的一种方式——回收有用成分,制造新的蛋白。2016年,诺贝尔生理学或医学奖被授予发现细胞自噬机制的日本科学家大隅良典,[17]这也凸显了自噬对细胞功能的重要性。

包括破碎蛋白质在内的受损细胞成分随着年龄的增长慢慢积累,这可能既是自噬功能随着年龄增长减退的原因,同时也是其结果。实验室研究发现减少或完全阻止自噬会加速线虫、果蝇和小鼠的衰老。[18]此外,自噬还被认为是饮食限制(DR)背后的一种机制:阻止自噬后,DR也不能延长寿命了,这表明自噬在DR延寿中起着关键作用。当食物稀缺时,自噬会释放现有蛋白质中的组分来维持生命,这个过程会产生额外收益:自噬往往会首先消耗受损的蛋白质,从而减缓衰老。

自噬出现问题,可能会引发与年龄有关的疾病。[19]帕金森病是一种大脑的神经退行性疾病。患者会失去对运动的控制,身体僵硬、颤抖、行走困难,严重时甚至完全无法移动,并出现更多痴呆症状,如思维停滞、情绪不稳。帕金森病患者在确诊后的预期寿命约为10年,最终会死于肌肉失控导致的并发症。

当编码参与自噬的消化酶的 GBA 基因发生突变时,罹患帕金森病的风险会增加。帕金森病常伴随着"路易小体"的出现,路易小体由 α–突触核蛋白形成的蛋白质聚集而成,对脑细胞有毒。一般情况下,异常 α–突触核蛋白会被自噬降解。但是,GBA 的轻微突变引起的小缺陷也足以减缓 α–突触核蛋白的降解,提高其在细胞中的累积水平,从而增加患帕金森病的风险。此外,自噬的缺陷也与阿尔茨海默病、亨廷顿病、关节炎和心脏病有关。[20]

所以，自噬功能会随着衰老进程减弱，还与衰老相关的疾病有关；抑制自噬会引发疾病，还会让延长寿命的干预措施不能发挥作用。这表明自噬（和更广义的蛋白质降解）是衰老过程的重要组成部分。

淀粉样蛋白

蛋白质的形态决定了其功能。每一种蛋白质都具有各自独特而复杂的结构，以执行自身高度特异的任务。蛋白质形成复杂精密结构的过程被称为蛋白质折叠。蛋白质折叠就是一种分子水平的折纸，把一条线状的长链弯折，塑造出各种片状或螺旋状的结构。蛋白质的这种形状像一把精确的钥匙，恰好只能嵌入另一种蛋白质所形成的"锁"状结构中。

然而，蛋白质折叠是一个极其复杂的过程。哪怕是最微小的失误也可能会导致蛋白质折叠成完全不同的形状。其中有一类特别让人讨厌的错误折叠蛋白叫作淀粉样蛋白。这类分子因为错误折叠暴露出来的黏性部分会结合在一起，堆叠成簇。如果同一个地方累积了很多的淀粉样蛋白，它们就会形成"淀粉样斑块"结构，能够杀死细胞和组织。

最著名的淀粉样蛋白和淀粉样蛋白斑块与阿尔茨海默病相关。"淀粉样蛋白假说"认为一种叫作 β 淀粉样蛋白的特殊的错误折叠蛋白质是阿尔茨海默病的致病源，在疾病的晚期，脑细胞间沉积的引人注目的 β 淀粉样蛋白聚集体会让大脑细胞和分子运作瘫痪。然而，经过数十年的研究，许多以清除淀粉样蛋白为目标的药物并未能有效地帮助阿尔茨海默病患者。到底是 β 淀粉样蛋白导致了疾病，还是疾病导致了 β 淀粉样蛋白的出现？ β 淀粉样蛋白和疾病的因果关系目前是有争议的，淀粉样蛋白假说正面临越来越大的挑战。

然而，阿尔茨海默病远非唯一与淀粉样蛋白有关的疾病。比如前面提到帕金森病中的α-突触核蛋白聚集体也是淀粉样蛋白。目前科学家已经发现数十种疾病与淀粉样蛋白有关，比如脑部疾病、心脏病、糖尿病等。[21] 但这类与疾病相关的淀粉样蛋白在年轻或健康年长人士的大脑和血管中却比较少见。所以，人类抗衰老武器库中应当有可以对抗淀粉样蛋白的武器。

加合物

错误折叠并聚集形成淀粉样蛋白只是蛋白质出错的一种方式。另一种情况是：蛋白质被正确地合成制造并完成折叠，但随后其结构受到了某种形式的错误修饰。许多时候，这种被修饰的蛋白质会通过自噬被降解回收。但有些蛋白质更新和替换的速度并不快，它们可以存在数月、数年，甚至伴随人的一生。某种意义上说，蛋白质本身也会老化。

生命面临的挑战之一就来自简单的化学反应。为了维持身体运转，我们需要食物中的糖类等各种化学物质和氧气，它们之间的反应能释放生命活动所需的能量。无论你的生活方式多么健康，你的身体都不可避免地会接触到这些高反应性分子。它们的高反应性对周围的一切都有威胁，尤其是对蛋白质。糖非常喜欢黏附在蛋白质上，这个过程被称为糖化反应；而氧气也有类似的反应，这个过程被称为氧化——这些添加到蛋白质中的物质被统称为"加合物"。

你可能每天都会遇到糖化作用。一系列蛋白质与糖的相互作用被称为美拉德反应，这是烹饪中最重要的反应之一。美拉德反应带来了烤面包焦黄的外壳、煎牛排烤焦的表面以及焙制咖啡的香气、独特风味和色彩。[22] 可惜，这个反应虽然能在食物和饮料中产生可口的味道，但对你的身体并不好。

经过一系列复杂的中间反应，蛋白质和糖之间化学键合的最后阶段被称为晚期糖基化终末产物（AGE）。AGE以及被氧化损伤的蛋白质都或多或少地发生了不可逆转的破坏。由于蛋白质的结构与功能密切相关，附着在侧链上的糖和氧可能会阻碍蛋白质的工作，或者改变它们与周围蛋白质和细胞的相互作用。

这个问题主要困扰的是细胞外的蛋白质，糖化、形成AGE或氧化等过程以不同的方式影响不同的蛋白质。胶原蛋白是一种结构蛋白，它让皮肤柔软、骨骼有强度，但加合物可能会让它失去柔软度和强度；眼睛中的晶状体蛋白也会因加合物而失去弹性，难以聚焦近处物体，最终几乎每个人都需要戴上眼镜才能阅读，甚至要戴上眼镜才能看清一切物体。对晶状体的修饰也会影响透明度，使它们浑浊，最终导致老年人的白内障。被修饰过的胶原蛋白和弹性蛋白引起的最严重后果是血管壁硬化，这会导致高血压，增加心力衰竭、肾脏疾病甚至痴呆的风险。

之前提到的许多修饰都有糖的参与。如果周边环境中有更多的糖，这类修饰就会加速形成。所以，糖尿病会增加修饰的数量，使情况变得更严重。人们通常只知道糖尿病是一种血糖升高的疾病，但含糖血液产生的下游后果才是该疾病最严重的副作用。糖尿病患者心脏病发作和中风的风险会显著增加，肾功能衰竭的风险会大大增加，他们可能会遭受神经损伤，让腿脚失去知觉。最糟糕的是，患者无法觉察到自己心脏病发作。上述部分症状是由蛋白质的糖化（毕竟糖尿病患者蛋白质周边环境里的糖浓度比正常情况高得多）引起的，还有一些是由细胞反应引起的，毕竟细胞还没有能够进化出能在这种含糖环境中发挥作用的能力。

总之，循环利用减慢、淀粉样蛋白聚集以及加合物的积累会导致蛋白质问题，这些问题又导致了衰老中的许多问题。

4. 表观遗传改变

表观遗传（epigenetics）是指细胞内DNA上的各种分子修饰，是附在遗传物质之上的化学代码。表观遗传学解决了生物学中的一个悖论：人体内几乎所有细胞都有相同的DNA，但是细胞却是多种多样的。皮肤细胞、肌肉细胞、脑细胞等数百种细胞[23]需要在不同的时间完成不同的任务，对来自身体和环境的信号做出适当的反应。

如果把DNA看作一本构建人体的指导手册，那么它一定会经常被翻阅，页边空白处写满了密密麻麻的标记、占位符和潦草笔记。细胞依据这些表观遗传注释来处理对应的DNA，例如是否在某一时刻读取该细胞需要使用的特定基因，或者是否忽略某个永远不会需要的部分。

表观遗传标记的类型多达数十种，这里我们将介绍在衰老领域中被研究得最清楚的一种：DNA的甲基化——指由一个碳原子和三个氢原子组成的"甲基"被黏附在DNA上。20世纪80年代，人们已经知道，DNA的甲基化水平总体上会随着年龄的增长而降低。但是，直到20世纪90年代末，随着人类基因组测序、能检测大量甲基化位点的特殊"芯片"等技术的进展，人们才得以更详细地了解基因组中的甲基化状况。事实证明，表观遗传学对我们年龄的了解比我们自己还要清楚。

加州大学洛杉矶分校的史蒂夫·霍瓦特（Steve Horvath）原本是一位数学家，半路转入了生物学的研究。他很想知道能否从DNA的甲基化模式中发掘跟衰老有关的信息。很遗憾的是，当时很少有人对表观遗传学和衰老特别感兴趣。但霍瓦特有一张王牌：基因组学的研究数据根据传统是可以免费获取的。当时检测甲基化的芯片非常成熟而且价格便宜，因此原本为其他目的而进行的基因组研究可以为他提供数千个表观遗传数据集。霍瓦特寻找数据的标准很简单：只需要实验者记录下检测者的年龄。

这看起来很荒谬，回头看来也依然如此。霍瓦特第一篇论文中使用的 8 000 个样本来自风马牛不相及的研究领域（涵盖了从饮食到孤独症、先兆子痫、癌症等方方面面），相关实验室采用了不同的实验方法，研究对象也涉及身体的不同部位（总共 30 多种不同的组织和细胞类型，包括血液、肾脏、肌肉等）。[24] 从这一大堆完全不相关的数据中能得到什么结果呢？

他筛选了数以万计的甲基化位点，发现只用 353 个位点就足以推算一个人的年龄。相对较少的位点却产生了十分精准的推算结果。得到的"表观遗传年龄"与实际年龄之间的相关性为 0.96（0 表示它们完全不相关，而 1 表示最相关）。这个结果可谓超乎寻常：使用端粒长度来推算年龄的相关性小于 0.5。如果你用霍瓦特的甲基化时钟推算，得到的表观遗传年龄很可能与实际年龄相差不到 4 年。

这种相关性太奇怪了，以至于这篇论文被拒稿了。论文的审稿人根本不相信这个荒谬的时钟：把在线数据库里的一大堆拼凑的数据缩小到少数甲基化位点上，就能推算出身体任何组织的年龄？经过努力，霍瓦特的论文最后还是发表了，但他后来告诉记者，在其他研究人员做出独立验证之前，他自己也很难相信这项研究成果。[25]

下一步是研究表观遗传年龄与其实际年龄不同的人。假设某人实际上是 50 岁，但表观遗传年龄是 53 岁，则说明他的表观遗传"加速衰老"了 3 年。目前的多项研究表明，表观遗传衰老加速是个坏消息，表观遗传年龄超过实际年龄的人会更快死亡。[26] 不过有一个好消息是，上述情况反过来也是正确的，表观遗传年龄比实际年龄年轻的人更健康，死亡风险更低。

这个时钟可怕的精确度说明了表观遗传的重要性：表观遗传变化很可能是衰老的原因，或者至少说，它们是一个窗口，我们可以借此了解身体是如何随着时间的推移变老的。

5. 衰老细胞的累积

每天早上照镜子时，除了新冒出来的青春痘，你的脸看起来可能和前一天几乎一样，但其实镜子在骗你，相对不变的外表掩盖了皮肤下和身体里的微观纷扰。每天，人体内都有数千亿的细胞死去，这个数字听起来很可怕，不过你几乎不会注意到这一点：第一，人体总共有大约 40 万亿个细胞，这意味着死去的细胞只是一小部分；第二，死亡的细胞也在不断被替换。不间断的细胞更新过程是多细胞生物长寿的重要组成部分。

一个细胞最"干净"的结局是细胞凋亡，或称程序性细胞死亡。人体内有一套分子的检验和制衡机制，始终密切关注单个细胞的行为，如果细胞出现问题，就会启动精心编排好的自毁级联反应。绝大多数这类"问题"细胞会为我们的身体鞠躬尽瘁，在恰当的时候死去，但有些细胞会残存在体内。它们停留在周围，不再分裂——这种拒绝自杀的僵尸细胞被称为衰老细胞。

1961年，一位名叫伦纳德·海弗利克（Leonard Hayflick）的年轻科学家发现了这种现象。[27] 他在培养细胞时注意到：年老细胞看起来与年轻细胞明显不同，达到某个时间点之后，它们似乎停止了分裂。这种现象叫作"复制性衰老"——细胞停止分裂是因为它们已经分裂了太多次。现在，我们用海弗利克的名字来描述这种现象：细胞在衰老之前可以分裂的次数被称为海弗利克极限。

海弗利克的实验推翻了之前半个世纪以来盛行的观点：细胞本身是不朽的，只是在身体混乱的环境里才会衰老。[28] 那么，问题来了：细胞衰老是它们组成的生物体衰老的原因吗？我们会变老，是因为分裂达到一定次数的细胞失去了增殖能力吗？

在海弗利克进行那个经典的实验30年后，我们发现极短的端粒是复制性衰老的根本原因。除此之外，细胞衰老的原因还有很多。其中一个关键驱动因素是DNA损伤和突变。如果DNA中有很多"瑕疵"，尤其是可能使细胞发生癌变的特定基因有瑕疵时，细胞就会踩下"刹车"，开始衰老。细胞在受到化学或生物压力时也会衰老，这可能起到了类似的作用——压力会导致细胞损伤，这也是通往癌症的第一步。

因此，细胞衰老是一种抗癌机制。癌症是由细胞分裂失控引起的，因此将癌变前的细胞转变为无法再分裂的衰老细胞，就像是在火花变成火球（肿瘤）之前熄灭它。不管细胞是出现了癌前突变，还是处在潜在致癌水平的压力下，或者只是分裂了很多次，为了安全起见，还是让它衰老吧。然而，仅仅这样是不够的：衰老细胞无法在所处组织中完成年轻细胞的工作。所以第二步，已经衰老的细胞必须发出信号，寻求帮助。

　　衰老细胞会分泌炎症分子，以此提醒免疫系统将自己清除。炎症分子吸引了那些担负搜索和破坏任务的免疫细胞，它们会吞噬掉衰老细胞，从而消除健康问题。这种分子层面的"警告求助"被称为"衰老相关分泌表型"（SASP，"分泌"表示衰老细胞会分泌出一些分子，"表型"是一个生物学术语，表示一种属性或行为）。

　　但是，衰老细胞这种求助的"呼声"仍旧会对身体造成损害。如果SASP确实引起了免疫细胞的注意，并确保衰老细胞能很快被清理掉，当然很好。但是，如果衰老细胞幸存下来，还继续分泌炎症化学物质，就会加速全身衰老。根据估算，年老动物中衰老细胞的数量很少。即使动物（包括人）非常年老，体内也只有百分之几的细胞会衰老。虽然衰老细胞在数量上不足以直接损害组织功能，但SASP炎症分子可以让少数细胞变成"害群之马"。少量衰老细胞就会引起健康问题：一项研究发现，将500 000个衰老细胞（仅占总细胞数的0.01%）注射到年轻小鼠体内，就足以导致机体受损。[29]

　　如果我们还年轻，免疫系统就能对付身体里零星的衰老细胞。然而，在我们变老的过程中，各种各样的因素会导致衰老细胞的数量不断增加。首先，形成的衰老细胞更多了：随着年龄的增长，细胞分裂次数更多，有时间积累更多的DNA损伤，细胞面临的环境压力也更大了；其次，免疫系统的能力减弱了，更难发现并根除不断膨胀的衰老细胞群；最后，具有讽刺意味的是，现有衰老细胞的SASP还会"孕育"出更多的衰老细胞，形成致命的恶性循环。

　　这种滚雪球过程增加了多种疾病的患病风险。衰老细胞经常伴随着与年龄相关的疾病的出现，可以说是后者的标志。这些疾病包括：癌症；心脏病、肾脏疾病和肝脏问题；阿尔茨海默病和帕金森病等神经退行性疾病；令人关节肿胀的骨关节炎；让老年人眼睛的晶状体浑浊、看不清东西的白内障；肌肉减少症等。

细胞衰老可能引发的疾病清单很长，随着生物老年学家对这些"僵尸"细胞的兴趣增长，这个清单还会变得更长。似乎有一股强大的进化力量在起作用：癌症对多细胞生物如此致命，所以为了确保我们不会在青年时期患上癌症，进化之手只能让我们面对老年时的疾病和退化了。这是拮抗性多效的典型案例，也是衰老的重要原因之一：衰老细胞在年轻人体内很少，而且作用大多是正面的；在老年人体内更多，带来了更多负面影响，并且似乎是多种疾病的罪魁祸首。

6. 能量斗争：线粒体故障 [30]

在我们的细胞里有数以千计的半自主细胞器在游荡，它们就是线粒体。它们负责生产细胞所需的能量，因此经常被描述为"细胞的发电站"。事实上，这个比方也是老生常谈了，甚至指出这一点也不是什么新鲜事。能量在生命过程中如此重要，所以线粒体与衰老过程有关一点儿也不奇怪。

线粒体非常奇怪。很多人以为，它们是一群彼此独立的豆形物体，但实际情况比这更复杂。线粒体经常"融合"和"分裂"。[31]有时，几个线粒体会融合成单个巨型线粒体，像蜘蛛网一样悬挂在细胞内；有时一个线粒体又会分裂成几个，各自走向不同的命运。它们也是除细胞核外唯一拥有自己DNA的细胞器，每个线粒体里有多达10个独立的环状染色体。

随着生物体的衰老，线粒体会发生相当大的变化。老年动物细胞中的线粒体数量往往较少，产生的能量也更少。[32] 线粒体数量的减少与疾病和死亡的风险增加相关：比起细胞中线粒体DNA较多的人，细胞中线粒体DNA较少的人更容易虚弱，死亡的可能性也增加了50%。[33] 就像细胞核中的DNA一样，随着年龄的增长，线粒体DNA上的突变也会增加[34]，在动物和人类身上都是这样。还有一种只针对线粒体的自噬作用，被称为"线粒体自噬"，它也会随着年龄的增长而下降，这意味着异常的线粒体会积累起来。[35]

对于与年龄相关的某些疾病，身体能量消耗高的部位的线粒体会留下一些痕迹。肌肉组织会燃烧大量卡路里，线粒体受损是老年人肌肉质量和力量丧失的一个原因。[36] 线粒体在大脑中也很重要：大脑尽管仅占人类体重的2%，但它消耗了大约20%的能量。这意味着大脑中的线粒体总是全速运转，因此，帕金森病和阿尔茨海默病等疾病患者大脑中的线粒体常会功能失调。[37]

科学家已经在实验室里培育出了带有特定线粒体缺陷的小鼠，这些缺陷带来的改变至少从表面上看加速了它们的衰老。[38] 在"线粒体突变体"小鼠中，负责复制线粒体DNA的基因被改变，不再执行"校对"功能，也就是说，它们不会检查自己所复制的副本是否正确，于是线粒体发生突变的DNA就会积累起来。小鼠的毛发会过早变白、脱落，它们的听力逐渐丧失，心脏出现问题，寿命也缩短了。在另一项实验中，科学家培育了另一种带有让线粒体数量减少的突变的小鼠，而且突变是否发挥作用可以通过药物控制。小鼠服用药物激活突变后，它们变得像老年的小鼠一样：皮肤变厚、起皱，毛发脱落，无精打采；而停药几周后，它们的皱纹逐渐消失，皮毛状态也恢复了，简直与同一窝所生的无突变小鼠毫无二致。

线粒体自由基衰老理论首次明确指出了线粒体在衰老过程中的作用。因为线粒体会产生能量，所以它们永远在跟高反应性的化学物质打交道，特别是氧。线粒体产生能量的化学过程极其复杂，稍不小心就会产生"自由基"——一种高反应性的化学物质，会破坏它遇到的蛋白质、DNA和其他关键分子，把细胞弄得一团糟。在生物学中，OH、NO和ONOO⁻是3个最重要的自由基，它们是造成细胞损伤的主要嫌疑人。

人们曾经把线粒体自由基看作加速衰老的生化原因，现在看来这种想法过于简单了。[39]如果把衰老的原因归结为横冲直撞的自由基，那么最具说服力的实验应该是：若提高动物对自由基的防御力，可以观察到寿命延长现象。但是情况并非如此：用基因工程改造小鼠，使其拥有额外的抗自由基因拷贝后，它们的寿命不会比正常小鼠长；更糟糕的是，反其道而行之也得不到相反的结果。一项实验中，研究人员把线虫体内的5个抗自由基基因（被称为*sod*基因）全部删除，线虫遭受的自由基损伤也大大增加，但它们的寿命却不受影响。

最近的研究发现，细胞可以通过自由基来交流和调节行为。自由基能告诉细胞何时生长、何时停止，还参与协调细胞凋亡和细胞衰老等过程。免疫细胞还会把自由基作为武器，利用其破坏作用打败入侵的细菌。数十亿年来，生命一直在与自由基打交道。事实证明，认为"在进化过程中细胞会任由自由基摆布"的观点显然是太天真了。

虽然我们对自由基有了新的、更细致的理解，但这并没有让它们完全摆脱反派的角色：自由基仍然会破坏基本生物分子，而且后果是显而易见的。线粒体是细胞生长到死亡过程中的核心，而且它的行为会随着年龄的增长而变化。因此，线粒体是衰老过程中的关键一环。

7. 信号故障

在我们的身体里，细胞们在不停地"聊天"，它们不断与周边或位于身体另一侧的细胞交换分子信息。这个化学通信网络对我们的生理机能影响巨大，从性激素到睡眠、生长发育，再到免疫系统的协同工作都离不开它。这就是"细胞信号通路"。当然，随着年龄的增长，它们也会开始偏离正常的轨道。

年轻人的身体大体上是健康的，但是几十年之后，各种器官似乎同时衰老了，部分原因就是信号通路功能障碍增多了。因为细胞信号在身体里的各处流动，分散在血液中，它们可以同时对我们的组织产生有害影响。更糟糕的是，这是一个恶性循环——衰老的信号通路让细胞的状态更恶劣，而细胞分泌的化学物质会使情况进一步恶化。这种螺旋式下降让老年人的死亡风险呈指数增长。

衰老身体里信号通路的主要变化原因是炎症，这个词将在本书中反复出现。炎症是身体抵御感染和伤害的第一道防线，它会让发炎的部位肿胀起来。炎症反应就像是发送了火警信号，召唤免疫细胞集结起来，与入侵者作战，或治愈伤口。对年轻人来说，正常的炎症过程能让他们摆脱感染，应对损伤。但是，炎症反应可能会使老年人陷入过高的警觉状态，从而引发加速衰老的"慢性炎症"。

随着年龄的增长，老年人的身体各处都逐渐出现了炎症，这个状态被称为"炎性衰老"（inflammaging）。[40]它反映在血液检测结果中：C反应蛋白（医生经常用它来检测患者是否感染）和白细胞介素-6（一种向免疫系统发出信号的分子）都会随着年龄的增长而增加。不仅如此，在特定年龄时，这些炎症标志物的指标过高意味着更容易患上我们熟知的跟衰老有关的疾病：癌症、心脏病、痴呆等。炎症似乎能加剧大多数与年龄相关的变化，不管是通过什么方式。

炎症逐渐增加的原因是多方面的。其中一个原因是衰老细胞及其有害的SASP。SASP中有些成分正是负责召集免疫细胞的分子，它们能提高整个免疫系统的警戒状态；随着时间推移，衰老细胞持续增加，警戒水平也会随之增加。免疫系统不但要清除衰老细胞，还要负责清理因年龄相关因素而受损的分子，比如遭到氧化、糖化或其他破坏的蛋白质。最终，随着这些分子的数量越来越多，整个身体都会不断发出低低的呼救声。老年人体内还会发生持续性的感染，情况不太严重，但永远不会被彻底治愈（稍后会详细介绍），这也会使免疫系统一直保持低水平过度活跃的状态，产生有害的结果。

说到细胞信号通路，在身体对食物的反应和与衰老相关的有害化学信息之间也存在密切关系。如果我们的身体失去了感知营养物质并做出适当反应的能力，就出现了"营养感知失调"，支撑这一观点的关键实验是上一章中提到的DR研究。营养感知失调包括"胰岛素抵抗"现象，它是糖尿病的前兆。胰岛素能"通知"细胞，提取血液中的糖并储存起来以备后用，如果身体对胰岛素没有正确应答，就会出现胰岛素抵抗。现代人的生活中充斥着食物或饮料，其中不乏高糖食品，随着年龄的增长[①]，我们中的许多人都有患上

---

① 准确来讲，通常与衰老有关的是2型糖尿病。1型糖尿病是一种自身免疫性疾病，免疫系统会攻击产生胰岛素的细胞。

糖尿病的风险。在患有胰岛素抵抗或糖尿病的人中，胰岛素变成了一种无用的激素，发出的命令就像"狼来了"式的呼唤。即使产生更多的胰岛素，身体也不会响应它们的号召——本来可以储存糖的肌肉、脂肪和肝细胞会忽略胰岛素信号，将糖留在血液中，从而造成损害。

然而，糖尿病的病因不仅是胰岛素失去了对糖的敏感——除非我们老去的时候都爱上了甜食，否则为什么患病风险会随着年龄的增长而增加？我们现在知道，胰岛素抵抗和糖尿病也都是由炎症驱动的。有证据显示，严重感染的患者通常会出现快速发作的胰岛素抵抗和伴随的高血糖，这是由于身体在对抗感染的过程中引发了大量的炎症反应。在衰老过程中，慢性炎症也有类似的效果，只不过起效更慢罢了。

除了炎症和营养感知失调，我们体内还有其他信号会随着时间推移而增加故障概率，例如包括催产素在内的激素，还有告诉细胞何时增殖以构造组织、何时静静等待的"生长因子"，以及细胞向相邻细胞或者更远的细胞发送信号所用的"漂流瓶"——外泌体。这么多种发送信号的手段都会随着年龄的增长而发生显著改变，意味着这些信使分子在衰老中也扮演了核心作用。

8.肠道反应：微生物组的变化 [41]

在你的身上生活着数以万亿计的微生物，包括细菌、真菌和病毒。这些"搭便车"的小生物被统称为"微生物组"，我们的皮肤、嘴巴，特别是肠道中都有它们的存在。微生物组是目前的热门研究方向，因为研究证实，这些微生物不仅是被动的"旅伴"，它们也参与分解我们吃下食物的过程，让我们免受感染，甚至能与免疫系统交流并提供帮助，这太神奇了。我们很难估算它们的准确数量（这跟你最近一次上厕所的时间有关——它们中的大多数生活在大肠中，排便一次，体内的微生物的数量就会减少 1/3），但人们认为，肠道中的微生物数量与整个人体内的细胞数量大致相同。[42] 有这么大的绝对数量，它们对人类健康产生显著影响也不足为奇了。

微生物组研究的共同主题之一是多样性优势。丰富多样的肠道菌群是好事：年轻人肠道中有种类丰富的微生物，可以帮助消化食物、压制侵入性细菌（比如导致食物中毒的细菌），并与免疫系统友善交流。而随着年龄的增加，或者患上肠易激综合征、糖尿病、结肠癌甚至痴呆等慢性病，肠道中可能会被少数类型的微生物占领，而且通常是更具侵略性的微生物。[43] 这里的因果关系还不完全清楚，可能是健康状况不佳或饮食不良导致肠道微生物丧失了多样性，也可能是肠道微生物的恶化对身体的其他部位产生了负面影响。从生物学的特点来看，很可能两者兼而有之。

研究人员认为，微生物组失调会导致慢性炎症，进而影响衰老过程。微生物多样性减弱后，更具攻击性的微生物开始占据主导地位，因此免疫系统处于高度戒备状态，随时准备控制这些潜在的传染源。还有研究者认为，随着年龄的增长，由于一些衰老物质对肠道内壁细胞造成伤害以及不断变化的微生物组，肠道内壁会发生渗漏。肠漏让共生微生物、微生物毒素或小块食物进入血液，再次引起低水平的免疫活动，加重炎症。

除了衰老过程本身，变老还与其他驱动微生物组变化的因素有关。在很大程度上，饮食会影响我们的肠道菌群，因为微生物实际上跟我们"吃"着同样的东西。老年人的饮食习惯经常发生显著变化，有时是出于一些看似微不足道的原因，比如牙齿脱落之后很难咬动水果，使得摄入的水果变少。这个简单的例子说明我们应该医治整个衰老过程，而不是孤立地用药——牙齿状况更好不仅能减少牙痛，还会对饮食产生影响，从而产生更广的连锁效应。老年人还服用了更多的抗生素，这些抗生素在打击致病细菌的同时也冲击了微生物组。微生物组还会受到环境因素的影响，住院的老年人与生活在家里的人相比，微生物谱系是不同的。

尽管情况很复杂，科学家还是设法建立了"微生物组老化时钟"[44]，像上文提到的表观遗传时钟一样，它可以根据肠道中不同微生物的相对比例确定一个人的年龄，误差在 4 年以内。动物研究表明，老年动物的微生物组可能会出现问题。一项研究中，研究人员把去除了自身微生物组的小鼠与正常小鼠一起饲养，两组小鼠都包括年轻和年老个体。[45] 生活在一起的小鼠通过吃掉彼此的粪便交换肠道细菌，于是不携带微生物组的小鼠接纳了"室友"们的微生物。结果，摄入了老年小鼠微生物的个体，肠道不适增加，整个身体的炎症水平升高，这个结果支持了这样的假设："坏"的老年微生物会在动物老年时积极活动，恶化健康。

在衰老的所有标志物中，微生物组是最不确定的。目前，关于微生物组随年龄增长的影响的文献还不多，但对我们身体中微生物生态的研究毕竟刚刚开始，我们不应该期望得到所有问题的答案。体内的微生物生态非常复杂，这个快节奏的生态系统涉及数千种细菌、真菌和病毒的相互作用，摄入的饮食和环境，肠道和免疫系统，所以我们还需要一段时间去了解更多的细节。不过，过去 10 年来微生物组研究迅速崛起，所以我们可以期待，在未来几年内我们能更好地认识它，理解它对衰老的影响。

9.细胞耗竭

可以想见，由于受到上文提到的众多衰老标志物的影响，我们体内的细胞在变老的过程中开始流失，那些幸存下来的细胞也疲惫不堪，无法正常工作。这些现象被统称为细胞耗竭，对全身的细胞群都有影响。

干细胞的耗竭受到的关注最多。它们负责补充细胞，所以如果连它们都枯竭了，那就很不幸了。干细胞在细胞更新率高的组织中特别重要。例如，骨髓中的造血干细胞（HSC）不知疲倦地更新着构成血液的各种细胞。它们每天会生产2 000亿个负责携带氧气的红细胞、数十亿个免疫细胞和用于凝血的血小板。

随着年岁渐长，HSC就不能有效补充血细胞了。这要归咎于我们前面讨论过的一系列衰老标志，包括DNA损伤和突变、表观遗传变化、自噬问题以及环境中细胞信号的变化。乍一看矛盾的是，这些变化实际上增加了HSC的总体数量：部分原因是，这些因素使HSC更倾向于分裂成两个干细胞，而不是分化成一个干细胞和一个血细胞前体。

除了产生过多的干细胞，无法补充其他细胞外，在衰老的过程中，干细胞产生的细胞比例也会出错。典型的例子是间充质干细胞（MSC）。这是一组干细胞，其后代包括构成骨骼的成骨细胞、组织连接处的软骨细胞、肌肉细胞和骨髓中的一类脂肪细胞。随着我们逐渐变老，间充质干细胞更容易形成脂肪细胞，而不是成骨细胞。[46]这意味着我们的骨髓中由成骨细胞沉积形成的蛋白质和矿物质减少，脂肪增多。而脂肪含量越高的骨骼越脆弱，会导致骨质疏松症——这种骨骼变弱的现象与年龄相关，在绝经后的女性中尤其严重。骨骼脆弱通常没有明显的迹象，直到我们因严重骨折而住院。它还可能导致许多被忽视的微小骨折——反复的"压缩性骨折"压弯了脊柱，是老人变矮的原因之一。[47] 从髋部骨折到身高下降，这些老年人中常见的严重问题都可以部分归咎于干细胞的偏好变化。

干细胞功能下降会对全身产生影响，比如老年人的嗅觉和味觉都会逐渐失灵。我们之所以能闻到气味，是依靠一组被称为嗅觉受体神经元的特殊脑细胞。嗅觉受体神经元延伸到鼻腔顶部，遍布在受体上的微小毛发状结构对飘入鼻腔的分子进行采样，并把检测到的信号告知大脑。这种神经元必须与外部世界接触才能发挥作用，因此它们不位于被颅骨好好包裹的脑部，而是处于被环境毒素和微生物包围的环境，这对神经元来说是很严酷的。因此，它们的死亡频率会更高，更依赖干细胞来补充。随着我们日渐老去，嗅觉神经元干细胞也开始表现出疲惫。[48] 越来越多的细胞闲下来，与HSC 不同，它们似乎倾向于分裂成非干细胞子代，这意味着补充细胞的数量会减少。熟悉的气味、食物味道都在离我们远去，干细胞的消耗正是原因所在。

说到耗竭，人们最常想到的是干细胞，其实，在不能迅速替换细胞的组织中，衰老也表现得很明显。血液、皮肤和肠道等组织被称为"更新组织"，因为它们不断在更新。肠道干细胞可能每周分裂一次，肝脏中的干细胞每年分裂一次。而有些组织的细胞可能终生不会更新，比如心肌和大脑的很多部分。所以，心脏病或中风发作后，死去的心脏细胞或脑细胞会造成永久性的损伤。

正是这种不同的细胞损耗机制破坏了老年人的听力。我们之所以能听到声音，是因为当声音从耳道传到内耳时，微小的毛细胞会感受到振动，并把感知到的信号送往大脑，告诉大脑是什么样的声音。不幸的是，噪声、有毒物质和年龄的增长都会损害毛细胞，而且毛细胞无法更新。老年人听到高音的能力尤其损失严重，他们对所有频率声音的敏感度也都会下降，清晰区分声音和理解语音的能力也随之下降。

无法听到身边的声音，对老年人的生活会有灾难性的影响。试想一下，他们可能因为无法听到餐桌周围的每个人在说什么而被孤立，甚至在过马路时因无法听到交通信号而面临危险。而这背后的原因就是细胞损耗而无法被更新。听力丧失还有一个间接影响，会让人更容易患上痴呆。目前的治疗方法也是中规中矩，试图解决问题，而不是找到根本原因：助听器只是放大声音，让"失灵"的耳朵能分辨出来。很遗憾，助听器只能起到无差别的放大作用，完全无法与人类经过亿万年进化才拥有的听觉系统相比，使用它们也很难在嘈杂的环境中识别出一个人的声音。

综上所述，干细胞和其他类型细胞的数量或效率的损失，导致了老年人身体状态的缓慢下降，也造成了某些特定疾病。细胞耗竭很可能是由上文提及的那些衰老标志导致的，但这个问题十分重要，足以成为一个衰老特征。

10. 有缺陷的防御系统：免疫系统故障[49]

刚刚我们已经看到，从DNA突变到信号通路问题等各种原因导致的最终结果是：细胞开始死亡或失灵。在退化过程的最后阶段，失灵的部分会引起体内各个器官和系统的问题。从大脑到血液，从骨骼到肠道，在逐渐老去的岁月里，我们生理的各个方面都会变得更糟。各个方面都会遭遇前面提到的慢性炎症形成的恶性循环：身体状况的改变让器官的工作方式也发生改变（经常试图进行补偿），使我们的身体远离了年轻时相对稳定的状态。功能障碍和身体尝试进行的适应（通常适得其反）给免疫系统造成了广泛的影响。

老年人的免疫系统效率降低最明显的后果就是，免疫系统无法保护他们免受传染病的侵害。从统计数据中可以清楚地看出这一点：即使有 10 亿人口生活在疫苗和抗生素普及的高收入国家，传染病仍然造成了 6% 的人口死亡。公共卫生和现代医学的巨大成功并没有完全消除传染病的疾病负担，只是把它推迟了。

通过降低儿童和年轻人的死亡率，人均寿命明显提高，许多人开始经历衰老带来的免疫力衰退，目前超过 90% 的传染病死亡病例发生在 60 岁以上的人群中[50]。在新型冠状病毒大流行时，老年人面临的巨大额外风险暴露无遗，老年人的住院和死亡人数要比年轻人高得多。虽然很多人死于流感或新冠病毒感染而不是死于衰老，但随着年龄的增长，死于这些疾病的风险大幅增加，意味着衰老是大多数死亡病例的致死原因。

更糟糕的是，现代医学的一个关键工具——疫苗接种——对老年人的效果较差，因为疫苗依赖免疫系统来发挥作用，而老年人的免疫系统更差。疫苗的原理是提前给免疫细胞"开小灶"，告诉它们如何防范特定疾病。但是，随着免疫系统的老化，我们对疫苗的反应也会减弱。请注意，这并不是说老年人就不需要每年接种流感疫苗——恰恰相反：因为老年人患流感后出现严重并发症或死亡的风险比年轻人要大得多，所以尽管免疫反应降低，但疫苗的整体保护效益更高。（流感是一种非常可怕的疾病，如果你还年轻，也强烈推荐你每年接种流感疫苗，这样做还能保护年长的朋友和亲人。）

这种免疫力下降的部分原因正是上文提到的衰老标志。一个关键过程是胸腺中的细胞会受到损失。胸腺这个小器官位于胸骨后面、心脏前面，是T细胞的训练场（实际上，T细胞的名字就来自英文"胸腺"的首字母），T细胞是身体里一种关键的免疫细胞，它们构成了免疫系统的"适应性"部分，能够适应新的威胁。[1]适应性免疫系统也会继续"学习"：击退了特定的病原体后，T细胞可以转化为"记忆T细胞"，等相同病原体入侵时将再次出征。考虑到T细胞是如此重要，如果我说你的T细胞"训练场"可能不存在了，或许会让你非常惊讶（除非你年龄尚小，不然事实就是如此）。胸腺的大小在1岁时达到顶峰，之后就开始呈下降趋势，每15年左右体积将减半：十几岁时减小一半，30岁时消失75%，60岁后几乎没有任何残留物。[51]这种消失的现象被称为"胸腺退化"，有用的胸腺组织将被转化为无用的脂肪。

虽然看起来很荒谬，但这个过程实际上似乎是有意为之的。这种破坏自身防御的行为在进化上的原理是：产生新的T细胞是昂贵的——将能量用于繁殖通常比确保自己活到老年更好。如果你生活在史前时代，你大概率只是一个小部落的成员。你们的活动范围很有限，你不太可能走出部落之外，那么你在20岁时很可能已经遇到了此生需要与之战斗的大部分病原体。这就意味着，随着时间的推移，你可以减少"招募"免疫系统里的新兵，更多地依赖记忆

---

[1] 适应性免疫系统的另一个主要成分是在骨髓中成熟的B细胞。我们还有一套先天免疫系统，它由一系列多功能细胞组成，可以对抗许多不同类型的入侵者。这些多功能细胞中就包括巨噬细胞，我们稍后会详细了解。由于篇幅所限，本书不可能详细介绍每种免疫细胞，将着重介绍T细胞和巨噬细胞。

T细胞来对抗，以此节省大量能量。这是拮抗多效性和一次性躯体理论的经典案例，然而在成年早期把能量用来繁殖会导致我们在晚年付出代价。尤其是在今天，我们的寿命延长了几十年，而且生活在人员与物品频繁流动的世界中，还不断面临新的感染源。

记忆T细胞可以存活数十年。如果老对手再次入侵，它们会成为体内增殖率最高的细胞：少数记忆细胞可以扩展成数百万的克隆军队。[52] 这让细胞承受了难以置信的压力——DNA损伤和因多次分裂而缩短的端粒会导致免疫细胞损伤和衰老，从而削弱免疫防御能力。

免疫系统也有自身特殊的衰老方式。最奇怪的是，免疫系统会因为对抗感染而老化：如果轻微感染持续存在，就会引发免疫强迫现象，从而削弱应对其他感染源的能力。这类轻微感染中最重要的是巨细胞病毒（CMV），它与引起生殖器疱疹和水痘的病毒属于同一类。大多数人在一生中都会感染CMV，而且不能完全清除它。随着年龄的增长，专门对付CMV的T细胞可能会占据"免疫记忆"的1/3，从而挤占"存储空间"，让免疫系统不能学习如何对付新的敌人。[53]

尽管免疫系统以抵御外部威胁而闻名，但它在控制内部威胁方面也发挥着至关重要的作用。免疫系统会寻找并破坏衰老细胞，而这个系统之所以在老年时发生功能障碍，可能既是由于衰老细胞数量增加，也是慢性炎症加剧的结果。免疫细胞也在"寻找"癌症——试图捕捉正在发生致癌变化、逃脱了衰老或凋亡命运的细胞。老年人癌症发病率较高，部分原因是免疫系统的衰退：免疫功能下降，因此新生肿瘤有更多的时间不受控制地生长。

你想不到的是，还有一种与年龄相关的疾病也跟免疫系统脱不了干系，那就是心脏病。我们都听说过胆固醇和心脏病有关，以至于可能会想象一个场景：动脉被胆固醇这种油腻的沉积物堵塞住了，但实际上事情比这更复杂。导致心脏病发作的"斑块"不仅是油腻的沉积，还是免疫细胞的墓地，免疫细胞被胆固醇填满后就会死亡。这个过程被称为动脉粥样硬化。

胆固醇的名声很差，因为血液中含有过多的胆固醇会增加患心脏病的风险。但是，它实际上是人体内的一种重要分子，是构建细胞膜的基础材料。问题是胆固醇经常黏附在动脉壁上，继而引发一系列事件，最终致命。

"斑块"通常发源于血管壁上一些小规模、无害的损伤。损伤的警报响起后，血液中的免疫细胞会闻讯赶来，吞没那些引发损伤的分子（通常是胆固醇），为修复腾出空间。一开始，"巨噬细胞"（字面意思是"大胃王"，一种从不挑食的免疫细胞，通过吞噬来清除病原体）能非常有效地清除胆固醇。但是，它们很快就会束手无策，因为胆固醇实在太多了。更糟糕的是，胆固醇可以与氧和糖发生反应，就像之前提到的被修饰的蛋白一样，而巨噬细胞无法处理这样的胆固醇。于是，它们开始囤积胆固醇，将其收集在脂肪球中，形成脂滴。

这是动脉粥样硬化的第一阶段。在显微镜下，这些功能异常的巨噬细胞发生肿胀，看起来像泡沫一样，因此被称为"泡沫细胞"。最终，泡沫击垮了正常的巨噬细胞，导致它们自杀。猜猜死去的细胞会招来什么？更多的巨噬细胞。

当然，由于碎片和死细胞中含有那些受损胆固醇，新的清理小队也没有能力清除。结果，它们也可能死去，从而形成恶性循环。随着越来越多的巨噬细胞出现并死亡，留下越来越多的受损胆固醇和死细胞，原本微观的损伤在动脉内形成了"脂肪条纹"。动脉中第一道脂肪条纹大概在儿童或青少年时期出现，但通常要几十年后才能对人构成严重威胁。经过多年的酝酿，完全成熟的动脉粥样硬化斑块拥有了非常复杂的结构：核心由大量死亡的巨噬细胞和胆固醇构成，其他细胞将之覆盖住，固定在原地。

巨大的肿块在动脉壁上形成了一个凸起，让动脉变窄，减少血液流动。这种现象本身就是不好的，但通常直到几乎整个血管都被堵住才会引起症状。如果特别重要的血管发生堵塞，可能会导致严重的问题——例如，支持心脏的动脉堵塞时，心脏能供应的氧气就减少了，导致胸痛和呼吸急促。身体的任何部位都无法避免动脉变窄的影响：动脉粥样硬化斑块使为阴茎供血的动脉变窄，可导致勃起功能障碍，因为阴茎不能获得并维持勃起所需的血液。

最坏的情况是斑块破裂：半固体内容物散到血液中，迅速穿过身体，堵塞住较小的血管。如果这种情况发生在心脏动脉中，将会导致心脏病发作——部分心肌完全缺氧。患者会出现胸痛、呼吸急促和恐惧感，应该立即前往医院；如果能尽快清除堵塞物，一些受影响的心肌将幸存下来。但是经历过损伤的心脏肯定会变得更虚弱，而且心肌细胞更新极慢，不太可能完全康复。

如果斑块在大脑中形成，也很糟糕。在这里，血管堵塞会导致缺血性中风（指部分脑组织缺氧而导致的中风）。如果是大血管被堵塞，患者可能立刻出现面部或手臂肌肉无力、说话能力丧失、视力模糊或头晕等症状，应该尽快就医。如被堵塞的血管较小，后果可能不大，但也容易被人忽视。但如果在之后几年内发生多次"小中风"，智力和记忆力下降，这种情况就被称为血管性痴呆。中风是一个可怕的杀手，造成了全球约10%的死亡。中风患者即使幸存下来，也会面临残疾，出现瘫痪、失语、智力受损或部分失明等后遗症。血管性痴呆也是一种严重且普遍的疾病——症状与阿尔茨海默病相似（虽然不及后者恶名远扬），是第二常见的痴呆，约占所有病例的 20%。

我们的免疫系统在清理血管壁中的碎片时无法处理受损的胆固醇，这就能解释下面这个问题了：不管在世界的哪一个角落，由动脉粥样硬化斑块引起的心脏病发作和中风都会造成五分之一的死亡病例。除了癌症，动脉中这种看似不起眼的场面也是一个致命的过程。

修复衰老的标志

我们已经了解了衰老的 10 个标志。从 DNA 到蛋白质，到细胞，再到身体的整个系统，身体中没有任何一个部分不会受到时间的破坏性影响。然而，虽然这个列表确实令人生畏，但它只有这么短，也令人难以置信。

人体有上百个器官、数百种不同的细胞，至少有数千种与年龄有关的疾病，具体取决于计算方法——但我们可以将衰老背后的罪魁祸首归纳为 10 类。这意味着，我们可以只设计几种治疗方法来对付它们，比目前分别针对每种疾病的疗法少多了。这就是我们从现在开始要专攻的方向。

与其研究数百种癌症并为每种癌症找到专门的治疗方法，还不如试着改善导致癌症的 DNA 损伤、衰老细胞和慢性炎症，以及让癌细胞逃出生天的免疫防御系统。这是降低患癌症概率的第一步。

你可能已经注意到，在整个标志列表中，我只阐述了3个标准中的两个：随着年龄的增长而恶化，加速它会加速老化。那是因为，本书的下一部分将着眼于衰老的修复。这不仅仅是假设，事实上，对于每种衰老的标志，人们都在尝试去研究如何修复，有的处于实验室阶段，有的已到人体临床试验阶段，这是最令人兴奋的。

本书的第二部分将探讨人类如何将这些标志物转化为医疗手段，向"可忽略的衰老"迈出第一步。我们将纵览致力于消除上述衰老标志物，或者使它们变得无关紧要的各种治疗方法。下个部分将分为4章，着眼于减缓或逆转衰老的不同手段：除旧、换新、修复、重编程。

你已经知道了我们为什么会变老，接下来我将告诉你如何阻止它。

应对衰老的办法

第 5 章

抗衰老疗法之一：除旧

衰老过程涉及许多方面，所以对抗衰老需要综合性的方法。除非我们发现了衰老的根本原因，或者能证实与衰老有关的大部分问题都是由上一章提到的少数几个特征引发的，否则最终的抗衰老方案很可能包含几十种治疗方法。在接下来的几章里，你将看到科学家如何干预衰老过程的各个方面，也会了解到一些疗法——它们之中有的目前还是假说，有的已经快要投入应用了。

我将这些疗法大致分为 4 个类别，每个类别用一章来介绍。第一个类别可能是最直观的：清理那些随着年龄增长而积累的坏东西。在衰老的标志中，有几种会在衰老的过程中在我们体内积累起来，从而导致老年疾病和功能障碍。因此，我们需要想办法除掉它们。

有 3 种物质符合上述特点：年老衰弱的细胞，其数量随着年龄的增长而缓慢增加；细胞内有缺陷的蛋白质和其他垃圾，慢慢降低细胞工作效率；错误折叠的淀粉样蛋白，它们在细胞内和细胞之间积累，逐渐引发从心力衰竭到痴呆等一系列问题。显然，要解决这些问题，要从源头上把它们除掉。

去除衰老细胞有可能是第一个进入临床研究的抗衰老疗法。我们就从它开始讲起。

杀死衰老细胞

在上一章中提到，随着年龄的增长，衰老细胞会在身体组织中缓慢积累。"衰老细胞"这个名称字面上的意思是"老化的细胞"，衰老细胞可能端粒太短、DNA受到过多损伤，或者总是处于灾难性的细胞压力之下，于是出于安全原因，这些细胞踩下了"刹车"并停止了分裂。如果细胞继续分裂，它可能会癌变，所以停止分裂还是有意义的，但细胞的衰老远非良性状态：衰老细胞会产生分子，加速体内慢性炎症发展，并使附近的细胞也衰老或癌变（这就具有讽刺意味了）。如果没有被免疫系统迅速清除，衰老细胞就会继续恶化，让局部环境和身体状况变得更坏。

看来，衰老细胞满足了衰老标志的两个标准：随着年龄的增长而积累，且它们的存在加速了衰老过程。现在只差一个证据了：除掉它们，身体会变得更好吗？

2011年，美国梅奥诊所的科学家们第一次给出了肯定的回答。[1]他们发表了一项概念验证研究，之所以这么叫，是因为这类研究在某些关键方面是不切实际的。首先，实验中使用了具有遗传缺陷的小鼠（被称为BubR1小鼠），它们衰老得更快，因此实验结果不一定适用于正常小鼠。其次，经过进一步的基因改造，这些小鼠体内会产生一个额外基因，如果被特定药物激活，该基因会使衰老细胞自杀。正常小鼠和人类患者都没有这种关键的工程基因，因此不会对这种药物产生任何反应。所以，这种除掉衰老细胞的"仙丹"你想服用多少就服用多少，但不会有什么效果。

实验获得的结果很明显。首先，服药后小鼠的衰老细胞是否减少了？确实减少了。更令人兴奋的是，过早衰老的小鼠的多种身体机能都有所改善。它们的肌肉增大，可以在跑步机上跑得更久；皮下脂肪更多（与老年人一样，老年小鼠也会皮肤下垂，原因之一是皮下脂肪减少）；患上白内障的时间也比普通小鼠迟。其实，根本不用经过仔细的生物学检查就能得出结论——它们看起来就很好，身体丰满而健康，皮毛光滑厚实，跟没有服药的小鼠形成鲜明对比，后者会驼背，皮肤和骨骼的状态也不太好。

唯一没有改善的数据是小鼠的整体寿命。这是因为，即使衰老细胞影响了体质、外观和生活质量，这些结果也不是终结BubR1小鼠生命的最终一击。相反，有的小鼠死于心力衰竭，这与衰老细胞是否存在关系不大。尽管如此，这项研究仍标志着一个里程碑，它首次证明，去除动物衰老细胞可以减少老年疾病和功能障碍。

然而，这个结果并不能盖棺论定。这项工作是在经过基因改造的早衰小鼠身上完成的，只能引起那些专门研究衰老细胞的科学家的兴趣。在正常小鼠身上进行的实验显然会更有说服力。2015年，同一个研究小组发表了一项研究，研制了一种巧妙的药物组合，可以直接在未经基因改造的常规小鼠体内追踪衰老细胞。[2]

他们的计划是找到一种能够促使细胞自杀的药物。对于是否要继续存活，衰老细胞自己也是非常矛盾的：一方面，衰老细胞由于损伤或压力已经生不如死，它们激活了许多促进程序性细胞死亡（细胞凋亡）的基因；但另一方面，它们同时激活了阻止凋亡的基因，使自己保持活力。维持衰老状态是一场生死对立的持久较量。是否有可能找到一种药物，阻止"自杀抑制器"并打破这场生死的僵局？

该团队选定了46种会干扰抗自杀基因的药物。他们测试了所有药物杀伤衰老细胞的潜力，最终选定了两种：一种是癌症化疗药物达沙替尼（dasatinib）；还有一种叫作槲皮素（quercetin），可以被归类为黄烷醇，在水果和蔬菜中都有，有时也被用作膳食补充剂。两者一起使用效果更佳，可以清除体内多个组织中的衰老细胞，同时不伤害正常细胞。梅奥诊所研究团队的"D+Q"（D表示达沙替尼，Q表示槲皮素）鸡尾酒疗法是有史以来第一种"抗老药"（senolytic），这是一种导致衰老细胞裂解的治疗方法。

他们让老年小鼠接受了D+Q治疗，结果令人吃惊：基本上可以说，接受D+Q治疗的老年小鼠在生物学上变得更年轻了。在2015年的研究中，科学家将这种鸡尾酒疗法应用于24个月大的小鼠（大约相当于70岁的人类），发现它们的心脏功能得到了改善，血管也更有弹性了。随后的大量研究工作展现了D+Q疗法对其他方面的影响：杀死衰老细胞，可以改善小鼠动脉粥样硬化、阿尔茨海默病、糖尿病、骨质疏松、老年心脏肥大、肺病和脂肪肝等多种症状；接受治疗的老年小鼠能跑得更远、更快，而且握力更强。在你读到这本书的时候，上述结果无疑会过时——细胞衰老和抗老药是非常热门的话题，通过移除它们并观察情况会如何变化这样简单的研究过程，人们不断发现了这些僵尸细胞的新作用。

许多研究专注于单一疾病，因为观察身体特定部位的短期变化比观察整体健康和寿命情况更快。但2018年的一项研究表明，D+Q治疗也会产生全局影响：从出生之后24个月开始服药的小鼠又活了 6 个月，而没有服药的小鼠只活了 4.5 个月。[3] 尽管这些小鼠是在晚年才开始接受治疗的，但它们因此获得的寿命相当于人类多活了 5~10 年。至关重要的是，在这段被延长的寿命中，小鼠并未年老体衰，相反，衰老似乎被推迟了。尸检发现，服用药物的小鼠在死去时和没有服药却早死的小鼠看起来非常相似——D+Q 治疗不仅能延迟单一疾病的发病，延长寿命，而且还减缓或部分逆转了整个衰老过程。

如果早一点儿开始干预，抗老药可能有更大的作用。在 2016 年的一项研究中，科学家使用了传统的药物激活改造基因的方法，但这次基因改造的对象是正常小鼠而不是 BubR1 突变小鼠。[4] 小鼠在中年时代（12 个月大时）就开始服用自杀激活药物。这些药物延迟了癌症和白内障的发病，改善了心脏和肾脏的功能，甚至提高了小鼠对新环境的好奇心。它还使平均寿命增加了 25%。

多项研究已经证明抗老药物有效，能从总体上延长寿命，看起来衰老细胞显然是衰老过程的关键参与者，去除它们将是治疗衰老的关键。那么，怎么让抗老药物在人身上发挥作用呢？人们已经开始了相关的试验。

2019 年年初，第一项人体临床试验结果公布。[5] 这是一项对特发性肺纤维化（IPF）患者进行 D+Q 治疗的小型安全研究。IPF 患者的肺组织上会形成严重瘢痕。目前认为，该病很大程度上是由衰老细胞引发的，在小鼠试验中，D+Q 治疗可以使病情好转。这次的人体试验是早期的预试验，仅有 14 名参与者，主要目的是确定 D+Q 治疗用于人体是否安全。结果很好——这些药物是安全的，而且患者的身体机能甚至有适度的改善，他们能走得更远、更快，也能更快从椅子上起身。当然，要想让更多 IPF 患者接受抗老药治疗，科学家还有很多工作要做，但上述结果已经是个不错的开始了。

在梅奥诊所的科学家继续研究D+Q疗法的同时，其他人也在推进各自的抗老药配方研究。最有成绩的可能是联合生物科技（Unity Biotechnology）公司，它有两种神秘的药物 UBX0101 和 UBX1967，分别作用于骨关节炎患者的膝盖[6]和老年性黄斑变性患者的眼睛。用这两种药物来延迟这两种衰老过程，并不是胡乱的选择，而是遵循着一定的逻辑。首先，在衰老细胞积累引发的所有疾病中，最好选择症状明显并且可以相对较快地看到效果的。而且，最好首先针对生活已被症状困扰的人开始治疗：如果参与者的肺部在接受新疗法之前已经状态不佳了，那么他在治疗时更容易接受不可避免的副作用，而如果参与者是健康的中年人，情况就相反了。最后，选择膝盖和眼睛是有优势的，因为它们很小，而且有液体囊——药物可以由此注入，且不会有大量药物渗入身体的其他部位，可以减少副作用。（另外，还有一个更黑暗一点儿的理由是，选择眼睛是因为它有"备份"——另一只眼睛可以作为试验对照，而且万一出现严重问题，至少还有一只好眼睛。）

抗老药研究的发展速度令人眼花缭乱。从 2011 年第一次针对小鼠的概念性研究到 2018 年第一次人体试验，按照医学标准来看，这个进展过程速度惊人。如果一切顺利的话，第一种抗老药可能在未来几年内就会出现在医院里。最初，医生会用它们来治疗 IPF、关节炎等特定疾病，并且只有出现症状的患者才能接受治疗。如果结果证明它们是安全有效的，那么我们可以期待更令人兴奋的前景：用抗老药开展预防性试验，让尚处于老年性疾病早期的患者服药，或者让根本没有病的人服药，参与者的年龄范围也将越来越广。

除了继续进行人体试验，在开发新的抗老药方面还有很多工作要做。例如，D+Q疗法杀死了小鼠约 1/3 的衰老细胞。如果它杀死了 50% 或 80% 的衰老细胞，会造成多大影响？此外，不同的方法在不同的组织中作用效果也不同：例如，达沙替尼在杀死脂肪前体细胞方面优于另一种名为navitoclax的抗老药物；而通过药物激活自杀基因更适合清除心脏和肾脏中的衰老细胞，对肝脏和肠道的效果就会差一点儿。这可能反倒是个好消息，说明第一批治疗就算不完美，也能产生明显的积极效果。片面的、不完善的干预就可以改善寿命和健康状况，这就意味着，随着体内更多衰老细胞被清理，情况可能会更好。

但是，我们会面对一个关键问题：如果衰老细胞具有如此的破坏性，清除它们对健康如此有益，那么它们为什么会存在？为什么细胞进入衰老状态后不会简单地凋亡，消失得无影无踪？答案是，在某些情况下，衰老细胞所做的不只是毒害局部环境。

关于这一点，我们可以在发育过程中找到一个很好的例子。胎儿在子宫内发育时，为了形成特定的人体结构，会选择性地杀死细胞。有时，这个过程是通过细胞凋亡完成的——最著名的例子是，人类的手和脚在发育早期是有蹼的，之后手指和脚趾之间的细胞会发生程序性死亡，形成了正常的手脚。不过就在最近几年，科学家发现，有时完成这个过程的不是细胞凋亡，而是细胞衰老。这可能是因为：发育是一个受到严密安排的过程，成功的关键就是细胞彼此之间传递的化学信息；而在衰老细胞被免疫系统清除之前，由SASP分泌出的分子可能是给邻近细胞的重要的瞬时信号。

对成年人来说，衰老细胞除了预防癌症之外，还会在伤口愈合时发挥重要作用。例如，皮肤被割伤后会引发一系列极其复杂的细胞和分子级联活动。附近的细胞开始衰老，并利用它们的SASP为善而不是作恶：促炎症分子召唤免疫系统援军，来清理伤口并击退想乘虚而入的破坏者；SASP中还有其他化学物质，它们会促进身体销毁损坏组织、形成新的组织。（正是这些SASP的促生长成分会使衰老细胞的邻居发生癌变。）

从以上两个例子可以看出，"衰老细胞"实际上是一个糟糕的名称：这个词意味着细胞年老了、疲乏了、没用了，代表了细胞和有机体生命的末期。从衰老细胞被发现的过程来看，这个称谓似乎也很公正——这些细胞在培养皿中分裂太多次，达到了生长极限。然而，SASP在适当环境中会促进生长和愈合，此时它不是生命的尽头，而是生命的开始。衰老细胞在晚期具有的抗癌功能可能只是后来才出现的，一种原本为了发育而出现的细胞状态在进化的调控下，获得了降低随年龄增长的癌症风险的功能。

去除某些组织中的衰老细胞可能会产生意想不到的副作用。一些细胞群可能很小，其中的衰老细胞就算不是处于最佳状态，也仍然是维持功能必不可少的。神经元就是个令人烦恼的例子：如果一个衰老的神经元是记忆或者重要大脑功能的组成部分，那么你更应该去挽救它，而不是清除它。

还有其他几种对付衰老细胞的方法，我们可以把它们应用在衰老但必要的组织中。[7] 首先，我们可以找到某些药物，让细胞仍然处于衰老状态，但能够抑制SASP，减少它造成的伤害，这被称为"模拟衰老"。其次，我们可以尝试控制衰老细胞，把它们变回正常细胞。这可以通过表观遗传重编程来实现，相关内容将在第8章中详细讲述。

抗衰老研究的理想结果也许就是，人们每隔6个月或几年去专门诊所检查，就像去看牙医或配眼镜一样寻常。医生会通过一些检测手段，快速确定患者身体不同部位衰老细胞的状况，调整针对每个器官中衰老细胞的治疗方案。患者可能要服药，或者注射药物；在回家之前可能会留观几小时，并带回一管乳液[8]以加快愈合，以防在接下来的几天内割伤自己。我们已经知道，发达国家的平均寿命已经达到了80岁，这一事实告诉我们，衰老细胞需要几十年才能积累到真正具有破坏性的水平，因此似乎不需要经常进行抗衰老治疗。给小鼠做一次药物治疗后，抗老药的积极作用可持续数月——因此，人类在两次治疗之间的间隔可能也是这么长，或者更长。

至少就目前而言，抗老药成功的重要性是毋庸置疑的。衰老细胞是衰老的根本驱动因素，它们存在于身体的多种组织中，随着研究的深入，人们逐渐发现了它们与各种疾病的关联。实验结果表明，去除衰老细胞后，小鼠寿命更长，身体状态更好，而且没有遭遇明显的副作用。如果抗老药在人体中也能发挥作用，它将打开疾病新疗法的宝库。它还将无可辩驳地证明生物老年学的原理：干预衰老过程，可以为寿命和健康带来意外收获。没有医生会在死亡证明上写上"衰老细胞过多"，衰老细胞过多与现代医学目前所关注的疾病属于根本不同的类别，它是原因而不是结果，与老年人的大部分严重疾病有关。除了药物本身，用抗老药作为预防手段的想法也为医学革命奠定了概念基础，这是一种通用的保护性治疗方法，可以用于每个人（甚至是健康人）。

综上所述，抗老药很可能是人们服用的第一种真正意义上的抗衰老药。

彻底改造回收系统：升级自噬作用

在细胞的循环中，会发生"吃掉自己"的自噬过程，用来清除受损的蛋白质和线粒体等物。科学家注意到，自噬的减少可能是衰老过程的核心。既然自噬是人体清除自身垃圾的方式，那么是否可以利用这种自然系统来保持细胞的年轻状态？

饮食限制（DR）会提高自噬水平，因此大幅减少饮食可能会激活这一过程并减缓衰老。不过，如果我们能找到某种方法来模拟DR的生物学效应，又可以避免令人生厌的禁食，那就更好了。"DR模拟物"就起到了这个作用，这种药物可以激活许多与DR效应相同的机制（包括自噬）。

DR模拟物的故事始于半个多世纪前。1964 年 11 月，加拿大海军舰艇斯科特角号离开港口驶往复活节岛。[9]复活节岛是地球上有人居住的最偏远的地方之一，位于太平洋深处，距智利海岸约3 500公里。当地的波利尼西亚人把复活节岛称为"拉帕努伊"（Rapa Nui），这个岛最出名的是摩艾石像，这些巨大的人形石像有着庞大的脑袋。智利政府计划在这里建造一座国际机场，这标志着现代文明将闯入这个几个世纪以来几乎完全与世隔绝的地方。因此，斯科特角号搭载了一支由 38 人组成的科考队，想在当地环境遭到永久破坏之前，考察原始岛屿环境及 949 名当地居民的情况。

这次考察充满变故，差点儿彻底失败。当时，拉帕努伊岛是智利的殖民地，斯科特角号到达时刚好遇上了一场混乱但没有流血的革命：岛民劫持了拉帕努伊岛上唯一的推土机，而智利派出 40名水兵追查，叛军领袖阿方索·拉普（Alfonso Rapu）一度被迫在科学家的院子里避难，最后穿着女装逃走。（不久之后，革命成功了，他被选为岛上的市长。）

不过，在混乱的局势中，科学家们仍然对拉帕努伊岛和岛民进行了细致的科学采样。他们收集了共计 17 000 份各种样品、医学记录和 X 射线照片，事实证明，其中最重要的是一瓶不起眼的土壤。这份土壤样本被送回加拿大，并在 4 年后提供给一个研究小组，该小组致力于在细菌产生的化学物质中寻找新药。

这项工作很辛苦：需要从土壤中分离出细菌，让它们在营养琼脂凝胶平板上生长，然后与一系列微生物（如其他细菌和真菌）共同培养，看看是否有杀菌作用。[①]研究人员发现，当地一种吸湿链霉菌（*Streptomyces hygroscopicus*）与念珠菌（引起鹅口疮感染的酵母菌）共同培养时，后者全军覆没。科学家们分离出了杀死真菌的化学物质，并根据拉帕努伊岛将其命名为雷帕霉素。

事实证明，雷帕霉素不仅是一种抗真菌剂。进一步的研究表明，它是一种强大的免疫抑制剂，还能阻止细胞增殖。所以，雷帕霉素作为真菌抗生素的生涯不久就终止了，新的发现给它赋予了更大的期望：接受器官移植的患者需要抑制免疫力来控制排斥反应，而阻止细胞增殖也被认为可能是癌症的新疗法。然而，经过多年研究，雷帕霉素仍然没有被开发成一种可行的药物——雪上加霜的是，由于公司业务重组，一直主导开发的艾尔斯特（Ayerst）制药公司突然中止了该项目。

---

① 这已经是一种固定的实验方式了，人们曾通过这种方式偶然发现了第一种抗生素——青霉素。当时，由于研究人员没盖好盖子，培养细菌的平板上生长出一种蓝绿色真菌，在真菌周围形成了一个晕圈，圈中的细菌停止了生长。晕圈是由霉菌分泌的一种化学物质引起的，这种化学物质对细菌有毒——人们最终分离出了该物质，并把它命名为青霉素。

当时正在从事相关研究的科学家苏伦·塞加尔傻眼了。[10] 他坚定地认为这种药物意义重大，所以偷偷将几瓶能分泌雷帕霉素的细菌带回了家，把它们藏在冰箱里，贴上"不要吃"的标签。这些小瓶子在他的冰箱里待了 5 年，在搬家的过程中也没有丢失（密封后放在冷冻室里，并塞满了干冰）。最后，塞加尔终于说服老板，让他把这些细菌解冻，再次开始研究雷帕霉素。

你现在可能已经意识到，塞加尔是对的，雷帕霉素不仅成了免疫抑制剂和抗癌药物（现在这两种用途都已经得到批准），它对人类健康的最大贡献可能是作为抗衰老药物。如果有一天，你服用雷帕霉素或它的某种衍生物来延缓衰老，你得感谢那一连串可笑的事件。20 世纪 60 年代，智利政府在复活节岛上建造机场的决定挽救了数百万人的生命；如果雷帕霉素真能对抗衰老，这个数字可能还会增加到数十亿。

科学家们试图弄清楚雷帕霉素的作用机制，他们发现它会与一种蛋白质相互作用，于是把后者命名为"雷帕霉素靶标"，简称 TOR。TOR 是细胞代谢的纽带，对一些最基本的生命过程至关重要。[11] 在人类和小鼠体内，科学家发现了一种与 TOR 稍有不同的突变体——mTOR，它和 TOR 的工作方式基本相同：能感知糖、氨基酸、氧气和胰岛素的水平，并据此向细胞中的其他蛋白质发出指令。

雷帕霉素能阻断 mTORC1，让它在食物充足时也无法向细胞的其余部分发出信号，从而使细胞的营养检测通路中断，诱使细胞得出"食物短缺"的错误结论。高剂量的雷帕霉素可以完全阻止细胞生长；如果剂量比较低，雷帕霉素可以降低 TOR 的水平，减缓细胞生长，促进自噬。

因此，与 DR（少吃）等行为非常相似，雷帕霉素也可以延长酵母、线虫和苍蝇的寿命。考虑到上述共同机制和简单模型生物的实验证据，2006 年，科学家们开始在小鼠身上研究雷帕霉素和其他几种抗衰老措施的效果。

然而进展并不顺利。原本研究者打算给 4 个月大的小鼠服用雷帕霉素，但为了让雷帕霉素在食物加工过程中和穿过小鼠胃部时保持活性，他们花了一年多的时间开发方法，给药物添加了涂层。但是此时，原本 4 个月大的小鼠已经 20 个月大了，大约相当于人类年龄的 60 岁。试验推迟了这么久，似乎可能会大大降低效果，这项试验到底还有没有意义？

事实证明以上担心是多余的，研究结果出乎所有人的意料：即便是给老年小鼠服用雷帕霉素也是有效的，这些小鼠的平均寿命比对照组延长了10%。[12] 这是一个真正的突破：不仅首次证明雷帕霉素可以延长哺乳动物的寿命，而且非常意外地证明，即使在晚年才开始这种干预，也是有效的。随后的研究证实了我们现在已经熟悉的一个现象：这些长寿的小鼠并没有出现年老体衰的情况，相反，它们保持年轻状态的时间更长，也更少患上与年龄相关的疾病。雷帕霉素能够减缓细胞死亡，改善帕金森病和阿尔茨海默病小鼠模型①的大脑认知能力，还可能刺激自噬，以此提高糖尿病小鼠

---

① "小鼠模型"就是科学家所说的"经过基因改造的小鼠"，它们有患上人类疾病的风险。之所以要改造它们，要么是因为等待小鼠出现症状需要很长时间，要么是因为小鼠根本不会受到某些疾病的影响（比如阿尔茨海默病和帕金森病等）。这意味着，将小鼠研究结果转化为人类疗法时存在一些限制条款，但这通常是了解新疗法作用机制的第一个关键步骤。尽管如此，还是请记住，无论是在本书中还是在其他地方，与正常小鼠相比，在小鼠模型身上进行的试验离临床应用更远。

的动脉功能。

这一串研究历程证明了DR模拟物的原理，令人印象深刻——这个曲折的故事从太平洋上的岛屿开始，借助了家用冰箱，在一些无意中变老的小鼠身上得到了结果，而且看起来是人类迫切希望得到的那种结果：即使在晚年才开始应用，雷帕霉素也可以延长寿命和保持健康。但不幸的是，雷帕霉素是有副作用的。雷帕霉素可以说是一种"激光制导"药物，可精确靶向mTOR，但mTOR是细胞的指挥中心，攻击它会产生严重影响。

最初，雷帕霉素被当作免疫抑制剂来使用，所以它无疑会抑制免疫系统，增加感染风险——如果患者死于流感，减缓衰老就没有意义了。它还是一把双刃剑——能推迟癌症和心脏病等疾病的发病时间，但同时会引来另一种老年疾病，比如服药者容易患上糖尿病。还有一些更奇怪的副作用：脱发、口腔溃疡、伤口愈合缓慢、关节疼痛，以及男性使用者生育能力会下降（一项小鼠研究指出，雷帕霉素使它们的睾丸缩小了80%）。虽然对于移植患者和癌症患者来说，雷帕霉素仍然有用，但没有疾病的人不太可能愿意为了降低一点儿衰老速度而冒险。

不过，那次复活节岛远征可能还是能给抗衰老武器库增添新成员。首先，上述副作用都是在使用高剂量雷帕霉素时观察到的，使用剂量远高于其用作抗衰老药物所需的剂量。事实上，当以较低剂量给药时，其中一些副作用会被完全逆转——高剂量的雷帕霉素会抑制免疫系统，但低剂量并不会像预想中那样轻度抑制免疫系统，反而会增强免疫系统，这相当违反直觉。

此外，药理学家找到一种新药后，往往会尝试调整它的结构以改变其特性，雷帕霉素也不例外：由它衍生出了一系列雷帕霉素类似物。实验表明，让小鼠在不同的时间间隔服用各种剂量、各种不同的雷帕霉素类似物，仍然会产生各种抗衰老的益处，同时副作用也会减少。

对雷帕霉素和DR的研究越来越多，也激起了科学家寻找其他DR模拟物的兴趣，一些物质已经进入临床试验，其中就有自20世纪50年代以来就被用于治疗糖尿病的二甲双胍。美国将很快开始一项针对健康老年志愿者的二甲双胍试验，这是有史以来第一个研究药物对整个衰老过程而不是特定疾病影响的试验。（我们将在第11章分析这项开创性试验的科学意义和更广泛的影响。）虽然试验已因新冠疫情而推迟，但相关科学家正准备开始一项小规模研究，看看二甲双胍是否能提高老年人的免疫力，增强他们对新冠病毒感染的抵抗力。[13]

类似成分还有亚精胺，它最早是在精液中被发现的（这一点你可能从名字中已经猜到了）。[①][14]小鼠实验证明，亚精胺能激活自噬作用、改善心脏健康状况、延长 10% 的寿命，即使在年老时才开始给药，结果也是如此；一项针对人类饮食与寿命关系的研究也发现，即使在修正了饮食、生活方式和总体健康等差异之后，饮食中亚精胺含量最高的人群也比亚精胺含量最少的人群寿命长 5 年。（蘑菇、大豆和切达干酪等食物中含有高浓度的亚精胺。）虽然观察性研究的结果需要谨慎对待，但是加上之前小鼠寿命延长的结果，这足以激发一些科学家继续研究的兴趣。

还有一些天然来源的物质也可能是DR模拟物[15]：白藜芦醇，

---

① 1677 年，显微镜的发明者——荷兰的安东尼·范·列文虎克在显微镜下检查自己的精液时，注意到其中的小晶体，首次发现了亚精胺和相关的化合物精胺。

一种在葡萄皮中发现的化合物；姜黄素，一种使姜黄根粉显出黄色的化学物质；阿司匹林，它有很多生理作用，最近科学家发现它可以增强自噬；槲皮素，上文的D+Q组合中包含它。虽然关于健康人是否应该预防性地服用它们，还没有证据给出定论，但对研究人员来说，他们有大量生化物质可供探索。除了在自然界中搜索之外，制药公司还将寻找人造化合物，它们有的建立在已知分子功能的基础上，有的能实现全新的分子功能。一家名叫resTORbio的公司正在试验一种名为RTB101的新型mTORC1抑制剂[16]，该抑制剂可以改善老年人接种流感疫苗后的免疫反应，减少后续的呼吸道感染。这种药还被该公司用来尝试治疗其他与年龄相关的疾病，包括帕金森病。在我撰写本书时，一项关于RTB101的新研究刚公布，目的是确定它是否可以缓解养老院中新冠病毒感染者的病情。[17]

有几种药物正处于从开发到试验的不同阶段，其中许多是对天然化合物或现有药物的再利用。各种DR模拟物层出不穷，都希望成为临床中第一个投入实际使用的抗衰老治疗药物。（如果二甲双胍或RTB101被证明对新冠病毒感染有效，它们可能会胜出！）与抗老药一样，这些药物可能首先被用于治疗特定疾病，无论是新冠病毒感染，还是丧失自噬功能导致的疾病——神经退行性疾病似乎就是一个可能的选项。如果针对特定疾病的治疗有效，患者将接受严密监测，观察他们服药之后是否还有其他益处。最终，这些药物可能成为针对多种老年疾病的通用预防药。

DR模拟物的策略都相同：改变已知的生化机制，获得饮食限制带来的好处。DR是现有最有效、最持久的抗衰老干预措施，但是我们无法指望DR给人体带来翻天覆地的变化，所以也不能期望模仿它的药物也有强劲的效应（当然，如果它们能额外带来几年的健康寿命，我肯定不会拒绝）。下一个研究目标是改变自噬作用，而不是限制饮食或与细胞中的调控分子打交道。我们要改造细胞中的回收机器，让它的功能超过身体原有的水平。

随着年龄增长，自噬作用会慢下来，一个原因是随着时间的推移，这个系统可能会被垃圾堵塞。自噬发生在溶酶体这种细胞器中，溶酶体就像漂浮在细胞中微小的胃，巡回来往，随时准备消化各种不同的细胞垃圾收集器运送来的废物。[18] 和胃一样，溶酶体的内部是酸性的，充满了消化酶，每种酶都专门消化某一类分子废物，负责把它们切断、粉碎或撕开。

不幸的是，有一些废物已经面目全非，以至于溶酶体中的约60种酶都无法处理它。一开始，这不成问题。如果细胞中有一些无法降解的垃圾，溶酶体可以将它"监禁"起来，远离所有重要的、脆弱的细胞成分。然而，溶酶体会被这些垃圾塞满而膨胀，工作效率会受到影响。

这种垃圾被称为"脂褐质"，其中包括破碎或错误折叠的蛋白质、脂肪，并与铁和铜等具有高活性的金属交联在一起。在显微镜下很容易发现它，因为它会发出荧光——如果用一种特定颜色的光照射，它会发出另一种颜色的光。脂褐质对在大脑和心脏等部位存在的非分裂细胞来说尤其成问题，所以，自噬增强药物的首要目标可能就是神经退行性疾病。不断复制的细胞会把废物分散到多个后代体内，从而避免了废物的积累——如果废物的水平超过某个阈值，脂褐质就会成为问题，但是如果分裂过程中废物持续减半，将水平保持在该阈值以下，问题就解决了。例如，溶酶体内有过多的脂褐质，就会稀释其中的酸性环境，导致需要酸性环境才能发挥作用的酶停止工作，这反过来又会导致更多的垃圾堆积（而这些垃圾原本是细胞可以处理的），并引发恶性循环。这被称为衰老的垃圾灾难理论。

这种恶性循环的典型就出现在老年性黄斑变性（AMD）中。AMD是富裕国家中最常见的失明原因[①]，大多数80岁以上的老人或多或少都会出现该病的征兆。AMD的病因是视网膜色素上皮（RPE）细胞的死亡。这些RPE细胞支撑着感光的视杆细胞和视锥细胞，如果它们死去，眼睛的中央区域负责高分辨率颜色视觉的黄斑就丧失了视力。

造成上述细胞死亡的头号嫌疑人就是脂褐质：在老年人的RPE细胞中，溶酶体里充满了一种与视觉相关的废物（名为A2E），膨胀的溶酶体占据了细胞内20%的体积。[19]年龄相关问题的背后黑手可能是脂褐质，这一结论似乎不仅在眼睛里成立，另一个例子是动脉粥样硬化斑块，这些斑块由免疫细胞组成，而这些免疫细胞中的溶酶体已经被各种形式的胆固醇堵塞，特别是以难以降解的氧化和糖化形式存在的胆固醇。[20]

如何打破溶酶体恶性循环？目前一种治疗"溶酶体贮积症"（LSD）的方法或许可以带来启发。[21]LSD是一系列由于溶酶体中各种酶的编码基因突变引起的罕见疾病。如果负责消除垃圾的60种酶中有一种被破坏或者不能合成，患者将无法分解特定废物，导致溶酶体被这些废物快速占据。LSD大约有60种，最严重的类型会让患者在婴儿期就死亡。然而，一些LSD是可以治愈的，医生可以给患者补充其缺乏的酶，让他们过上相对正常的生活。

---

① 在全球范围内，AMD作为致盲的原因已大大超过白内障，后者通常可以通过简单的手术治愈。最令人痛苦的是，AMD就像"未矫正的屈光不正"：患者需要眼镜，但没有这种眼镜。

在衰老的过程中，溶酶体对细胞中的某些垃圾是无能为力的，所以我们需要新式的酶，而不是补充某种已知的酶。这些新式酶可能来自细菌。细菌无所不能，它们在地球上几乎所有的生态系统中都能生活，能够把各种稀奇古怪的物质当作食物。因此，很可能在某个地方，存在一种细菌可以通过消化某种脂褐质维生。几个不同的研究小组正在试图缩小搜索范围，找到这些可以分解人类细胞无法处理的垃圾的酶。

目前，科学家已经从北海沉积物[22]和粪便等不同环境中分离出多种细菌，它们可以降解导致动脉粥样硬化问题的胆固醇废物。一项特别有意思的研究还在结核分枝杆菌中发现了一些可能的胆固醇分解酶。[23]结核分枝杆菌会使人患上结核病，而结核病能巧妙地逃避人类免疫系统：结核分枝杆菌被巨噬细胞吞噬，然后就在巨噬细胞中隐藏起来。人们一直不知道它们是如何在免疫细胞中存活下来的，直到发现它们能够从细胞内的胆固醇中提取能量，才解开了这个秘密。当科学家把相关基因移植到体外培养的人类细胞中，这些细胞也获得了分解胆固醇的能力。遗憾的是，这项课题还需要进一步的研究，因为事实证明胆固醇分解的产物是有毒的。如果结核病能帮助人类战胜心血管疾病，这就形成了一种巧妙的对应，因为结核病可能是人类历史上的最大杀手之一，而心血管疾病可能是当今人类最致命的敌人。

对于导致老年性视力丧失的脂褐质 A2E，也有类似研究发现了可以分解它的酶。目前最有希望投入应用的是锰过氧化物酶，以枯木为生的真菌会利用这种酶分解木质素（一种增强木材和树皮强度的坚韧材料）。2018 年，一家名为灵液治疗（Ichor Therapeutics）的初创公司发表论文说，他们将改造过的锰过氧化物酶注射到小鼠眼部，发现它可以迅速清除 A2E 和 RPE 细胞溶酶体中积累的其他视觉化学副产品。[24] 他们正在努力基于这项工作开发出名为"溶酶清"（Lysoclear）的治疗方法。

一旦找到合适的酶，且能保证其在人体中的效率和安全性，我们应该就能用它们来治疗 LSD，或者使用基因疗法（将在第 8 章中详细介绍）指挥人体细胞制造这些酶。

最后一种方法是让细胞排出垃圾，而不是将垃圾囤积在溶酶体中。如果脂褐质由多种不同的成分组成，需要额外的酶来消化，这种方法就是有效的。最好的情况是：一旦它们离开细胞，巨噬细胞就游过去吞噬它们，不需要等到完全排出。研究人员发现，有一种名为雷莫夫星（Remofuscin）的药物似乎能够清除小鼠和猴子视网膜细胞中的 A2E，[25] 目前研究者正在测试它们是否能治疗斯塔加特病（眼底黄色斑点症）。斯塔加特病是一种遗传病，与老年性黄斑变性不同，这种病的儿童患者的黄斑已经加速变性，影响视力。如果这种药物有效，它就可以用来治疗不同年龄段的相关疾病。该药或类似药物可以让其他被脂褐质塞满的细胞摆脱这一毒性物质。[26]

总而言之，要想提高人体固有的回收能力有很多选择：要么让细胞做更多的回收工作，要么增强细胞的能力，使其不再受到不可回收的废物干扰。现在，模仿饮食限制效果的药物、帮助细胞处理堆积垃圾的治疗方法正在开发中，有望解决人类的视力、智力等随年龄增长而退化的问题。

淀粉样蛋白

一些蛋白质会聚集成淀粉样蛋白，这是个令人讨厌的特性。

这些蛋白质以错误的方式折叠，粘在一起形成团块。正常的蛋白质会"愉快"地四处游荡，专注发挥自己的功能；而那种折叠错误、容易形成淀粉样蛋白的蛋白质会寻找同类并互相锁定，就像是一场蛋白质版康加舞[①]。一串淀粉样蛋白被称为原纤维，它们可以聚集成更大的结构——斑块。

与斑块关系最密切的疾病是阿尔茨海默病——在一名死于痴呆的55岁患者大脑中，阿洛伊斯·阿尔茨海默医生首先观察到细胞之间出现奇怪的斑块，内部也"缠结"在一起，现在这种痴呆用这位医生的名字来命名。80年后，我们才有了生化和遗传工具来研究这些奇怪的物质，逐渐形成了一整套理论来解释这种疾病的病因。

第一条可靠线索来自"早发性"阿尔茨海默病病例：有些患者不幸在20多岁就患上了这种病，不过早发性阿尔茨海默病更常见的发病年龄是40~60岁，就像阿尔茨海默医生的第一位患者一样。痴呆通常是一种非常明显的老年疾病：在60岁之前几乎不会发病，但60岁后的发病率甚至比死亡风险上升得更快，阿尔茨海默病的患病概率每5年增长一倍，而死亡风险每8年才增长一倍。因此，这些早发病例非常引人关注：为什么这些患者的发病时间比其他人早几十年？

经过多年的基因检测工作，科学家最终将问题聚焦到了单个基因的突变上：编码淀粉样前体蛋白的基因*APP*。*APP*通常被切割成3个片段，每个片段在大脑中都有不同的功能。其中一个片段里大约有10%会产生"β淀粉样蛋白"。在所有人身上，这种情况

---

① 跳康加舞时，参与者会逐渐加入，形成一条越来越长的舞线。——译者注

一直在发生，但随着年龄的增长，情况改变了：β淀粉样蛋白的产量会增加，被清除的β淀粉样蛋白减少（或两者兼而有之）。最后，大脑中积累了足够多的淀粉样蛋白，它们粘在一起形成了斑块。

APP的突变体导致了精神分裂症，它们更有可能产生β淀粉样蛋白，因此与具有正常基因的人相比，携带这种突变基因的人会更快形成斑块。淀粉样蛋白斑块的出现与阿尔茨海默病的发作相关，表明过多的淀粉样蛋白足以导致阿尔茨海默病。

然而，数十年的研究和一直失败的治疗方法已经动摇了这种"淀粉样蛋白假说"。[27] 研究发现，没有痴呆的人大脑中通常也有大面积的淀粉样蛋白斑块，而有些痴呆患者脑中却不含淀粉样蛋白，这很令人惊讶。在患者大脑中，淀粉样蛋白最多的部位往往也不是其认知症状所对应的严重受损部位。淀粉样蛋白假说的最大困难是不能据此成功开发药物——迄今为止，有数十种药物试图干扰淀粉样蛋白的产生或在产生之后清除它，但它们都未能对痴呆患者的症状产生任何影响。

这些失败并不是因为我们无法清除淀粉样蛋白：最新的免疫疗法使抗体分子黏附在斑块上，刺激免疫系统，已经能有效地清除大脑中的淀粉样蛋白。接受过这些治疗的患者的脑部扫描结果证明，错误折叠的蛋白质几乎完全被清除了……但是，研究者没有看到他们出现任何实际的功能改善。上述技术令人印象深刻，但是缺乏实际意义。

无论如何，目前淀粉样蛋白假说仍然存在一定合理性。支持该理论的最后一种解释是，可能在之前的临床试验中，干预开始得太晚了：需要在淀粉样蛋白破坏神经元、开启其他连锁反应（也许是一些尚不为人知的连锁反应）之前控制它。因此，有研究者在开展新的试验，解决早发性阿尔茨海默病患者的干预时间问题。基因检测可以识别*APP*（和一些其他基因）突变，这意味着患者可以在发病之前就开始接受免疫治疗。在接下来的几年里，我们应该会看到这些试验的第一批结果。

阿尔茨海默病可能还有其他的罪魁祸首。阿洛伊斯·阿尔茨海默在脑细胞中发现的"缠结"是另一种蛋白质（被称为tau蛋白）的聚集体，科学家也在研究减缓其产生速度或清除它的方法。痴呆似乎也与糖尿病有关，这引起了科学家的兴趣，或许大脑处理糖和胰岛素的方式是该疾病的关键。一些理论认为阿尔茨海默病是由感染导致的，因为在患者的大脑斑块中发现了疱疹病毒和导致牙龈疾病的细菌。还有人认为，炎症导致了痴呆，而抗炎症的免疫镇静策略可能会有所帮助——鉴于炎症在衰老过程中的重要性，这是非常合理的。科学家们还在研究，随着年龄的增长，大脑中排出废物的系统是否会受损。睡眠是很重要的，因为大脑会利用这段时间排出废物，包括淀粉样蛋白；众所周知，睡眠时间和质量会随着年龄的增长而下降，因此这可能是阿尔茨海默病的诱因。上述理论中的某些可能会被部分证实，而揭示它们的相互作用对于完全治愈该病可能至关重要。

然而，所有这些替代理论仍然无法解释早发性阿尔茨海默病——在这类疾病中，只出现 β 淀粉样蛋白聚集似乎就会引发认知衰退。我们知道，β 淀粉样蛋白的聚集在许多人身上都会发生——在没有痴呆症状的 65 岁的人中，有 20% 大脑中会检测到 β 淀粉样蛋白，对于 90 岁的人这个数字接近 50%。也许，只要时间够长，每个人的大脑中都会出现 β 淀粉样蛋白。因此，从大脑中清除聚集的淀粉样蛋白可能是一个合理的预防措施。至少，拥有可靠的抗淀粉样蛋白治疗是一件好事，因为年轻和健康的大脑中没有这些沉积物，而年老和患病的大脑中却有。也许今后，淀粉样蛋白清除药物将与tau蛋白清除、抗炎症或完全不同的阿尔茨海默病疗法一起成为治疗手段。

人们大多是通过阿尔茨海默病得知淀粉样蛋白的，但科学家正在研究，类似的不同蛋白质聚集体在其他疾病中扮演了怎样的角色。[28]我们已经知道了帕金森病中形成淀粉样蛋白的α-突触核蛋白；肌萎缩侧索硬化（ALS，会导致控制肌肉的"运动神经元"死亡）和亨廷顿病等其他神经退行性疾病也与不同的错误折叠蛋白质形成聚集体有关。2型糖尿病患者体内也出现了一种淀粉样蛋白，是由名为胰岛淀粉素的蛋白质组成的。尽管许多淀粉样蛋白疾病的发病（或恶化）原因是基因突变导致蛋白质聚集，但一些蛋白质聚集现象是我们所有人身上都会发生的，是正常衰老过程的一部分。

还有一种淀粉样蛋白远不如β淀粉样蛋白那样受到关注，它是由甲状腺素转运蛋白（TTR）形成的。TTR是一种血源性蛋白质，可把甲状腺激素和维生素A运送到全身。它显然非常容易形成淀粉样蛋白，因为有超过100种突变会导致淀粉样蛋白形成，其中任何一个微小的变化都会将它推到快速聚集的边缘。TTR淀粉样蛋白会在老年人的全身积聚，导致老年系统性淀粉样变性病（SSA）。血管通常是受影响最严重的地方，淀粉样蛋白对血管内壁细胞的影响会使血管变窄和僵硬；而在心脏中，淀粉样蛋白会破坏肌肉，干扰使其跳动的电信号，最终导致心力衰竭，而这意味着心脏不能泵出足够的血液来充分供应全身。心力衰竭是老年人的常见病，有多种不同的原因，但是TTR淀粉样蛋白在其中的危害可能被低估了。[29]

心脏中的淀粉样变性很难诊断，没有人愿意进行心脏活检，更不用说有心脏病的老年患者了。对心脏的非侵入性检查需要专门的仪器和人员，比如磁共振成像（MRI）和正电子发射断层成像（PET），而当老年人因心脏病就医时，正常的诊断检查并不需要上述手段。这其中还有文化因素：老人死后很少进行尸检。如果一名82岁的老人最终死于心力衰竭，可能还患有其他疾病，那么没有人会要求病理学家解剖尸体，确定确切的死因。这是目前的医学和科学实践对衰老有偏见的一种表现："年老而死"被认为是不值得关注的，没有详细研究的价值。确实，我们没必要找出每个死去的老年人的确切死因，但掌握更多病理数据会很有用：生物老年学家可以发现最紧迫的问题，还有问题的苗头（一旦我们活得久一点儿，它们就会冒出来）。

淀粉样变性这类疾病绝对是潜在的杀手。芬兰的一项研究在尸检中发现，超过85岁的死者里有25%的人心脏里有TTR淀粉样蛋白，这个比率在100岁以上的死者中超过50%。[30]一家西班牙医院发现，在某种心力衰竭的患者中，13%的人有明显的淀粉样蛋白沉积，[31]如果不是因为医院的这项研究，这种情况几乎肯定是无法发现的。风险最高的人可能是长寿老人，他们有幸避开了很多与年龄有关的疾病——最后，很可能是TTR淀粉样蛋白的缓慢积累杀死了他们。据推测，SSA是导致超级百岁老人（指年龄超过110岁的人）死亡的主要原因。[32]

研究人员不但关注着导致阿尔茨海默病的β淀粉样蛋白，也关注着TTR和其他淀粉样蛋白。免疫疗法用抗体已经能成功清除阿尔茨海默病患者大脑中的β淀粉样蛋白，研究人员也正在开发用于清除TTR淀粉样蛋白的抗体，比如Prothena公司正在开发的PRX004药物。[33]

针对"催化抗体"的研究也在进行。[34] 这是一种特殊抗体，它不会将某物标记为免疫系统的目标，而是直接破坏它。人体内实际上会自然产生催化抗体，分解各种淀粉样蛋白或者多种错误折叠的蛋白质。然而，人体内这种天然防御能力是不够的。共价生物科学（Covalent Biosciences）公司找到了一些合适的催化抗体并改造使之优化，提出了名为Cardizyme的淀粉样蛋白治疗思路。针对阿尔茨海默病中的β淀粉样蛋白和tau聚集体，他们也在开发相应的疗法（Alzyme和Tauzyme）。实验证明，以上3种方式都可以清除小鼠体内相应的淀粉样蛋白。与抗体相比，催化抗体有两个关键优势：第一，它们不是先与目标蛋白紧密结合，再指示免疫系统将其破坏，而是自行分解目标蛋白并继续前进，因此，同一个催化抗体可以不断分解一个集聚体内的多个分子；第二，它们不会引起免疫系统的过度反应，所以产生的炎症要更少，从本书中你应该已经知道，炎症是需要极力避免的。

还有一种方法让人看到了希望：利用不同种类淀粉样蛋白的化学共性，通过单一疗法将它们全部分解，这种方法被称为"通用淀粉样蛋白相互作用基序"（GAIM）。这种方法背后有一个不可思议的故事。GAIM是在M13噬菌体中偶然发现的。[35] 噬菌体是一种不会感染人类，只会感染细菌的病毒。M13噬菌体于1963年在慕尼黑的下水道中首次被发现，后来成为生物学家的实验帮手。21世纪初，以色列科学家贝卡·所罗门（Beka Solomon）开发了一种抗淀粉样蛋白抗体，利用M13噬菌体运送到阿尔茨海默病小鼠的大脑中。出乎她意料的是，仅接受M13而没有接受抗体的对照组小鼠认知能力得到了显著改善。这一发现让人非常诧异，因为M13只能感染大肠杆菌，对人体细胞或蛋白质没有任何影响。

事实证明了一个令人难以置信的巧合，M13 用来进入大肠杆菌细胞的分子锁钥结构，与多种人类蛋白质聚集体中发现的一种分子结构非常相似。所以，M13 上的这种蛋白不但能使病毒进入细菌细胞，还可以分解阿尔茨海默病相关的 β 淀粉样蛋白和 tau 蛋白、帕金森病相关的 α-突触核蛋白、亨廷顿病相关的亨廷顿蛋白，甚至运动神经元病和克-雅脑病（一种罕见的人类脑部病变，20 世纪 90 年代因疯牛病危机而闻名）相关的聚集体。虽然很奇怪，但实验证明，GAIM 可以清除阿尔茨海默病小鼠模型中的淀粉样蛋白，改善认知功能。[36] 目前由普罗克拉生物技术（Proclara Biosciences）公司主导的人体试验正在进行。

理论上，这些试验将产生针对淀粉样蛋白疾病的预防性疗法。也许我们今后都可以定期注射抗斑块药物，防止这些有毒物质的积聚；或者更好的情况是，在儿童时期接种麻疹和白喉疫苗时，也接受对多种淀粉样蛋白的免疫治疗。抗衰老治疗就应该在年龄增长和疾病恶化之前进行干预，所有上述疗法都有预防性使用的潜力。不管怎样，清除淀粉样蛋白很可能是对抗衰老的重要武器。

在本章中，我们探讨了如何去除衰老细胞和造成问题的蛋白质。接下来，我们将讨论无法只通过清除某种东西来治疗的情况，我们需要在衰老的身体中更换并重建它们。

第 6 章

抗衰老疗法之二：换新

在衰老生物学的某些方面，清除有害物质是不够的，还得有更好的东西取代它们。例如，老化的免疫系统可能会出现功能障碍，增加患上传染病和癌症的风险，但还是聊胜于无：比免疫系统老化更糟糕的是根本没有免疫系统。

因此，我们需要设法加强自身的防御能力，此外，这些研究也能从生物学角度解决一些衰老问题。本章重点介绍四大类"更新"疗法：首先可以用干细胞疗法让一些身体部位再生；然后，修复免疫系统（包括利用干细胞疗法），将其恢复到更年轻的状态；接下来，随着年龄的增长，补充人体微生物组中的"好人"，指位于肠道、皮肤和其他部位的由细菌、病毒和真菌组成的巨大生态系统；最后，一种细胞外的长寿命蛋白质框架会随着时间的推移遭受化学损伤，替换可能比修复更可行。

干细胞疗法[1]

干细胞疗法是医学中最热门的领域之一，很可能是抗衰老的关键武器。干细胞可以补充在衰老过程中丢失的细胞，在老年性失明、糖尿病和帕金森病等疾病的治疗中发挥作用。

然而，由于相关炒作太多，干细胞疗法经常被误解。一些江湖骗子到处吹嘘"干细胞"的神奇，把绝望的病人带到不正规的富丽堂皇的诊所里，给他们注入神秘物质"治愈"各种不同的疾病。[2]但是，"干细胞"不是一种细胞，也不是灵丹妙药，不能指望通过干细胞疗法治愈许多不同的疾病或者实现"返老还童"。要想了解干细胞疗法真正的潜力，我们需要准确了解干细胞是什么，以及我们可以利用它们做什么。简而言之，在正确的时间将正确的细胞送到正确的位置才是再生医学的关键。

干细胞的定义是在分裂时拥有选择机会的细胞：它既可以像大多数细胞那样形成两个相同类型的细胞（分裂成两个干细胞，用于补充干细胞群），也可以形成一个干细胞和一个不同的细胞（这种情况不会减少干细胞的数量，并在干细胞所在部位添加一个新细胞，比如皮肤或者肠道内壁），它还可以变成两个体细胞（以牺牲干细胞群为代价，最大限度地补充组织）。从干细胞转变为特定类型的体细胞的过程被称为"分化"。要理解分化，最容易的方式是想象胚胎发育的过程。

人体从一个受精卵发育而来，它位于人体内不同细胞类型组成的庞大"家族树"的最顶端。受精卵是万能的，能够发育成胎儿的每一个细胞。早期胚胎中，受精卵分裂产生的最初几个子细胞都是"多能的"，因为它们能够形成成年人的任何组织。[①]但是多能

---

① 严格地说，最初的几个细胞是"全能的"，拥有更大的力量——它们不仅可以分化成任何体细胞，还可以分化成胚胎外的所有细胞类型，构成连接母体和发育中婴儿的胚外组织，比如胎盘。而多能干细胞虽然可以形成任何体细胞，但只能形成胎盘的一小部分——胚外内胚层。

性转瞬即逝:不久之后,发育中胚胎的所有细胞就变成"多潜能的",仍然能分化成很多种细胞,但不能分化成所有细胞。随着发育的继续,细胞在体内的位置越来越清晰,而它们的命运也随之确定。一个细胞可能一开始是多能干细胞,接下来,它的一些后代将成为具有多种用途的大脑前体细胞,而再下一代则成为大脑中扮演特定角色的高度特异性神经元。

最终,大多数细胞都会走到分化之路的尽头——"终末分化"。如果你分化成了心脏或肝脏中某种特定类型的细胞,那么你的一生将在此度过。你分裂之后的后代也将是同一种类型的细胞。少数逃离"终末分化"命运的细胞将成为"成体干细胞",例如负责维持皮肤、肠道内壁的干细胞群,或每天产生数千亿新鲜血细胞的造血干细胞(HSC)。

这催生了第一类干细胞疗法:两个个体之间的成体干细胞移植或者个体内部的移植。别看干细胞疗法听起来很科幻,但其实有一种常见的干细胞疗法已经成功地实行了半个世纪。这就是现在常规的医疗手段——骨髓移植。骨髓移植更恰当的说法是HSC移植,因为HSC通常不是来自骨髓,而是来自其他部位(例如供体的血液或脐带)。

骨髓移植经常被用于治疗白血病等血液癌症。白血病患者体内的某种特定种类的血细胞过量,这些细胞填满了骨髓,抢占了骨髓中的干细胞的位置。患者由此失去了产生血细胞的能力,因为缺乏免疫白细胞,患者通常死于感染。大多数癌症的标准疗法是化学疗法或放射疗法,血液癌症也不例外。这两种疗法都会优先杀死快速分裂的癌细胞,并期望在这个过程中不会对其他快速分裂的细胞造成太大的伤害。然而,HSC对这些疗法也非常敏感,在治疗过程中它们可能会被严重损耗，以至于最终造成患者死亡的原因是血细胞的枯竭，而不是癌症本身。解决办法是等到治疗结束再注射一些造血干细胞，恢复血细胞的生产。

现在，全球已经进行了超过 100 万例 HSC 移植，每年还会进行数万例——这个疗法非常成功，挽救了大量生命。[3] 然而，成体干细胞的使用是有局限性的，尤其是在治疗衰老方面。第一个关键问题是，只有存在合适的干细胞群时，才能使用这种方法，而在心脏或者大脑的大部分部位就没有干细胞，尽管科学家们还在继续寻找。退一步说，即使存在有用的大脑干细胞或心脏干细胞，是否有人愿意捐献也是个问题：在绝大多数情况下，骨髓捐献者需要服药几天，然后再进行几个小时的血液过滤提取干细胞，这个流程还不太麻烦；相比之下，采集捐献者心脏或脑部的细胞可能是一个相当危险的侵入性过程。[4]

第二个问题是免疫排斥。就像器官移植中会发生的情况一样，受体患者的免疫系统可能会将新细胞视为异物给予攻击，抵消了治疗的效果，还会激起过度的免疫反应，在最坏的情况下会导致死亡。[1] 为了避免这个问题，目前有超过一半的 HSC 移植是使用患者自己的细胞，其他情况下，医生也会尽量让 HSC 的供体和受体互相匹配——但是，就像接受器官移植的人一样，即使配型成功，许多受者仍然要终身服用免疫抑制药物，这可能带来严重的副作用和

---

① 在 HSC 移植中，也可能发生相反的情况：由于 HSC 的一部分后代是免疫细胞，保留着来自供体的免疫系统，移植后它们也会将受体识别为异物，诱发危险的免疫反应，这就是"移植物抗宿主病"。在白血病等疾病的治疗中，医生会利用这种效应让供体免疫系统攻击存活下来的癌细胞。这就是"移植物抗白血病效应"，它的作用与重新补充 HSC 同等重要。

感染风险。

2006 年，解决上述问题的突破出现了。日本科学家山中伸弥第一次成功地逆转了成年人体细胞的发育时钟，将它们恢复到多能状态，使它们具备了发育成任何一种体细胞的能力。在医学上，相关研究的最终目的是：由患者自身的细胞产生任何类型的细胞，而不需要经过侵入性捐献过程，甚至根本不需要相关的干细胞。而且这些细胞来自患者本人，也不会有免疫排斥的风险。[5]

长期以来，人们认为发育和分化过程完全是单向的：从受精卵开始，经过多能干细胞和多潜能干细胞阶段，最后到组成人体的成体细胞。但是显而易见，事实并非如此：毕竟，孕育生命的奇迹需要两个成体细胞——一个卵子和一个精子——合并，在这个过程中，功能高度专业化的生殖细胞会再次倒转成受精卵，重新获得变成任何细胞的能力。看来，去分化并不违反生物学定律。那么问题来了，这个过程可以在实验室中重现吗？

20 世纪 60 年代，英国科学家约翰·戈登（John Gurdon）进行了一系列开创性实验，给出了肯定的回答。他从青蛙细胞中取出细胞核（细胞中包含 DNA 密码的部分），将其放入细胞核已被破坏的青蛙卵细胞中。他发现，来自早期胚胎的细胞核转移到卵细胞中后，可能会发育为成年青蛙；而来自成年青蛙的细胞核则无法做到这一点，移植通常会完全失败，但有时会发育成晚期胚胎，拥有不同的身体部位。

经过多年改进，这种将成体细胞核转移到无细胞核卵细胞中的技术变得越来越成熟。1997 年，通过这一技术，世界上最著名的绵羊"多莉"诞生，这是第一只被克隆的哺乳动物。多莉与她的"母亲"拥有完全相同的 DNA，她的 DNA 来自"母亲"的细胞核。

显然，受精卵包含着某种可以"重置"细胞分化的机制。21世纪初，山中伸弥的实验室致力于研究在胚胎干细胞（ESC）时期起作用的基因。ESC是一种从胚胎中提取出来的细胞，但它被提取的时间点非常早，因此仍然是多能的。他们试图模拟卵细胞中某些神奇的化学物质，让细胞的时钟能够倒转。他的团队最终成功了，确定了4个"山中因子"。把它们转移到体细胞中后，细胞可以再次拥有多能性。2012年，因为创造"诱导多能干细胞"（iPSC）的壮举，山中伸弥与约翰·戈登共同获得诺贝尔生理学或医学奖。[6]

逆转细胞分化时钟的研究之所以能赢得诺贝尔奖，不仅在于获得多能细胞本身，还在于多能细胞可以制造什么——它们似乎能产生任何一种细胞。科学家们尝试着将小鼠早期胚胎中的胚胎细胞换成iPSC，最终获得的成年小鼠的每种细胞类型都是正常的。这说明在适当的环境（在这个实验中，环境是指小鼠胚胎）下，iPSC可以被诱导发育为成年小鼠的任何细胞类型。

然而，这可能是另一个骗局——将iPSC放入自然胚胎中并得到成年小鼠固然很好，但我们真正的目的是根据它们来生产特定的细胞。因此，在将一个细胞去分化成为诱导多能干细胞之后，挑战就反过来了——如何让它重新分化成我们想要的细胞？答案藏在胚胎的发育过程中：生长中的小鼠或人类细胞如何"知道"分化方向？如果能够了解这一点，科学家就可以在实验室中模拟这些条件，生产患者需要的各种细胞。

胚胎细胞知道自己应该变成什么，这要归功于近处或远处的细胞源源不断传来的化学信息。发育中的细胞会分泌许多不同的分子（也就是化学信号），这些化学信号的强度、时机和持续时间又是由细胞接收到的信号决定的。这种递归的、去中心化的系统能让每个细胞通过周边环境中不同化学物质的分布来判断自身位置，从而确定自己的分化命运。

这样看来，如果想让一个诱导多能干细胞变成神经元、心脏细胞、皮肤细胞或其他任何细胞，研究人员需要给它提供一系列适当的信号——像多能干细胞在完整的胚胎里收到的那样。在数天或数周的培养过程中，科学家将相关的信号分子滴在细胞上，慢慢引导它们走向设定好的命运。随着胚胎学和细胞培养方法的不断进步，科学家在实验室中制造了越来越多的细胞。

对于细胞疗法来说，这明显是个好消息，不仅是在对抗衰老方面：疾病、损伤或衰老都会造成细胞损失，我们需要制造新的细胞来补充。而且在理想情况下，这些新细胞将来自患者本身，这意味着不需要与供体配型——免疫系统会愉快地将它们识别为"自己人"，而不是需要清除的入侵者。

虽然多能干细胞能够形成任何类型的细胞，在某种程度上是"最好"的干细胞，但需要强调的是，干细胞治疗不会注射iPSC。iPSC在体内是没有实际用处的，因为在没有引导信号的情况下，它们不会变成所需的细胞类型——不仅如此，它们还可能引发癌症。多能干细胞可以在实验室的培养皿中无限繁殖。如果科学家要制造大量的多能干细胞用于实验或替换体内损失的细胞，这当然是有利的。但另一方面，如果注射到患者体内的物质中存在多能干细胞，它们就有可能无限复制，形成肿瘤。

由多能干细胞引起的特殊肿瘤被称为畸胎瘤，它们确实十分怪异。这种肿瘤太可怕了，恐怕你只有亲眼见到，才能真正了解它们的怪异之处（"畸胎瘤"的英文名teratoma就来源于希腊语中的"怪异的肿瘤"）。尽管很罕见，但畸胎瘤是可以自然产生的，通常发生在女性的卵巢或男性的睾丸中。如果在发育中没有接收到那些精心设计的化学信号，多能干细胞就会无所适从——它们开始随机分化，形成一个不规则的团块，样貌恐怖。因为十分罕见，又让人觉得十分恶心，它们成为维多利亚时代医生的收藏品——你可以在解剖学博物馆中看到它们，令人作呕的肌肉球、乱蓬蓬的头发、牙齿、骨骼、脂肪，甚至是眼睛和大脑碎片都泡在福尔马林中。一个特别使人厌恶的样品是在 21 世纪初从一名日本患者的卵巢中提取的，它看起来像一个错误折叠的小婴儿，长着头发、没发育好的四肢、几颗牙齿和一只畸形的眼睛。[7] 因此，在向患者提供干细胞疗法之前，确保移植细胞中不含有多能性成分是至关重要的。

使用已分化的 iPSC 子代细胞进行治疗的思路很多，其中许多针对衰老疾病的疗法近年来发展迅速。测试细胞疗法时，最好的方法是针对由单一类型细胞的丢失而造成的疾病或功能障碍，这意味着只需要补充该类型的细胞即可，而不是复杂的细胞群。因此，两种进展最快的疗法是补充 RPE 细胞和特定类型神经元，前者针对老年性黄斑变性（AMD），后者则针对帕金森病。

AMD 的干细胞治疗大概是最有可能投入使用的。2018 年，科学家开展了两项试验，使用干细胞制造 RPE 细胞并将其植入患者的眼部。[8] 两者都是 I 期试验，旨在确认安全性，而不是有效性——结果证明，它们不仅安全，而且还改善了患者的视力。一名患者原来的阅读速度只有每分钟 1.7 个单词，接受治疗后，他的阅读速度达到了每分钟 50 个单词，并且在字号逐渐减小的视力测试表上多认出了 29 个字母。虽然这些研究总共只包含 6 名患者，还需要进一步的研究，但初步结果已经很令人兴奋了。

然而，上述试验还存在明显的缺陷：研究人员是使用胚胎干细胞（ESC）来制造 RPE 细胞的，这些胚胎干细胞显然不可能来自接受治疗的患者。因此，患者还是需要服用免疫抑制药物，阻止免疫系统攻击新细胞。所以，下一步试验将会采用从患者体细胞中得到的 iPSC。2014 年，日本进行了第一次相关人体试验，但随后由于安全原因停止了试验，因为发现植入细胞中可能存在致癌的突变。[9]虽然没有给参与试验的患者造成任何问题，但该事件让科学家们放慢了脚步，开始谨慎地评估风险。2019 年，美国国家眼科研究所在研究中使用了务实的 RPE 细胞制造方案，还在每个阶段都仔细检测了安全性，试图把隐患降到最低限度。[10]该方案已通过全部检测，下一步就可以应用于人体试验。

这些成功的试验意味着，在不久的将来，在普通的医院中，患者很有可能用自己的细胞来治疗老年性失明，这可能是 2006 年山中伸弥的发现催生的第一个临床应用。

帕金森病是由"多巴胺能"神经元的损失引起的。这种神经元产生的化学物质多巴胺是脑细胞之间相互交流的媒介。帕金森病患者出现症状时已经失去了 80% 的多巴胺能神经元，这极大地损害了大脑中控制运动的精密系统。治疗晚期帕金森病的标准药物是左旋多巴（L-dopa），大脑可以把这种化学物质转化成多巴胺，但干细胞治疗显然更有吸引力：它们可以补充多巴胺能神经元，有可能治愈帕金森病，而不仅是缓解症状。

帕金森病的干细胞治疗的历史由来已久，这一点可能会令你意外。[11]1987 年，第一次探索性手术在瑞典隆德市进行。研究人员把通过手术取得的来自流产胎儿的多巴胺能神经元前体移植到两名晚期帕金森病患者的大脑中。他们的思路是：这些未成熟的细胞会分裂并发育成多巴胺能神经元。这种手术似乎是有效的。受到初期结果的鼓舞，这种手术进行了很多年。手术效果非常乐观：1989年，一位患者接受了移植手术，他被称为"4号患者"。术后 3 年，他的症状显著改善，甚至不再需要服用左旋多巴。他度过了 9 年的幸福时光，其间症状近乎完全缓解。但是之后他的运动功能再次恶化，他不得不重新开始服药。接受手术 24 年后，该患者去世。尸检报告显示，那些移植到他脑中的神经元还活着，并与周围的脑细胞建立了连接，不过，此时这些神经元已经无法再给他带来任何益处了，原因可能是，痴呆和全面退化已完全占据他大脑的其余部分。

这些初期结果让人看到了希望，但探索的路上也出现了波折：瑞典的研究总共只有 18 名患者参加，美国国立卫生研究院进行了更多更细致的试验，而结果似乎让人们开始质疑治疗的有效性；对此，瑞典的研究人员反驳说，美国的研究项目没有在移植物中使用新鲜细胞，未能使用免疫抑制剂来阻止移植物被排斥，并且对患者观察的时间也不够长（前面提到，上文中的 4 号患者花了 3 年时间才有明显改善）。虽然没有足够的信息以供继续争论下去，但有一个迹象清晰表明神经病学界保持了兴奋和乐观的态度：2010 年，一项确定性研究合作开始了，旨在将胎儿干细胞用于帕金森病的治疗。跨欧研究（TRANSEURO）涉及全欧洲 100 多名患者，预计在 2021 年公布第一批结果。

遗憾的是，这种细胞只能从特定发育阶段的流产胎儿中提取，而且操作过程十分费力，需要在只有几厘米长的胎儿身上找到一个相当于大头针的平头大小的部分。所以，人们很难得到足量的胎儿多巴胺能神经元前体，这严重限制了该治疗方法的应用。如果进一步的研究表明这些细胞有助于帕金森病的治疗，那么我们显然可以利用iPSC来制造它们。2018年，日本已经率先开始用iPSC进行相关试验——在该试验中，用于诱导的体细胞不是来自患者本人，而是来自其他捐赠者——预计随后还会进行更多试验。

目前，针对AMD和帕金森病的干细胞治疗显示出良好的前景，还有许多其他疾病的干细胞疗法正紧随其后。糖尿病可能是下一个突破口：胰腺中的β细胞能够产生胰岛素，进而控制血糖，科学家已经在实验室中利用iPSC制造出β细胞，并已经治愈了糖尿病小鼠。利用人类iPSC还可以制造出软骨细胞，这种细胞能生成并修复关节中的软骨，相关疗法已经成功改善了患骨关节炎的大鼠的膝关节症状。对小鼠的早期研究表明，将含有嗅觉神经元前体细胞的微小液滴置于小鼠鼻腔内，可以让因自身嗅觉神经元受损而失去嗅觉的小鼠恢复嗅觉。另一项研究更令人惊讶：从人尿中提纯出细胞，转化为iPSC，生成了牙齿的前体细胞，这些前体细胞在小鼠体内长成了"牙齿状结构"。为所有人提供具有"生物活性"的牙齿（不同于目前常用的各种金属、塑料和陶瓷修复体）是个宏伟的目标，这对于咀嚼功能受损的老年人特别有帮助。

干细胞研究领域如此广阔，发展如此迅速，以至于不可能用一本书的一个章节中的一段对其做出全面的介绍。当你读到这个部分时，有些细节肯定已经过时了，但愿我们离临床使用又更近了一些。干细胞可能是老龄化研究中唯一受到的关注和资助勉强与它可能带来的益处相匹配的领域。尽管还有一些问题需要解决，但该领域的变革速度和广度令人叹为观止。

希望现在你能明白，为什么干细胞不是"江湖"诊所向人推荐的灵丹妙药——干细胞疗法不是一种一次性的通用治疗，它本身并没有逆转衰老的能力，而是涉及不同类型细胞的一系列治疗方式的总称。但是，在不久的将来，干细胞有望在医疗保健领域发挥更大的作用，特别是在与衰老相关的退行性疾病方面。

提高免疫力 [12]

干细胞和其他抗衰老疗法还有另一个发挥作用的舞台——免疫系统。要介绍这方面的探索，先得从胸腺开始。胸腺是位于胸骨后的小型器官，T细胞在这里"接受训练"。从童年时期起，胸腺就开始了程序性退化，从有用的胸腺组织转化为无用的脂肪，这个过程具备令人惊讶的可塑性。在阻止胸腺退化甚至逆转该过程的各种方法中，被研究得最透彻的是绝育：手术切除睾丸或卵巢，或用药物阻止性激素作用，都会增加小鼠胸腺的体积。

虽然招募志愿者参与绝育的临床试验很难，但仍然有一些有趣的研究利用历史证据推断了绝育对寿命的影响。在18世纪的欧洲，阉人歌唱家统治着歌剧舞台，他们被称为阉伶。阉伶本是男孩，在青春期前被阉割，这样他们在成年后的嗓音就不会变粗变低。对阉伶寿命的分析表明，他们的寿命与同时期普通男歌手并无显著差别。[13] 不过该分析的样本量很小，可能有些阉伶实际上并没有被阉割，只是经过青春期之后嗓音依旧清脆动听。一项研究观察了堪萨斯州智力低下者收容机构的病人。[14] 在美国20世纪初的"优生运动"中，这里的很多人因为"基因不合格"被要求绝育。研究发现被阉割病人的寿命为71岁，而其他被收容病人的寿命是65岁，前者似乎还不易得男性型秃发。这个结果更有说服力。然而，这里仍然存在一些疑问：65岁比当时美国的一般预期寿命略低，这种寿命差异可能是收容机构造成的——也许未绝育的病人健康状况更差，或者与被阉割病人的待遇不同，这种影响可能不适用于更大的人群。

阉割增加人类寿命的最有力证据来自对朝鲜王朝太监的分析。朝鲜王朝统治了朝鲜半岛 5 个世纪，当时的太监（又被称为内侍）是朝廷的重要组成部分：只有他们和贵族阶层（又被称为两班）才能成为政府官员。为了保持王室血统纯正，日落后只有王室成员、太监和妇女才能留在王宫内。大约 140 名太监组成了内侍府（Nae-She-Bu），这个机构负责王宫安保、烹调膳食、清洁打扫、管理维护、供国王差遣等事务。

朝鲜太监可以结婚和收养孩子（收养女孩或者被阉割的男孩），也就是说，太监也是有家谱的，这有点儿违反直觉。2012 年，研究人员用家谱来分析太监的寿命，并尽可能与其他资料相互参照以验证数据。[15] 结果一目了然：81 名太监的平均寿命为 70 岁，而三个同等社会地位的贵族家族平均寿命为 51~56 岁。即使是在宫中平安度日的国王，平均寿命也只有 47 岁。有两位太监分别活到了 100 岁和 101 岁，经历了四朝国王，而一位在 109 岁时去世的太监则经历了五朝国王。[16] 这 81 位太监中有 3 位百岁老人，相比之下，在现代日本（目前是百岁老人最多的国家），只有不到 10 000 名男性活到了 100 岁，而那位 101 岁的朝鲜太监出生于 1670 年，当时的预期寿命比今天要短几十年。

可惜的是，朝鲜太监的家谱里没有记录胸腺的大小。然而，我们有充分的理由相信这个影响因素存在。堪萨斯州阉割病人的寿命更长，主要是因为感染导致的死亡率降低，这表明免疫系统起了作用。还有一项小鼠实验也能证明这一点：被阉割的 9 月龄小鼠感染流感之后胸腺会增大，这不但改善了免疫反应，还明显提高了它们的抗癌能力——向小鼠体内注射肿瘤诱导细胞后，对照组中有80%的小鼠患上了癌症，而胸腺功能增强的阉割组只有30%患上了癌症。[17]

小鼠实验的证据表明，阉割在雌性身上的效果与雄性类似，但相关的数据要少得多，因为无论是对人类还是小鼠，切除卵巢都比切除睾丸要困难得多，也危险得多。目前证据确实指向了相同的方向：例如，上文提到的堪萨斯州研究中，绝育女病人确实活得更长，但她们的数量太少，很难得出确切的结论。这种影响也可能被掩盖，因为雌性激素对心血管健康有保护作用，切除卵巢可能有助于增强胸腺功能，但会增加患心脏病的风险，最终降低了总寿命的"净收益"。

虽然在科学试验中，绝育是一种简单易行的长寿方法，但是大部分人是不会选择这种方法的。幸运的是，几种替代疗法，即利用生长激素、干细胞或基因疗法也能达到类似的效果。激素方法进展最快，一家名为干涉免疫（Intervene Immune）的公司已经进行了相关的小型人体试验。[18]他们为9名男性提供了人类生长激素（HGH）与DHEA（另一种激素）和二甲双胍（上一章中提到的糖尿病药物和候选抗衰老药）的药物组合，以此降低与HGH相关的糖尿病风险。试验获得了相当积极的结果：MRI扫描证实，受试者的胸腺脂肪含量更低，而且胸腺中有更多新鲜的T细胞，他们的肾功能也得到了改善。最令人兴奋的是，利用之前提到的异常精确的表观遗传时钟，研究人员测量出他们的表观遗传年龄降低了。这说明，胸腺再生后可以让身体更多的部位恢复活力，而不仅仅是对免疫系统有好处。也许这个结果不应该让人感到意外，因为免疫系统的职责就是对身体进行防御和维护。

还有更直接的方法——使用 *FOXN1* 基因诱导胸腺年轻化。[19]
尽管 *FOXN1* 基因具有许多不同的功能，比如与皮肤、头发和指甲
生长有关，但它似乎对胸腺的发育尤为关键。缺少包含 *FOXN1* 基
因的 22 号染色体片段会导致遗传疾病迪格奥尔格综合征，大多数
患儿症状之一就是胸腺发育不全或完全缺失。这个基因的作用会随
着小鼠和人类的年龄增长而降低，胸腺也在此期间慢慢消失。但
是，最令人兴奋的是，不需要其他因素，*FOXN1* 似乎就能让胸腺
再生：英国爱丁堡的研究人员对小鼠进行了基因改造，让它们拥有
额外的 *FOXN1* 基因拷贝；用药物激活该基因后，年老小鼠的胸腺
也会重新生长，产生新的 T 细胞。受此启发，研究人员正在开发基
因疗法，把额外的 *FOXN1* 基因拷贝添加到日渐衰弱的胸腺细胞中，
或者用药物重新激活现有的 *FOXN1* 基因。

回想本章的开头部分，最终的抗衰老方法就呼之欲出了：使用
干细胞培育出新的胸腺。目前，患有完全性迪格奥尔格综合征
（新生儿的胸腺完全缺失）的少数病人已经采用了胸腺移植疗法。
患有该病的儿童预后不佳，因为如果没有胸腺产生 T 细胞，他们就
无法进行真正的"免疫战争"，通常会在两岁之前因感染而死。但
胸腺移植可以提高这些婴幼儿的存活率，手术后的血液检查也表明
患儿体内的 T 细胞增多了。不幸的是，用于移植的胸腺只能来源于
某些胸腺完整但为了进行心脏手术被切除的婴幼儿，这意味着胸腺
供应严重短缺。显而易见，干细胞能解决这个问题，虽然还没有能
够应用于临床，但在实验室中培养的小型人造胸腺——"胸腺类器
官"已被移植到没有胸腺的小鼠体内，并产生了效果，[20]利用 iPSC
培育胸腺也有类似的效果，且研究进展非常迅速。

目前尚不清楚哪一种尝试会首先取得成果，但这些正在开发

的方法意味着人们应该很快就能阻止胸腺退化。确保老去的人也可以产生新的T细胞，这是把老年人对抗感染和癌症的能力提高到年轻人水平的第一步。

为了达到这个目标，免疫系统的其他部分可能也需要类似的"再生"，比如淋巴结。如果发生感染，这种腺体有时会肿胀不适，而且老年人发生肿胀的情况会越来越少。进入人体的新病原体会在淋巴结中遇上专门对抗它的免疫细胞，这意味着新产生的T细胞需要功能正常的淋巴结才能完全成熟，[21] 而淋巴结功能随年龄增长会衰退，因而抑制免疫防御。研究表明，免疫系统是否足够强大取决于其最薄弱的环节，如果淋巴结状况不佳，即使胸腺得以再生，也不足以产生强烈的免疫反应。淋巴系统的再生方法也在研究中，但与胸腺的情况相比还处于早期阶段，需要更多的关注。

除了关注免疫系统的"训练场"，我们还需要研究免疫系统的"毕业生"。适应性免疫系统的细胞可能是体内最老的细胞——一次感染后，"有记忆"的T细胞和B细胞就留在了体内，随时准备对付再次入侵的"熟悉的敌人"，它们可以存活数年甚至数十年。这意味着这些细胞本身是会变老的。对抗这种衰老的手段可能也适用于整个人体——去除衰老细胞（之前提到过）、解决DNA损伤或延长缩短的端粒（下一章将讨论后两者）。

在衰老方面，免疫系统最特殊的一点是：衰老不是单个细胞的变化，而是群体的变化，这是由持续感染造成的。第4章中提到，CMV感染最终会导致CMV特异性免疫细胞群异常增多，占据了免疫系统的"内存"。老年人体内可能多达1/3的记忆T细胞是具有CMV特异性的，让抵抗其他感染的记忆T细胞变少（这种情况还会随着胸腺中产生的新鲜T细胞减少而加剧）。

CMV 这类疱疹病毒会引起生殖器疱疹、唇疱疹、水痘和腺性热等疾病。这些疾病看似不同，但都具有逃避免疫系统的惊人技能。感染初期症状可能很明显（比如瘙痒、皮疹就是水痘的典型特征），但在症状消退后，病毒会进入隐身模式。免疫系统永远不能完全根除它们，这些病毒会一直在感染者的身体里游荡。在人体免疫力减弱时（诱因可能是生活压力或其他严重疾病），它们可能会卷土重来。其中最著名的当数带状疱疹——由"隐藏"水痘引起的局部皮疹，患者会感到非常疼痛。由于免疫系统的能力会随着年龄的增长而衰退，老年人患带状疱疹以及其他潜伏性传染病的风险要高得多。

不少人可能是从本书中第一次听说 CMV，因为这种感染基本上没有症状，最糟糕的情况也不过是在几天内出现不明原因的发热。CMV 非常"低调"，也极度常见——有 50% 的人在 30 岁前已经被感染，而 65 岁人群中感染占比超过 70%（这还是在发达国家中的数据——在不发达国家的成年人中，这个数据接近 100%）。这种病毒通过新感染的密切接触者的体液传播，所以很容易在婴儿和幼儿之间通过唾液传播；你就算在小时候有幸躲过这一劫，仍然容易在成年后的性生活中被感染。大多数人在 30 岁过后仍然"拥有"它——感染后，病毒会在身体里潜伏下来，等待时机。由于 CMV 的普遍存在，将它视为人类衰老的一部分不无道理，但有人认为它只是"外部"因素。

长期的 CMV 感染不是什么好事。一项研究分析了老年人血液中 CMV 抗体水平（这个指标是指身体对 CMV 感染的反应，从而反映病毒在体内的活跃程度），发现抗体水平最高的人在 10 年内死亡的可能性比抗体水平较低的人高 40%。[22] 目前尚不完全清楚二者之间是只存在相关性——也许CMV会因其他健康问题而暴发——还是说CMV（以及免疫系统对它渐增的过度反应）会导致健康状况不佳，最终带来死亡。

我们要如何应对CMV的潜在威胁？显然，第一个方法就是开发疫苗。疫苗将保护尚未被感染的人，并可能为其他人带来增强免疫，帮助控制病毒。即使忽略CMV对衰老的潜在巨大影响，相关研究的实际收益也是显而易见的：成人感染CMV很少出现严重症状，但是如果在怀孕期间感染，可能会立即出现问题。在世界范围内，CMV都是儿童脑损伤的主要原因，并且还可能导致其他残疾。仅此一项就表明给CMV疫苗研究提供人力和经济支持十分必要。[23]

另一种增强老年人抵抗力的方法是移植抗CMV细胞，力争在不增加CMV特异性T细胞群的情况下控制病毒。该疗法的效果已经在接受造血干细胞（HSC）移植的人身上得到了证实，受体接受了供体的T细胞，这些T细胞发挥了作用。还有研究在产生能对抗CMV和来自供体的其他感染源的T细胞方面取得了进展，这将是给老年人免疫系统"加油"的理想方法。

终极方法是移除一些过分执着于CMV的T细胞，释放免疫内存空间。这给我们带来了应对免疫系统老化的最大胆的提议：彻底重启免疫系统，有望解决CMV及许多其他与免疫相关的衰老问题。这意味着，不仅患有白血病的人可以进行HSC移植，健康的老年人也可以。之所以说这个提议大胆，是因为HSC移植前要进行一个疗程的放化疗，消灭受体现有的HSC和免疫细胞，60多岁、身体健康的人似乎不太可能尝试这么冒险的方案。不过请让我说完，它其实也没有那么疯狂。

我们知道，HSC移植的传统用途是治疗白血病：先用治疗癌症的方法把造血细胞和免疫细胞都杀死，然后利用HSC移植重建血细胞和免疫系统。然而，HSC移植能否治疗其他疾病？近年来，人们对此越来越感兴趣。

多发性硬化（MS）就是一个例子。该病患者的免疫系统会破坏保护神经纤维的髓鞘，干扰神经纤维之间的通信。因为神经系统控制着全身许多不同的生理功能，所以该病的症状多种多样，包括视力丧失、疼痛、失去运动控制等。多发性硬化只是众多自身免疫疾病中的一种，这类疾病的患者的免疫细胞出现了异常，把自身的细胞或蛋白质当成了威胁。虽然此类疾病的发病与遗传因素有关，但在某种程度上，是否患上多发性硬化也取决于运气。例如，同卵双胞胎的基因相同，但如果其中一个患上了多发性硬化，那么另一个患病的机会"只有"30%。[24] 这个概率并不是很大，这表明是否发病很大程度上取决于非遗传组分。如果根除有问题的免疫细胞，让免疫系统再次从头发育，就相当于给了多发性硬化患者再掷一次骰子的机会。对于许多患者来说，重新启动免疫系统就足以治愈疾病：因为HSC移植的成功率高于目前任何其他疗法。[25]

数千名患有炎症性肠病或狼疮等自身免疫性疾病且病情严重的患者已经接受了免疫系统重启，有充足的证据表明确有疗效。[26] HSC移植似乎还可以治愈免疫细胞受到感染的艾滋病患者，目前记录到两个案例。这两人都患有血癌，在进行骨髓移植时，他们选择了具有一种特殊突变的供体，该突变能使免疫细胞抵抗HIV（人类免疫缺陷病毒，即导致艾滋病的病毒）。这种治疗起到了作用：至少到目前为止，接受移植后，两名患者的血液中都没有检测到病毒，也不需要服用抗HIV药物了。[27]

随着年龄的增长，每个人的免疫系统最终都会出现这样那样的问题。这个极其复杂的过程涉及自身免疫异常情况的增多、慢性炎症的恶性循环、抗CMV记忆细胞数量的扩张等。与其费力弄清楚出现问题的机制，不如重新启动免疫系统，从头来过。我们尚无法了解多种免疫细胞之间微妙的相互作用在人的一生中是怎么失衡的，那么能否通过关闭和再次启动免疫系统来另辟蹊径？

美国科学家进行了一些小鼠试验，发现通过移植HSC治疗衰老是有效的。得克萨斯州的科学家通过将年轻小鼠的HSC移植到年老小鼠身上（没有事先清除原有的HSC和免疫细胞），将它们的平均寿命延长了3个月。[28]洛杉矶的科学家用放疗破坏了年老小鼠的免疫系统和HSC，然后将它们分组，一组移植了来自其他年轻小鼠的细胞，一组移植了来自年老小鼠的细胞。[29]接受年轻小鼠HSC移植的小鼠认知能力得到了改善，在一系列不同的测试中，它们的表现常常能跟年轻小鼠旗鼓相当。而接受年老小鼠HSC的小鼠没有表现出改善，它们的认知能力逐渐衰退，情况跟没有接受过任何治疗的老年小鼠相似。看来，免疫系统再生可能对许多身体器官都有益处。

这些实验没有考察任何特定的免疫功能，比如对疫苗的反应或对感染的抵抗力。不过，免疫系统很可能是这些年老小鼠重现活力的部分原因，比如有助于清除衰老细胞。其他原因可能包括血细胞变得更好、更健康，以及年轻干细胞会分泌有益的信号（将在下一章中具体阐述）。所以，我们应该更深入地进行研究，看看给老年人提供具有活力的HSC会带来怎样的效果。

当然，目前HSC移植是一个重大的过程，只有在没有其他选择的情况下才会考虑。移植前的化疗或放疗可能会给患者造成很大的负担，而且，在等待免疫系统重建的数周时间里，患者会面临严重的感染风险（尤其是CMV等潜伏性病毒的重新出现）。然而，把HSC移植放到老龄化的大背景下，也是一个有趣的思想实验。随着对HSC移植的临床认识的增加，接受此手术的多发性硬化患者的死亡率已降至0.3%。[30] 这个死亡率当然不算很低——这种手术具有严重的副作用，有1/300的死亡风险，医生和患者会在潜在获益与风险之间犹豫不决也是可以理解的。然而，将这种风险放在老龄化的背景下，可能会改变人们的看法：在发达国家，年龄在50岁左右的人的年死亡概率超过了0.3%。因此，对于超过这个年龄的人来说，如果一个手术将整体死亡概率降回到0.3%，它是否值得冒险？当然，目前没有证据支持应该为50多岁的健康人进行HSC移植——这只是一个例子，说明从衰老的角度来看，之前所说的"风险"手术也许需要重新定义。而且从长远来看，我们完全不需要用化疗等粗放、副作用严重的方式让免疫系统"死去"：HSC移植对自身免疫性疾病的患者是有好处的，我们只需使它更安全。[31]

不难想象，恢复胸腺的活力、增进淋巴结功能和移植新鲜的HSC都可以显著改善老年人的免疫功能。小鼠试验、制药公司试验和正在进行的临床试验的结果都指向正确的方向。这方面的探索是十分有价值的，它们不仅可以抗击感染，而且还可以加强免疫系统的许多其他生理作用，包括去除衰老细胞以及发现早期癌症征兆。

改变微生物组 [32]

免疫细胞和肠道菌群之间存在协同关系，改善免疫系统可能有助于微生物组保持平衡并减少慢性炎症。不过，微生物组是衰老的一个新标志，科学家们也才刚刚开始了解是什么因素影响着微生物健康，微生物的健康状况又如何影响人体。在某些情况下，最快的方式可能是直接干预微生物组，让有益的微生物帮助身体走出困境。

恢复微生物组平衡的方法有许多种。最简单的是益生菌，你也许经常在当地超市的乳制品货架上看到它。你吃（喝）下相关产品时，就将活的微生物带进了肠道。另一个方法是摄入"益生元"——这种物质人类无法消化，但却是肠道中有益细菌的美味佳肴。目前常用的益生元主要是各种糖链，被称为寡糖和多糖。与益生菌一样，益生元可以往好的方向改变肠道微生物群。这两者还可以结合成"合生元"，有效地为有益细菌提供营养，让微生物组顺利工作。

在不同情况下，哪些益生菌、益生元和合生元的组合最有效还需要更多研究，但该领域进展很快。一些小型研究表明，含有双歧杆菌和乳酸杆菌培养物的饮料、饼干和胶囊能够增加老年人肠道中有益细菌的数量，促进有问题的细菌排出，这说明该疗法对免疫系统也是有益的。一种名为SLAB51的益生菌混合物包含了9种不同菌株，能够抑制炎症、减少β淀粉样蛋白和tau蛋白聚集、降低晚期糖基化终末产物水平并减缓阿尔茨海默病模型小鼠的认知衰退。[33] 有关益生菌、益生元和合生元的小型人体试验也开始了，它们被用来改善阿尔茨海默病的症状、控制糖尿病前期患者的血糖，并取得了一定成效。[34]

随着科学家对微生物组的认识不断加深，也逐步了解了这些或有益或有害的微生物如何影响人类的适应能力、肥胖、健康和衰老，我们就能更好地确定移植哪些细菌等微生物会发挥最大作用。但目前，该领域最激动人心的结果来自一项更大胆的技术：移植完整的微生物组。

故事要从弗氏假鳃鳉讲起，它是世界上寿命最短的脊椎动物之一（脊椎动物就是和人类一样带有脊椎的动物），在津巴布韦和莫桑比克一些"临时池塘"中勉强生存。[35] 这些季节性池塘（通常就是水坑）见证了少量鳉鱼种群的出生、交配和死亡。在旱季到来时，这种鱼的卵只能在干燥的泥层中接受高温的炙烤。几个月后，雨季到了，雨水填满池塘，鳉鱼的生命循环再次启动。这使它成为衰老研究中上佳的模式生物——它比果蝇和线虫更接近人类（至关重要的是，这种鱼的肠道菌群生态系统比果蝇丰富，与人类更相似），而且鳉鱼的寿命只有几个月，可以在较短的时间内完成实验。

研究人员研究了在年轻和年老的鳉鱼之间移植微生物组的影响。[36] 他们首先用 4 种强效抗生素把"中年"鱼（大约两个月大）的肠道微生物组消灭干净，再给它们移植了年轻鱼的肠道微生物。结果是：跟拥有原生肠道菌群的鱼相比，接受移植的鱼的平均寿命超过 5 个月，比前者增加 25%；它们在年老时还能频繁游动，跟前者形成鲜明对比。

还有一些初步研究表明，年轻的肠道菌群可以让衰老的小鼠更健康。一项试验中，研究人员先是加快了小鼠的衰老速度，然后给它们分别移植了两种微生物：移植了正常小鼠微生物组的试验小鼠，寿命延长了大约 10%；补充了一种特殊细菌的试验小鼠寿命延长了 5%，这种细菌在小鼠和人类体内都有，活性随着年龄增长而下降。[37] 还记得第 4 章中的实验吗？让同一个笼子里不同年龄的小鼠互相吃对方的粪便，以此进行微生物组的移植。接受了"老年"微生物后，年轻小鼠的炎症会恶化；反之亦然，接受"年轻"微生物后，年老小鼠的免疫系统得到了增强。但是后续实验结果有些令人困惑：如果在小鼠之间主动进行微生物组移植（而不是让它们吃彼此的粪便），双方的免疫力都会提升，无论是从年轻小鼠移植到年老小鼠，还是从年老小鼠移植到年轻小鼠。显然，肠道菌群移植会对健康产生重大影响，但需要更多研究才能准确地确定，哪些细菌在什么情况下是有益的。

人类也可以进行微生物组移植——提取粪便，对其进行净化精制，然后通过结肠镜检查或灌肠手段将其注入，或者让患者吞下装满冻干粉的胶囊。你不必对用别人的粪便进行灌肠的想法感到恐惧，该方法已经被用于治疗艰难梭菌感染，来自健康捐赠者的肠道菌群有助于铲除这些入侵的细菌。如果不移植，就会遭受严重感染，那么可能还是粪便移植更可取，而如果这种手段也能延缓衰老，那么或许人们也值得为它舍弃那些"娇气"的想法。实验证明，微生物组移植也有助于小鼠肥胖、糖尿病和帕金森病的治疗，相关的人体试验正在跟进。

人类的微生物组会产生一些有益的分子，所以利用微生物组的最后一种方法是识别这些细菌副产物，绕过微生物，将这些有益的化学物质直接作为药物输送。最近，科学家在秀丽隐杆线虫中进行了一项大胆的试验。[38] 人们在含有大肠杆菌的培养皿上培养线虫，大肠杆菌既是它们的食物，也是它们肠道微生物群中唯一的有机体。所以研究线虫的肠道菌群容易得多，毕竟人类或鱼类肠道中的生态系统真是太丰富了。大肠杆菌是一种非常常见的实验室生物，由 3 983 个基因组成。因此，研究人员可以订购缺失任何一个基因的菌株，当然这些基因的缺失都不会杀死细菌。然后，研究人员制作了 3 983 种培养皿，每种培养皿中是缺少不同基因的大肠杆菌，再用这些培养皿培养线虫。结果发现，有 29 种基因突变延长了线虫的寿命。在这 29 个基因中，有两个长寿基因可以产生荚膜异多糖酸。最后，研究人员证实，直接给线虫提供荚膜异多糖酸能将它们的寿命延长 10%，即使是在它们只吃普通大肠杆菌时也是如此。

除了证明直接食用微生物代谢物可以延长寿命，这项研究还说明了线虫在大规模筛选性研究中的实用性——在小鼠中，要想用不同的细菌菌株进行数千次平行实验根本不可能。如果荚膜异多糖酸可以直接应用于像人类这样的高等生物，那将是最简单的成果。但不管怎样，如果微生物代谢物有助于延长寿命这个一般原则成立，那将带来一场竞赛——这将是在临床上利用肠道细菌益处的最简单的方法。

微生物组修饰药物是否会在抗衰老方面占据一席之地？现在断言还为时过早，但这似乎也很合理。全面了解这些生物如何影响身体健康后，人们可能会为了保持肠道处于最佳状态，定期服用冷冻干燥的粪便片剂。

维持胶原蛋白的本来面貌 [39]

胶原蛋白是一种结构蛋白，经常出现在护肤品标签上（通常是骗人的）。虽然关于它有很多不科学的说法，但是有一点是对的：胶原蛋白是人体结构中最重要的蛋白质，从皮肤、血管到骨骼，许多组织中都有它的存在。它也是人体中含量最丰富的蛋白质，一个成年人身上平均拥有 2~3 千克胶原蛋白，而且能维持很长时间：皮肤中的胶原蛋白需要数年时间才能被分解和更新一遍，而软骨（关节之间用来缓冲的软垫）中的胶原蛋白可能一生都不会更新。

　　胶原蛋白分子看上去像一根非常细的绳子，由 3 股相互缠绕的原子链组成。然后，胶原蛋白分子之间一些特定的位点发生交联[40]，进而把几个分子组装在一起，形成了原纤维。如果单个胶原蛋白分子是细绳，那么原纤维就是一根又粗又长的绳索。这些原纤维与各种其他分子结合在一起，形成更粗的纤维结构——就像能够支撑悬索桥的粗壮的多股绞索一样。对于由数千个分子组成的胶原蛋白纤维这种大型结构来说，单个胶原蛋白分子的精确结构是至关重要的。它决定了胶原蛋白分子如何结合成原纤维、原纤维如何组装成纤维，以及哪些分子可以充当纤维中的支架、胶水或润滑剂。反过来，这个结果也控制了纤维的特性——不过于坚硬，也不过于柔软，在各种不同的生物结构中恰到好处。相同的基本分子组件还可以构建出不同类型的胶原蛋白，有的让皮肤和血管富有弹性，有的让肌腱更坚韧，有的让骨骼更强健、承重更多。这是一个经常被忽视的生物学奇迹：我们很少欣赏这个精巧的进化工程，胶原蛋白自我组装形成了规模庞大、效率惊人的团队。

　　可惜，这种复杂的结构可能会被化学修饰干扰，化学修饰会改变单个胶原分子的结构，进而改变纤维结构。糖和氧等高活性化学物质会附着在胶原蛋白上，造成大面积的破坏。[41] 糖可以"撬开"原纤维，让水进入纤维内部，破坏精密的化学反应。大部分情况下，糖基只会暂时起到修饰作用，纤维还可以恢复原样，但可能被再次修饰，最终产生永久性的晚期糖基化终末产物（AGE）。[42] AGE 可以附着在一个胶原蛋白分子上（就好像它们的含糖前体），或者把胶原蛋白分子交联在一起，给两个胶原蛋白分子"戴上手铐"，阻止它们相互移动。

上述改变会破坏分子间的特异交联，而不同的交联类型和出现频率决定了胶原蛋白的机械性能。微观的改变造成了大尺度上的影响，让胶原蛋白偏离了坚硬和柔软之间的平衡。在不同的人体组织中，这类效果有所不同，最常见的是弹性降低，你在自己身上也能看到：比如随着年龄的增加，皮肤被按压后弹回原位的速度越来越慢。

更糟的是，这些化学改变除了直接影响胶原蛋白本身，还会建立反馈回路，形成恶性循环。[43] 胶原蛋白为许多组织（比如皮肤和骨骼）中的细胞提供了框架。反过来，这些细胞也参与了胶原蛋白的"维护保养"工作，会生产新的胶原蛋白来更新自己所在的框架，就像居民自觉维护自己居住的社区秩序一样。细胞与胶原蛋白结合的位点是特殊的，其位置和特性是胶原蛋白分子结构的另一个特征。如果胶原蛋白的结构被破坏，这些结合位点可能会变得难以结合，也就是说细胞与位点的结合不那么牢固了。这会降低组织的完整性，而更糟糕的是细胞的反应方式：一旦细胞对胶原蛋白的附着变弱，它就开始"思考"自己的身份。这时就需要来自细胞外基质（ECM）的引导，让细胞附着到后者身上。细胞需要与胶原蛋白接触，才能形成皮肤细胞或动脉壁中的细胞，而失去这种接触会带来一些问题。你可能会以为细胞在这种情况下会因为担心缺乏ECM而生产更多胶原蛋白，但与直觉相反，细胞产生的新胶原蛋白更少：细胞认为自己并不在胶原蛋白支架上，所以无须生产任何新蛋白。

我们知道，细胞用表面的受体可以发现AGE，这些受体被称为"晚期糖基化终末产物受体"（RAGE）。（这类蛋白质修饰物的缩写绝对是生物老年学中最好的。①）RAGE被激活后会促进炎症和细胞衰老，不过目前尚不完全清楚原因。一种推测是细胞会召集免疫系统清除受到AGE损伤的胶原蛋白，但没有太多证据证实。不管怎样，这意味着这些受损的蛋白质会导致慢性炎症，而我们知道慢性炎症是很多衰老过程背后的原因。

以上过程都意味着，在人的一生中，随着胶原蛋白遭受化学损伤，ECM的结构完整性也遭到了破坏。目前仍不清楚，罪魁祸首究竟是糖基化、氧化、AGE，还是细胞对上述因素的反应。但后果是众所周知的：皮肤、动脉、肺、肌腱等组织变得越来越僵硬，越来越脆弱，全身组织完整性都降低了。

如何处理这些被化学修饰的蛋白质是个难题。长期以来，主流理论一直认为AGE是主要问题，它们会在胶原蛋白分子之间形成交联，将蛋白分子锁定在一起，降低机动性。然而，近几年的研究对上述想法提出了质疑——AGE可能只是一部分原因（虽然它们的首字母缩写词非常引人注目）。[44]大多数不会导致胶原蛋白交联的修饰可能比AGE更重要。它们出现的频率更高，也能破坏自然交联，造成的影响比AGE更大。从总体上看，这是一种化学失衡：随着年龄的增长，胶原蛋白逐渐被糖基化和氧化，并因此失去了特有性能——这包含了多种复杂现象，而不仅仅是由AGE交联引起的僵硬。具体机制需要很长时间才能揭开，因为开展相关实验存在技术困难，而且需要化学家和生物学家紧密合作，而跨学科的工作往往很难获得资助。

之前的很多研究都是针对AGE交联的，所以大多数逆转胶原

_____

① AGE在英语中有"衰老"的意思，RAGE有"愤怒"的意思。——编者注

蛋白老化的想法都是要摆脱它们。科学家们正在研究"AGE破坏剂"药物，希望可以把修饰物分离，恢复胶原蛋白年轻时的柔软度。[45] 尽管新的研究使这种逻辑受到质疑，但AGE破坏剂仍然值得一试。正如之前所说，要想确定某物是否会导致衰老，最可靠的方法是看看去除这个因素后的结果。如果消除AGE交联后胶原蛋白能恢复正常，那就太好了；如果组织的弹性没有改变，那可能需要另想办法。开发AGE破坏剂的工作可以为之提供参考，科学家可以用其他的办法消除AGE，比如切断其他的化学修饰。

　　然而，最可行的方法可能是完全不去干预这种复杂的化学反应。如果可以刺激身体抛弃旧的胶原蛋白，彻底替换成新的，就可以完全回避我们对胶原蛋白还不够了解的情况。这在理论上显然是可能的——毕竟，胶原蛋白本来就是我们的身体产生的。人体完全可能再生胶原蛋白，尽管速度还不够快：虽然一些胶原蛋白可以持续一生，但对小鼠胶原蛋白的寿命检测表明，有些部位的蛋白只能存在数周而不是数十年——没有理由不相信人体也是类似的情况。好消息是，运动在一定程度上可以刺激胶原蛋白的更新：运动会导致轻微的胶原蛋白损伤，从而启动身体的自然修复和更新过程。不幸的是，运动也只能走到这一步，我们还不知道该如何让细胞加速破坏并重建它们周围的这一框架。

　　乐观地说，我们有理由相信，改善其他衰老症状可以对胶原蛋白产生积极影响。首先，许多蛋白质与糖发生的反应本质上是可逆的。与衰老和糖尿病相关的血糖水平升高意味着糖更容易粘住蛋白质而不是脱离它，导致糖化蛋白质的数量增加；有效控制血糖可以扭转这一过程，让胶原蛋白通过简单的化学反应恢复。另外，衰老细胞分泌的SASP包含了降解细胞外基质的酶，还有证据表明，老年人功能失调的中性粒细胞（一种免疫细胞）会在体内横冲直撞，留下破坏性痕迹。[46] 因此，去除衰老细胞和恢复免疫系统至少可以减缓对细胞外蛋白质的损害。如果运气好的话，将身体恢复到年轻的状态可能会让之前维护胶原蛋白状态的细胞恢复工作，但可能仍然有一些地方的更新速度不如年轻时，比如软骨。

目前，逆转胶原蛋白衰老的方法似乎是最不确定的。需要更多的研究来弄清楚，这种细胞外的长寿命蛋白质会发生什么变化，以及如何修复它。还有其他蛋白质会受到衰老的影响，本书中没有展开讨论。比如，皮肤和动脉中有一种被称为"弹性蛋白"的主要结构成分。顾名思义，它的一部分职责是维持组织弹性，例如，眼部晶状体中蛋白质的老化就是晶状体柔软性和透明度受损的原因。

如果必须在这类研究中找一个重点领域，我会选择血管中的胶原蛋白和弹性蛋白——高血压是导致死亡、疾病和痴呆的主要原因，ECM 的降解肯定对健康有极大影响。改善皮肤中的胶原蛋白当然可以恢复年轻的光彩，但我宁愿拥有松弛的皮肤和年轻的动脉，而不是相反。然后，我们可以将相关的工具和技术应用于体内其他地方，修复被修饰的蛋白质。

第 7 章

抗衰老疗法之三：日常修复

有时，解决衰老问题的最佳方法既不是切除也不是更换，而是修复。DNA就是一个很好的例子：如果没有DNA分子的指令，我们的细胞就不可能活得太久。每个细胞里有长达两米的DNA分子，要更换数万亿个细胞中的DNA是不可能的。这意味着，我们必须在保留细胞中的DNA的前提下寻找修复它的方法，比如修整端粒和修复突变。

我们还将介绍如何重新平衡血液中的信号分子，使它们恢复到更年轻的水平；修补受损的线粒体，使它们可以继续为进入老年的细胞产生能量。我们先从端粒说起。

端粒延长 [1]

细胞每分裂一次，端粒就会变短一些。由于我们的许多组织都依赖分裂的细胞来补充，因此它们的端粒最终会"严重不足"，导致细胞自毁或者老化。端粒较短的人往往比端粒较长的人更早死亡。有没有办法减小对这种DNA"保护帽"的损耗，从而延长我们的寿命？

端粒的故事始于1984年，当时科学家伊丽莎白·布莱克本（Elizabeth Blackburn）和卡罗尔·格雷德（Carol Greider）正在研究一种单细胞池塘生物，名为四膜虫。这些微小的生物表面覆盖着许多细微的毛发状突起，看起来毛茸茸的。我最喜欢它们的一个特性是，四膜虫有7种不同的性别，它们在交配时随机选择，因此有21种不同的父母排列，而后代又可以是这7种性别中的任何一种。布莱克本注意到，在某些条件下，四膜虫的端粒会增长。这似乎很奇怪：当时人们认为DNA是生物体永恒不变的蓝图，而不是可以随意增补的东西。这些微小的生物是怎么做到的？又是为什么这么做呢？

四膜虫的一个奇异的特性对端粒研究非常有用：它们每个细胞中有大约20 000条染色体，也就是40 000个端粒可供研究。不像人类，一个细胞中只有46条染色体，92个端粒。因此，布莱克本推断，如果存在某种延长端粒的机制，这些长毛的微生物应该会释放出信号。经过多年的潜心研究，格雷德和布莱克本终于分离出了能够补充四膜虫端粒的酶。他们将其命名为端粒酶，事实证明这是一个不得了的发现：两人与杰克·绍斯塔克（Jack Szostak）一起获得了2009年诺贝尔生理学或医学奖，杰克帮助布莱克本通过酵母实验证明了端粒的保护作用。[2]

至少对于细胞而言，端粒酶代表了永生。如果让负责产生端粒酶的基因失活，具有7种性别的四膜虫细胞将在一周内死亡，而正常情况下它们本来是可以无限繁殖的。大多数动物细胞中不存在活跃的端粒酶，但是可以做一个相反的实验：额外添加一个端粒酶基因拷贝，细胞就可以无限分裂，避免衰老。20世纪90年代中期，一家名为杰龙（Geron）的生物技术公司首次在人类细胞中做了尝试。具有讽刺意味的是，他们使用的细胞是伦纳德·海弗利克的。[3] 海弗利克无意中捐赠了他腿上的皮肤细胞：当时工作人员正在拍摄一部关于他的工作的纪录片，他向工作人员展示如何采集皮肤样本来培养细胞，并且找到杰龙的首席科学家迈克·韦斯特（Mike West）要来了手术刀。韦斯特认为，自己要抓住测量"真正的海弗利克极限"——海弗利克的细胞在衰老之前会分裂多少次——的好机会。幸运的是，杰龙公司的科学家最近分离出了人类的端粒酶基因，因此韦斯特决定做一个更好的实验：在海弗利克的皮肤细胞中再插入一个端粒酶基因拷贝，看看会发生什么。海弗利克身上原本的细胞达到了海弗利克极限，但那些具有额外端粒酶的细胞还在分裂，它们成了第一批被端粒酶"永生化"的人类细胞。讽刺的是，现在已经90多岁的海弗利克一生都在怀疑，我们是否能够干预衰老过程。

这种神奇的现象马上让人们想到：端粒酶对培养皿中的细胞有作用，那么对整个人体也会有同样的作用吗？以20世纪90年代大众媒体上的文章的标准来看，这么想是情有可原的。如果把端粒看作一个简单的细胞分裂时钟，而端粒酶是"倒拨时钟"的一种方式，那么很容易得出这样的结论：人体中具有活性端粒酶的细胞都会增殖。而实际上，人们如今并没有制造出增强端粒的药物，这一事实可能意味着，结果比你想象的要复杂一些。

最明显的问题是癌症。为了形成肿瘤，癌细胞需要一次又一次地分裂，它需要阻止自己的端粒变短。因此，几乎90%的癌症都会重新激活端粒酶，避免癌细胞衰老。（另外10%的癌症采用一种叫ALT的机制，这个词代表"端粒延长替代机制"，就像天体物理学中的"暗物质"和"暗能量"一样，我们使用这个名字只是为了掩盖我们对它的无知。）当然，只凭有活性的端粒酶并不足以使细胞癌变，但如果可以选择，我们还是不愿冒患上癌症的任何风险。

科学家在比四膜虫更复杂的生物体中使用了端粒酶，第一批实验就证实了这种担忧。他们向小鼠体内添加了端粒酶基因拷贝，虽然观察到了由此带来的一些好处——比如小鼠的皮肤变得更厚、毛发生长更快——但也增加了患癌的风险。[4] 相反的研究则证实，如果把小鼠天然的端粒酶基因去掉，就会抑制肿瘤生长。[5] 答案似乎很明显了，端粒酶是一种致癌酶，这一认识在一定程度上戳破了端粒酶的泡沫。

因此，端粒似乎是细胞抗癌机制的关键组成部分。我们在第4章中了解到，端粒能阻止染色体末端吸附在一起、保护DNA的重要部分在细胞分裂过程中不被切断，它们还通过进化之手，保护整个生物体免受癌症的侵害。端粒能记录细胞分裂的次数，揪出分裂次数过多的细胞。一个细胞耗尽端粒，最终老去，其实是在挽救你的生命。

这就是端粒酶在成年人大多数细胞中失活的原因。[①] 然而，完全去除这种酶显然是没有必要的，即使在没有癌症存在的情况下也是如此。例如，胚胎必须具有在几代之内再生端粒的能力，以免父母端粒过短影响后代的出生，从而导致物种灭绝。多能干细胞（无

---

① 虽然端粒酶在成人细胞中是失活的，但在其他物种中情况有些复杂，无论是寿命偏短的小鼠还是长寿、无癌的裸鼹鼠，它们的细胞中都含有活跃的端粒酶。不同的物种已经找到了完全不同的方法来平衡端粒酶的利弊。[6]

论是来自胚胎的还是诱导的）都会不断地使用端粒酶来保持端粒的长度，从而使自身能无限分裂。端粒酶在一些成体干细胞中也很活跃，如造血HSC，但仅能够减缓端粒缩短，而不能完全阻止；在对抗感染时，T细胞需要快速繁殖，端粒酶也会激活，可以说这种酶是为特殊目标量身定做的。

进化似乎在用一只灵巧的手来操控端粒酶，使它发挥最优的作用。端粒的动态变化体现了在避免衰老和避免癌症之间的生物学权衡。

最极端的例子是一种罕见的遗传病，被称为先天性角化不良（简称DC），我们现在知道这种病的患者端粒非常短。[7]患者体内需要快速分裂的组织都存在问题，例如皮肤、头发和血液，并且伴有加速衰老、头发快速变白、肺部病变和骨质疏松症等问题。具有讽刺意味的是，DC患者更容易患某些类型的癌症，这是因为非常短的端粒会诱发一种"危机"的状态，如果细胞不能正常老去，其DNA中的混乱会诱发致癌突变；端粒酶的缺乏会削弱免疫系统，而免疫系统本来会及早发现癌症的蛛丝马迹。

另一种极端情况跟上文所述恰恰相反。德国的一个家族有一种DNA突变，影响了端粒酶基因前方57个碱基处的一个DNA碱基。这使某些细胞产生的端粒酶量增加了约50%，显著地增加了携带者患癌症的风险。[8]有5名家庭成员携带这种突变，其中有4名患有黑色素瘤，据报道，另一名36岁家族成员皮肤上也有几颗令人担忧的痣。一个家族成员在20岁时患上了黑色素瘤，又相继患上了膀胱癌、乳腺癌、肺癌，最终在50岁时去世。30亿分之一的DNA碱基可以造成如此多的麻烦，真是令人难以置信。

因此，端粒酶是一种"金发姑娘"①酶——太少了，快速分裂的组织就会分崩离析；太多了，癌症就会乘虚而入。值得庆幸的是，我们大多数人的端粒酶水平都非常接近恰到好处的状态。[9]虽然种群中存在一些自然变异，每个人的端粒酶水平略有不同，但总体而言这些差异并不重要。细微的DNA变异会略微增加或减少端粒酶活性，比较人群中的端粒酶基因就会发现：更活跃的端粒酶会略微增加死于癌症的风险，但在总体死亡风险上与其他人没有太大差异，因为它们可以略微减少其他问题的出现概率，例如与端粒短有关的心脏病。

如果说端粒长度和端粒酶水平就像在衰老和癌症之间走钢丝，那么有哪些实用的干预措施可以帮助我们在钢丝上稳步行走而不倒向任何一边？如果你想了解端粒酶是如何转化为一种疗法的，那就要关注分子生物学家玛丽亚·布拉斯科（María Blasco）的职业生涯了。1993年，她在西班牙完成博士学位，随后到了美国，在卡罗尔·格雷德（你应该记得，她在四膜虫身上发现了端粒酶）的实验室里做博士后。

21世纪初，"端粒酶泡沫"似乎破裂了，不过布拉斯科并没有被吓倒。她所在的实验室确信，端粒太短会导致某些疾病，而加深对端粒的了解有助于相关药物研发，所以他们继续对这种酶进行实验。2008年，她的团队发表了一篇论文，表明端粒酶可以延长小鼠的寿命，但前提是小鼠需要经过基因改造，获得抵抗癌症的能

---

① 典出自童话《金发姑娘与三只熊》，金发姑娘来到三只熊的家里，她先看到三碗粥，第一碗太烫了，第二碗太凉了，第三碗的温度刚刚好。然后她又看到三张床，第一张太硬了，第二张太软了，第三张的硬度刚刚好。后来，"金发姑娘"就被用来指程度刚刚好。——译者注

力。[10] 基因改造后的小鼠具有额外的端粒酶和三个额外的 DNA 防御基因，如果小鼠体内发生了会导致癌症的突变，上述基因会促使细胞死亡或衰老。这些小鼠的平均寿命比未经修饰的小鼠长 40%。这给人们提供了一线希望——癌症与衰老之间的战斗似乎不是一场零和博弈，一方的胜利并不意味着另一方的消亡。在一个复杂的生物系统中，同时增强两种相互竞争的效应可以协同产生净收益，在上述例子中确实如此。

一项后续实验在成年小鼠中尝试了一种不同的基因疗法。[11] 这些小鼠体内被注射了上亿个病毒①，这些病毒不会引起传染病，而是将一个额外的、临时的端粒酶基因传递到细胞中。接受注射后，一岁的小鼠（大约相当于人类年龄的 40 岁）比同龄小鼠的平均寿命长 20%。这些小鼠的健康状况也变得更好：血糖、骨密度、皮肤状况以及运动表现都得到了改善。最重要的是，它们患癌症的风险没有明显增加。

看来，这种疗法颇有希望，可以在成人身上进行试验。但是，小鼠并不完全是人类的"缩小版"。将上述发现应用于人类会遇到的一个困难是：小鼠的寿命比人类要短得多。研究中，接受端粒酶治疗的小鼠之后平均只能再活一年半，而同等年龄接受治疗的人类则可能再活几十年，有更多时间累积致癌突变。是不是说，端粒酶疗法对寿命较短的小鼠是安全的，但对寿命较长的人类却是危险的？

为了应对这种质疑，布拉斯科的实验室对一些成年小鼠进行

---

① 腺相关病毒（Adeno-associated virus，简称 AAV）是一种用于实验室基因改造的常见"病毒载体"，也是人类基因治疗的常用载体。

了基因改造，大大增加了它们患癌症的概率，然后尝试了相同的病毒基因疗法。[12] 一组小鼠通过病毒载体获得了额外的端粒酶，另一组小鼠只注射了不含任何DNA的病毒，结果发现，两组的癌症发病率没有明显差异——都非常高。这表明，即使在高度易患癌症的环境中，这种端粒酶基因治疗也至少不会使问题恶化——最初人们担心对成年人的基因治疗会致癌，现在看来可能没有那么严重。

布拉斯科实验室的最后一项实验是培育端粒很长但端粒酶完全正常的小鼠。[13] 这些小鼠的平均寿命比端粒长度正常的小鼠长13%。它们的健康状况也更好：体重更低、胆固醇水平更低、DNA损伤更少，最重要的是，患癌症的风险也低。这个实验表明，更长的端粒本质上并没有问题，过度活跃的端粒酶才会增加癌症风险（正如我们在德国家族中看到的那样）。因此，如果能够在不改变现有端粒酶基因的情况下增加端粒长度，也许我们可以不用在癌症和衰老之间做出选择。

小鼠实验的结果让人很兴奋，科学家现在需要做更多的试验，看看端粒酶在人类等高等动物身上是否也有作用。一种方式是直接在人类身上开始试验。正如我们在其他衰老标志的例子中看到，在很多情况下，端粒导致的疾病比缓慢衰老死去更严重。比如，端粒酶不足会直接导致先天性角化不良或一些相关疾病。

特发性肺纤维化（IPF）也可以尝试使用端粒酶疗法，你可能记得，我们第一次尝试抗衰老疗法就是针对这种疾病。（令人放心的是，由于短端粒和衰老细胞是互为因果的，所以两者会出现在同一个地方。）给患有IPF的小鼠进行端粒酶基因治疗能够逆转症状。[14] 鉴于患者目前没有任何好的治疗选择，有些人可能愿意接受端粒酶治疗。科学家会仔细观察，参加试验的患者罹患癌症的概率是否增加，如果答案是否定的，那么该疗法就可以应用在更多人身上。由于较短的端粒也可能增加患心血管疾病的风险，所以心脏病患者也可以尝试。如果有心脏病风险的人接受端粒治疗后没有死于癌症，那么所有人都可能用端粒酶来预防疾病或衰老。

基因治疗并不是唯一的选择。我们还可以寻找药物或补充剂，它们的作用虽然是暂时的，但是可以自然激活细胞中已经存在的端粒酶基因。目前被研究得最多的是 TA–65。[15] 这是一种从中药中分离出来的化学物质，可以通过激活端粒酶来延长小鼠的端粒和健康寿命（但无法延长寿命），而不会增加患癌症风险。一些证据表明，它也可能对人类产生积极影响。所以，仔细看看各种药品目录是有价值的，说不定还有其他可以利用的分子。

20 世纪 90 年代的"永生酶"在 21 世纪的头 10 年里变成了不受人喜爱的致癌因素，但是它正东山再起。在小鼠身上进行的实验表明，如果运用得当，端粒酶并不一定是一把双刃剑，在人体中应用这些疗法也没有明显的不利影响。之前人们认为，对端粒酶的操控要在癌症和退行性疾病之间保持平衡，但如果这些疗法真的有效，我们就可以把过去的"走钢丝"转变为"和端粒酶一起舞蹈"，同时免受癌症和衰老的伤害。

年轻的血液能给衰老细胞带来什么？[16]

在衰老生物学研究中，最具有哥特式恐怖色彩的实验非"异时异体共生"莫属。这不禁令人想起《弗兰肯斯坦》中缝合的身体，还有传说中吸血鬼对年轻血液的渴望。在此类研究中，研究人员将两只不同年龄的动物（通常是大鼠或小鼠）身体一侧的皮肤向后剥开，然后把它们缝合在一起。随着伤口的愈合，微小的血管在动物身体上生长，这对"人工连体婴儿"的血液循环系统也慢慢融合在一起。

虽然听起来很可怕，但异时异体共生为科学家们提供了理解衰老过程的新方式，并有可能催生针对衰老过程的治疗方法。血液的重要功能之一是充当身体的通信网络，运送溶解的化学物质，这些化学物质就像信使，可以影响细胞在整个身体中的行为。一只年轻的小鼠面对老年个体的血液时会发生什么？给一只老年小鼠注入新鲜的年轻血液又会发生什么？这些观察结论让我们对系统性的内部因素如何驱动衰老有了新的了解。它还为新的治疗方法提供了灵感——当然，我们肯定不会把老年人缝到青少年身上。

异体共生最初是在19世纪由科学家纯粹出于猎奇心理发展起来的。1864年，生理学家保罗·伯特（Paul Bert）将两只大鼠缝在一起，给其中一只大鼠注射了一种名为颠茄的植物提取物，由此证明了它们共享循环系统。[17]颠茄还有一个名称是belladonna，来自意大利语"美丽的女人"，在文艺复兴时期，女性使用颠茄浆果制成的眼药水来扩大瞳孔，使瞳孔看起来更有吸引力（不过它的英文名称deadly nightshade字面意思是"致命的茄子"，说明这么做并不明智）。给一只大鼠注射颠茄提取物后，它的瞳孔迅速放大；5分钟之内，另一只大鼠的瞳孔也放大了，这表明颠茄提取物已经进入了另一只老鼠的血液，两只大鼠的血液循环是连通的。

自那以后，异体共生被用于研究肥胖、癌症甚至蛀牙——科学家仅仅改变某一只动物的某些因素，而异体共生确保它们的内部环境大部分是相同的，从而可以将这些变化的影响分开。蛀牙实验是一个很好的例子。[18]20世纪50年代，研究人员想弄清楚，蛀牙的原因到底是糖直接作用于口腔，还是间接作用于血液。他们采用了异体共生的方法，给一只大鼠喂含糖饮食，给另一只正常食物。共用的血液系统意味着两只大鼠的血液含糖量相同，但只有真正吃糖的大鼠才会出现蛀牙，这就证明血糖水平不会引起蛀牙。这种实验方法可能有点儿可怕，但保证了实验的准确性。

异体共生的英文名parabiosis的字面意思可能有些委婉——"在旁边活着"。对于研究衰老的人来说，兴趣在于"异时"——将不同年龄的动物缝在一起。第一次实验发生在20世纪50年代，由克莱夫·麦凯（第3章中提到的饮食限制先驱就是他）进行。[19]他和他的团队总共"连接"了69对大鼠，这一现在看起来相当原始的操作取得了不同程度的成功。有11对大鼠在几周内死于"异体共生病"，大概是因为双方的免疫系统都在攻击对方的外来组织（有趣的是，我们仍然不知道确切原因，但是在现代实验中这种情况要少得多，可能是由于无菌手术技术的改进）。后来，一只大鼠咬下了它的伙伴的头，其他连接实验也就结束了（出于实际和实验伦理的原因，现代实验会让动物在同一个笼子里共处几周，然后再连接）。实验产生了一些结果，比如异时配对中的老年动物的骨密度会有所改善，但实验不够系统，无法真正令人信服。

20世纪70年代初期的实验结果也许更可靠。[20]科学家们将异时连接的大鼠寿命与等时（同龄）连接和单独生活的大鼠寿命进行了比较。单独生活的大鼠大约活了两年；等时异体共生的大鼠寿命略短，证实了缝合会对身体造成压力（也许并不奇怪）。但是异时共生的大鼠中，年长的大鼠寿命更长——如果共生配对是雄性的，其寿命与单独生活的大鼠寿命大致相同（这意味着跟年轻的伙伴连接在一起足以抵消异体共生的缺点）；如果共生配对是雌性，寿命则比正常情况长 3 个月。

　　获得这些早期结果之后，可以看出异体共生在早期衰老研究中应该是很有前景的，但令人震惊的是，该领域在接下来的 30 年中几乎毫无进展。直到 21 世纪初，伊琳娜·康波伊（Irina Conboy）和迈克尔·康波伊（Michael Conboy）夫妻团队重新启动了研究。20 世纪 70 年代的研究留下了一个悬而未决的关键问题：大鼠在与年轻伙伴缝合后寿命更长，但是长寿的原因是什么？康波伊夫妇对一个方面特别感兴趣：随着年龄的增长，干细胞功能会下降，组织的再生能力会受到什么影响？这种下降是因为老年个体的老化环境还是细胞本身的内在原因？

　　随着年龄的增长，我们受伤后需要的恢复时间会变长，无论是割伤、擦伤还是骨折。前面已经讨论过，这在很大程度上是因为补充组织的干细胞的功能会慢慢下降——干细胞越来越少或越来越不活跃，产生的祖细胞更少，替换受损或丢失的细胞的效率变慢。年老的小鼠也是如此，所以康波伊夫妇决定观察在各种共生组合中小鼠的伤愈速度发生了什么变化，包括年轻个体的组合、年老个体的组合、年老与年轻个体的组合。

　　他们观察了三种不同的组织——肌肉、肝脏和大脑，结果很明显。[21] 年老个体与年轻个体缝合后，伤愈速度跟两个年轻个体缝合之后相同。为了证明这是由于血液中的信号重新激活了老年小鼠的细胞，而不是因为年轻伙伴伤愈时血液携带了年轻的干细胞，研究人员对一部分年轻小鼠进行了基因改造，让它们的细胞发出绿光。研究人员在显微镜下观察愈合组织，发现只有 0.1% 的组织具有独特的绿光——几乎所有愈合效果都来自唤醒年老小鼠的休眠细胞。①他们还进行了确证实验，从老年小鼠身上采集细胞样本，将它们放在培养皿里，浸泡在来自年轻个体的血浆中——血浆呈稻草色，去除了细胞成分。结果大致相同：年轻的血浆使年老的细胞获得新生，恢复了它们的生长潜力。

这些结果确实非常了不起。年老细胞并非不可逆转地衰老、受损、无法修复——相反，它们还有潜在能力，能够被年轻伙伴的青春能量所激发。不过，改善环境后，年老细胞、器官并不一定都能恢复活力——如果它们本质上已经损坏，即使受到激发，也无法再次生长。相反，一只年老的小鼠与一只年轻的小鼠连接后可以恢复活力，让自己的细胞被更年轻的信号环境重新唤醒，从而活得更久、更健康。

媒体从这件事中解读出的信息更加吸引眼球：年轻的血液具有再生能力。年轻的血液不仅可能是一种灵丹妙药，而且暗合了流传几个世纪的吸血鬼民间传说：突然之间，为了获得永生去喝年轻人的血似乎也不那么离谱了。该研究发表于 2005 年，成为世界各地的头条新闻。

不幸的是，这是生物学，事情并没有那么简单。首先，任何想喝年轻血液的人应该意识到，自己胃中的酶会分解外来血液中的大部分信号分子，它们根本没机会进入自己的血液循环中。这意味着咬开某人的颈静脉吸血没有任何用处。然而，存在缺陷的不仅仅

----

① 负责产生绿色荧光蛋白（GFP）的基因于 20 世纪 90 年代首次从水母中被分离出来。从那时起，它（还有可以发出其他颜色的光的改良形式，它们有一系列可爱的名字，如 mCherry、T-Sapphire 和 Neptune）已成为生物学研究中不可或缺的工具。它们在显微镜下独特的光芒使得原本可能非常复杂的实验——比如确定两个看起来基本相同的细胞来自哪只鼠——变得非常简单。

是传统的吸血方式。头条新闻没有提到的一点是，异时共生对年轻小鼠有显著的负面影响。这引出了另一种解释——或许年轻的血液不是生命的灵丹妙药，只是较老的血液可以致命。年轻小鼠之所以延长了老年小鼠的寿命，是因为它的血液稀释了老年小鼠血液中的问题信号，也对自身健康造成了巨大损失。（事实上，原因可能两者兼而有之。）

最后一个警告是，异时异体共生远不只是混合血液这么简单。年长的动物将拥有使用年轻动物器官的特权：年轻的大鼠或小鼠有更健康的肝脏和肾脏来过滤毒素；更好的肺和更强壮的心脏确保更多的氧气输送到两只鼠的器官中；年轻的免疫系统具有功能齐全的胸腺，更擅长寻找并破坏细菌、病毒、癌前细胞或衰老细胞。此外，还有很多日常因素也不容忽视：例如，年轻的小鼠活动更多，跟它缝合在一起的老年小鼠只能"强制"锻炼，从中受益。这意味着，在异时异体共生的组合中，年老小鼠获得的优势远远超出了只添加促生长信号分子或稀释有害的分子。

这些不确定性并没有阻止科学家和硅谷生物黑客的研究步伐，不过实验的科学严谨程度不一。有些实验发现，异时共生促进了老年小鼠大脑中脑细胞[22]和血管的生长，提高了脊髓再生速率[23]，并且可以使老化、过大的心脏收缩回正常的大小[24]。这让我们知道，有更多的器官可能受益于异体共生，并可能具有潜在的愈合能力，但依旧没有带来可操作的疗法。

还有人尝试将年轻的血浆注射到年老的小鼠和人类身上。这种尝试有一定的科学原理：不同于最初的共生实验，血浆输血是一个相对安全的程序，如果获得积极的结果，可以基于此展开后续实验。然而，人体试验似乎并没有取得巨大的成功——2015年，韩国开始了一项试验，试图使用年轻血浆缓解年老体弱的症状，但目前尚未报告任何结果。[25] 美国的一项试验向阿尔茨海默病患者输注年轻血浆，但未能成功逆转疾病。[26]

由于私营公司试图从炒作年轻血液中获利，该领域因此声名狼藉。一个名为安布罗西亚（Ambrosia）的机构声称，他们可以让35 岁以上的人以 8 000 美元的价格获得一升年轻的血浆（在我撰写本书时，商家正在促销优惠，可以以 12 000 美元的价格买到两份——第二件半价）。[27] 尽管这个业务在湾区科技公司高管和风险投资家（他们都希望延长生命）中十分流行[①]，但是美国食品药品监督管理局（FDA）发表声明警告称，输注年轻血液是有风险的，且其效果并未得到证实。该公司随后暂停了业务。安布罗西亚公司花了将近一年的时间重新评估规则，认为他们的服务在技术上是合法的，并恢复了运营。该公司还把相关治疗称为"付费参与试验"，但在作者撰写本书时他们还没有公布任何试验结果。更糟糕的是，试验没有对照组，因此很难辨别治疗可能产生的任何影响——如果顾客支付了 8 000 美元，你就不能给其中一半人注射生理盐水，但公平的试验应当如此设计。

在 2014 年，也就是安布罗西亚公司成立两年前，一个事实给"年轻血液理论"判了死刑：研究人员给小鼠定期注射年轻血浆，但是小鼠并没有活得更久。[29] 当然，在特定的条件下，年轻的血液还是有些益处的，例如，后来的实验证明年轻的血浆可以改善老年小鼠的肝功能[30]，但它表明异体共生对全身的影响不能简单地通过

---

① 有传言称，贝宝（PayPal）公司的联合创始人、亿万富翁、风险投资家彼得·蒂尔（Peter Thiel）对这一操作十分感兴趣[28]，为此，讽刺情景喜剧《硅谷》中也出现了富豪为了抗衰老而输血的情节。

输血来复制。

与此同时，康波伊团队正在探索如何在年老小鼠和年轻小鼠之间进行大规模血液交换，比如把它们连接到一个微型泵装置上来交换血液，取代异体共生方式。[31] 这本身就是一项非常巧妙的微型工程：小鼠总共只有 1~2 毫升的血液，[①] 为了达到安全交换的目的，微流体泵一次只吸出 150 微升。经过几轮来回抽血、输血后，在两只小鼠体内，年轻血液和衰老血液基本各占一半，实验可以开始了。

这个实验的侵入性远低于异体共生，只观察血液本身引发的变化即可，不需要长时间共享器官。即使只发生一次性的交换，结果也是可信的，并且与异体共生完全不同。年轻的血液保留了某些重回青春的能力，比如使老年小鼠肌肉细胞再生，但总的来说，老年血液对年轻小鼠的负面影响超过了年轻血液对老年小鼠的正面影响。在肌肉、肝脏和大脑 3 种组织中，大脑受到的影响最严重：在血液交换将近一周后，研究人员观察到，不仅年轻血液没有使老年小鼠的脑细胞再生，老年血液还明显抑制了年轻小鼠脑细胞的生长。年轻血液是万能药的传说似乎再一次动摇了——可能有一些好处，但不足以抵消老年血液的负面影响。

看来，"换血疗法"既不可能奏效，又不切实际。那么，我们如何才能将上述研究的结果转化为治疗方法？下一步是找出异体共生的哪些方面产生了抗衰老的效果。几组科学家试图确定，在衰老过程中，血液发生了哪些变化，是否可以逆转。这项工作需要弄清

---

① 作为对比，人体内大约有 5 升血液，是小鼠的几千倍，基本上与我们和小鼠之间的体重差异成正比。

血液中的分子差异（什么成分上升、什么成分下降、什么成分保持不变），然后进行严谨的实验，弄清楚这些差异的后果。科学家发现了一种与年龄相关的蛋白质，名为TGF–β，在老年小鼠和老年人的血液中，这种蛋白的水平会增加，并且它会抑制干细胞的活动。[32] 相比之下，在社会交往、性和分娩等行为中具有复杂作用的激素——催产素，则是年轻血液中的潜在有益因素[33]，它的水平随着年龄的增长而下降。名为GDF11的蛋白质也曾被认为是一种青春恢复因子[34]，但随后的研究并不支持这个理论。总之，这类工作还需要继续推进，因为血液中有几十种物质，它们的含量随着年龄的增长而发生变化，利弊可能交织在一起。

如果我们更需要调节老年血液中的有害因子，而不是添加有再生功能的年轻血液，那么可以选择类似于透析的血浆置换法。这两种过程都是从患者体内抽出血液，去除有害物质、换新后再送回体内。肾功能衰竭的患者需要使用透析去除血液中多余的水分和废物，而这些本来是健康肾脏的责任；血浆置换法则专门针对血浆，通常用于去除导致自身免疫疾病的抗体。如果能够找出老年血液中的问题分子，我们就可以改造透析、血浆置换等设备，以去除它们。这种治疗需要多久进行一次？这个问题只能凭经验回答：每隔几个月就要做血浆置换很麻烦，不过如果能显著改善健康状况，或许也可以接受；但是，如果像透析患者那样，每周进行3次透析，每次4小时，那就令人很不愉快了。

最直接的方法是用药物改变各种信号因子的水平或作用，达到优化效果。康波伊团队之前发现一种随年龄增长而增加的信号蛋白TGF–β，他们试图用ALK5抑制剂来降低小鼠TGF–β的活性。[35]（ALK5是细胞用来发现和应对TGF–β的受体，因此抑制ALK5，细胞就不会对 TGF–β 做出反应。）这种药物重新唤醒了大脑和肌肉中的干细胞，促进新的神经元生长并加速受伤肌肉的恢复。研究团队还尝试联用 ALK5 抑制剂和催产素，后者在体内的浓度会随着年龄的增长而降低。[36] 仅过了一周，药物联用就对大脑、肌肉和肝脏产生了有益的影响，与异时异体共生观察到的情况非常相似。第二项研究最令人兴奋的是，催产素的加入使 ALK5 抑制剂的使用剂量大幅减少，仅相当于原来的 10%：从实用角度来看，较低剂量的药物可降低患者出现副作用的概率；从理论上来说，这表明这两种信号通路间存在相互作用，同时调节可能产生比分别调节更好的效果。ALK5 抑制剂和催产素已被批准用于临床，未来它们可能成为用于人体的第一代信号校正疗法。

溶解在血液中的因子并不是伴随衰老而引起全身信号变化的唯一因素。信号系统的另一个关键组成部分是"外泌体"——在细胞之间运输分子的微小囊泡。它们中最小的直径仅有几十纳米，相当于一般细胞的几百分之一，大小与病毒相似。它们运输的"货物"各不相同，但通常是以 microRNA 编码的信息。microRNA 是非常短的核糖核酸分子，像 DNA 一样，它的碱基里也储存着信息（RNA 的大部分碱基跟 DNA 一样，都由 A、C 和 G 组成，但 U 替换了 T）。外泌体到达目标细胞后会被吸收，将"货物"存放在细胞中。在细胞中，microRNA 可以完成自己的工作，提供改变细胞行为的指令。

下丘脑是大脑的一部分，已知它与控制饥饿、口渴、昼夜节律和体温等基本生理过程的信号密切相关。在一项关于下丘脑中的干细胞的研究中，研究人员发现，随着小鼠的衰老，它们下丘脑中的干细胞也成群地死亡。[37] 把新生小鼠的下丘脑干细胞注射到衰老小鼠体内，可以使大脑的这个特定区域恢复活力。相比注射了其他细胞类型的对照组，注射了下丘脑干细胞的小鼠寿命延长了10%。而且，正如在衰老实验中经常看到的那样，这些小鼠不仅活得更久，而且活得更健康，在跑步机、肌肉耐力和认知测试中表现都更好。

结果是惊人的：增加下丘脑中的干细胞会产生广泛的影响，让小鼠活得更久。虽然令人难以置信，但是下丘脑在许多不同生理过程中起着连接信号的作用，这也许并不奇怪——添加的干细胞将会让这个关键区域的神经元增加，而所有基本生理方面的调节都是在下丘脑的控制之下进行的。然而，注射干细胞的积极效果在短短几个月后就显现出来了。据科学家估计，这个时间还不足以制造新的神经元。这意味着，可能是因为一些更快速的过程。科学家推测，使细胞群恢复活力的可能是干细胞分泌的信号外泌体。他们收集了培养皿中下丘脑干细胞的外泌体，注射到小鼠体内，发现了许多与之前相似的抗衰老效果。

这个结果如果成立，就能直接转化为治疗方法了：我们可以把一些细胞重新编程为iPSC（诱导多能干细胞），使它们分化为神经干细胞，然后将其直接注射到大脑中；或者在实验室中培养它们，收获它们产生的外泌体用于注射。这些携带微小信息的囊泡不仅能发挥抗衰老作用，也能用于治疗——一项研究表明，神经干细胞的外泌体能帮助中风的猪恢复健康。目前，科学家已经在研究把外泌体作为一种向体内输送药物和其他有用分子的通用方法。人们常说"好东西总是小包装的"，对于外泌体来说，的确是这样。

"年轻血液包治百病"这一简单而诱人的想法似乎已被抛弃，一种新的看法正在兴起：衰老在一定程度上是由于信号出错。上述关于异时异体共生、血液交换、信号调节药物和外泌体的实验毫无疑问地表明，衰老和再生能力丧失在某些方面不仅是细胞固有的现象，也反映了对细胞环境中信号的回应。衰老是一个恶性循环：随着身体内部环境的恶化，受异常信号影响的细胞和组织开始退化，然后发出自己的信号，加速身体的衰弱。这是个坏消息，衰老的过程是呈螺旋式下降的；但也可能是个好消息，因为一些积极的变化也会使我们的身体恢复活力，走上良性循环。

我们是否需要定期去血浆置换诊所排出有害的血液因子、服用药物来重新平衡细胞信号、注入外泌体……这些都还有待确定，但是调节引起衰老的信号可能是一件重要的武器。

启动线粒体 [38]

线粒体（细胞内的半自主发电机）的退化是造成全身衰老的原因。较老的细胞中的线粒体较少，产生能量的效率较低。在细胞需要消耗大量能量的地方，如大脑、心脏和肌肉，问题尤其严重。线粒体跟帕金森病关系密切，研究证明它们与许多其他衰老症状也有关系。开发针对线粒体的疗法，可能会改善许多老年问题。

我们在第 4 章中提到，有关线粒体与衰老关系的第一个理论是自由基理论。自由基是一系列具有强烈反应性的化学物质，是线粒体生产能量的副产品，其中一个特别有害且与线粒体相关的基团被称为活性氧（ROS）。如果不加控制，这些氧自由基会在我们的细胞周围横行霸道，与所有物质发生反应，破坏蛋白质、脂类甚至DNA。幸运的是，它们可以被抗氧化剂清除——这些分子可以稳定ROS，而不会对自身造成严重损害。我们的身体会自己产生抗氧化剂，比如过氧化氢酶和超氧化物歧化酶等蛋白质，食物中的维生素C和维生素E也是抗氧化剂。因此，如果ROS是问题所在，那么解决方案似乎很简单：增加抗氧化剂的水平，要么让我们的身体制造它们，要么服用维生素补充剂。

　　在第4章中，我们谈到了增加小鼠抗氧化剂产量的尝试：添加生产超氧化物歧化酶和过氧化氢酶的基因似乎不会延长寿命。此外，有大量证据表明，抗氧化剂补充剂不能延长小鼠或人类的寿命。2012年发表的科克伦系统评价（被认为是医学研究结果的黄金标准）[39] 审查了78项试验，包含共300 000名参与者，以评估抗氧化剂补充剂的效果。结果很明确：这些补充剂毫无意义，甚至可能有害。维生素A、C以及硒对长寿没有影响，维生素E和β–胡萝卜素则分别使死亡概率增加了3%和5%。

　　抗氧化剂不起作用，可能是由于ROS在体内还有其他功能：比如作为细胞内或细胞之间发送指令的信号，或者被免疫细胞用来破坏细菌。因此，当用维生素补充剂清除过多的自由基后，我们的身体可能会减少抗氧化酶的合成，以确保有足够的ROS用于上述关键过程。还有一种可能，在高剂量的抗氧化剂作用下，ROS水平会降得过低，无法完成重要功能，从而造成额外伤害。因此，阻止自由基这种横行霸道的化学物质并不是一个理想选择。

　　然而，关于抗氧化剂能否延长寿命的争论还在进行——主要是那些专门针对线粒体的抗氧化剂。线粒体是身体中大部分ROS的制造场所，也是它们攻击的主要目标之一。ROS会破坏线粒体的外部"皮肤"（线粒体膜）、产生能量的机器和DNA（前面说过，我们大部分的DNA都存储在细胞核中，但细胞核外也有一小部分DNA，即长度很短的线粒体DNA）。自由基给线粒体造成的风险简直高得吓人——对我们来说，重点保护线粒体可能比在整个细胞中无差别地吸收自由基要好得多。

一篇 2005 年发表的论文报道，研究人员给小鼠植入了能够进入线粒体的过氧化氢酶基因的拷贝，发现它们的寿命比普通小鼠长了 20%，平均寿命达到 32 个月，而不是通常的 27 个月。[40] 随后的小鼠研究表明，靶向线粒体的过氧化氢酶有很多好处，比如降低老年小鼠患癌症的风险[41]、减缓与年龄相关的心脏疾病的进展[42]、减少 β 淀粉样蛋白的产生[43]、延长阿尔茨海默病模型小鼠的寿命、改善老年小鼠的肌肉功能[44] 等。

还有几种针对线粒体的抗氧化药物正在研发。最先进的可能是已经进行了人体临床试验的 MitoQ，多个试验表明它可以减轻丙型肝炎症状[45]、改善 60 岁以上健康人群的血管功能[46]，但并没有减缓帕金森病的进展速度[47]（不过，原因可能正如我们之前所指出的，帕金森病患者已经失去了很多多巴胺能神经元）。有趣的是，这种抗氧化剂也可能改善端粒的功能：已有实验证明，用 MitoQ 处理细胞后，端粒的缩短速度下降了。[48] 这意味着，线粒体 ROS 对端粒 DNA 的损伤会导致端粒变短，并减少细胞分裂次数。MitoQ 和其他类似药物的进一步临床试验正在进行中。

另一种方案是，提高现有的线粒体质量，努力除掉无效的线粒体，用更好的"替补"取而代之。我们之前提过，线粒体可以通过自噬来降解受损的部分，科学家正在寻找能够促进线粒体自噬的药物。肠道细菌在消化食物中的营养物质时会产生尿石素 A（urolithin A），这种分子已被证明可以延长线虫的寿命、提高小鼠的耐力和肌肉力量、[49] 减缓阿尔茨海默病模型小鼠认知衰退的症状[50]，还能改善 60 岁以上人群的线粒体功能[51]。可能促进线粒体自噬的其他药物包括：亚精胺、我们在前文讨论过的 DR 模拟物，以及一些可以增加 NAD$^+$ 分子水平的补充剂。NAD$^+$ 分子是细胞能量产生的关键因素，对线粒体自噬很重要，其水平随着年龄的增长而降低。[52]

然而，添加抗氧化剂或改善线粒体自噬本质上或许是在给一台坏掉的机器加油，还是治标不治本。不幸的是，我们还没有找到线粒体随年龄增长而衰弱下去的根本原因。我们对线粒体了解得越多，它们就越显得奇妙，它们之间的相互作用也就越复杂。如果线粒体变弱的根本原因只有一个，那么最可能的情况就是 DNA 突变。要知道，线粒体是细胞中细胞核外唯一含有 DNA 的部位。如果小鼠的线粒体 DNA 突变增多，就会出现类似加速衰老的现象。当然，我们真正关心的问题是：减少线粒体突变，能否减缓或逆转衰老过程？

通常，找出答案的最佳方法是修复线粒体突变，看看会发生什么。阻止线粒体突变最激进的想法是"异位表达"：将线粒体的基因拷贝一份，与其余 DNA 一起放入细胞核中。这听起来像是一个古怪的重建方案，但它实际上是在完成进化未竟的事业。关于线粒体的起源有一个相当离奇的故事：10 亿多年前，细胞内首次出现线粒体，当时人类的一个单细胞祖先吞食了一个完全独立的生物体，从此，二者开始了漫长的共生。那个被吞没、最终成为线粒体的细胞完整保留了自身的 DNA，但在漫长的时间中，它的基因要么丢失，要么迁移到了细胞核里。把 DNA 储存在细胞核里更加安全，因为这样可以远离线粒体产生的有害自由基，复制的频率要低得多，并受到更有效的核 DNA 修复机制的保护。

将线粒体基因转移到细胞核中用于治疗并不是个新想法：科

学家在 20 世纪 80 年代就进行了首次尝试，向缺失线粒体 *ATP8* 基因的酵母细胞的细胞核中植入该基因的拷贝，并且把基因成功地导入线粒体。[53] 从那时起，这逐渐成为一种治疗遗传性线粒体疾病的方法。线粒体 DNA 的突变会导致多种问题，严重程度不等：轻则让人运动时感到疲惫，重则让婴儿出生几天后突然死亡。基于这种想法，科学家开发出一种治疗莱伯视神经病变（LHON）的方法。[54] 这种方法目前还在临床试验的最后阶段，在细胞、小鼠和兔子试验中都获得了初步成功，即使这种方法在人类身上不起作用，它也是有价值的。

将全部线粒体基因转移到细胞核里以对抗引起衰老的突变，而不仅仅是导致特定线粒体疾病的突变，这一想法来自第 4 章中提到的奥布里·德格雷，他提出了"可忽略衰老制造策略"（SENS）理论。所以到目前为止，在这方面取得最大进展的是他的 SENS 研究基金会：他们补足了细胞核中的线粒体缺失的两个基因，成功地在实验室里恢复了这种缺陷细胞的功能。[55] 最近，他们得到了所有由线粒体编码的基因，一共 13 个，通过优化其遗传密码，让它们在细胞核中发挥不同程度的作用。[56]

要使线粒体基因在细胞核里正常运行，还有更多工作要做，如果获得成功，它应该能产生实际的抗衰老效果。不过，恐怕我们需要解释的最大问题是：如果这个想法如此伟大，那么生物为什么没有进化成这样？制造线粒体需要大约 1 500 个基因，其中超过 99% 的基因都存在于人类的细胞核中。为什么进化在这里停下了脚步？[57] 数字 13 并没有什么特别之处：一种名为安达卢西亚的单细胞土栖生物在其线粒体中保留了 38 个蛋白质编码基因，在其他生物中，这些基因大部分位于细胞核中；引起疟疾的疟原虫线粒体中只有 3 个基因；2019 年被发现的一种感染海藻的寄生虫可能根本没有线粒体 DNA（不过这些生物利用线粒体产生能量的机制存在细微的差异）。将全部基因放在细胞核中，也给进化造成了一些重大障碍：在进化历史的某个时刻，线粒体和核基因组走上了不同的路线，这意味着，如果某些线粒体 DNA 意外地进入细胞核，它需要做出重大的改变才能制造必要的蛋白质，但是这些改变往往很难。① 如果这就是我们的线粒体仍然保存着 DNA 的原因，那么把线粒体 DNA 移动到细胞核里实际上并没有任何理论上的障碍，只是在生物学上，有一堵巨大的墙阻止了这些情况的偶然发生。

　　然而，线粒体可能需要保留这一小部分基因才能有效工作：线粒体 DNA 代表了"地方政府"，利用局部资源来优化细胞代谢，在某种程度上独立于"中央机构"细胞核。如果是这种情况，其他地方的备份拷贝可能会破坏细胞精心设计的代谢指挥系统。获得确定答案的唯一方法是不断尝试：至少，我们可以了解到一些关于线粒体的生物学知识；在此过程中，我们很有可能会找到治疗某些线粒体疾病的方法；在最乐观的情况下，我们甚至可以消灭引起退化性衰老的线粒体突变。

　　最后的方案不是对付失效的线粒体，而是对付拥有它们的细胞。大多数线粒体 DNA 突变不会引起重大问题，但一小部分细胞会被"僵尸"线粒体所支配，这些线粒体丢失了大量 DNA，因此不能产生能量了。[58] 目前尚不清楚这样的细胞数量达到多少就足以

————————

① 例如，在线粒体中，DNA 序列 TGA 的意思是"添加色氨酸"，而你可能还记得，第 3 章中提到 TGA 是细胞核 DNA"停止阅读"的代码。这是一个根本性的障碍，因为这意味着蛋白质合成将中止，不能行使生物学功能了。

引起与年龄相关的严重问题，但是，正如我们在衰老细胞中看到的那样，一些害群之马很可能会加速衰老。那么，用类似于对付衰老细胞的方法也许会有效：杀死它们，但使用的武器（目前还在假想中）是"线粒体药"，而不是抗老药。不过，这个想法的风险与抗老药的风险非常相似，因为清理状态欠佳的细胞可能会引发一些特别的问题。例如，针对含有缺陷线粒体的肌肉纤维的"线粒体药"会破坏整个纤维，导致肌肉萎缩，而肌肉萎缩会削弱力量，这正是我们试图避免的。尽管如此，它还是值得一试的。在最坏的情况下，我们也能更好地了解细胞内的"僵尸"线粒体在衰老中起到了什么作用；在最好的情况下，我们还能证明这种权衡是有价值的，杀死这些细胞有益于我们的健康。

总的来说，在尝试减缓或逆转线粒体造成的衰老方面，我们有很多选择，但不完全确定哪个效果最好。部分原因是，我们并不完全清楚，随着年龄的增长，线粒体会发生哪些改变。短期内会产生的疗法可能包括：用于清除线粒体产生的自由基的靶向抗氧化剂；用于清除不良线粒体的补充剂，如尿石素A。从长远来看，我们应该设法从基因上进行改变，确保线粒体突变不再重要，消除它们对退化性衰老的影响，这是一个值得花费大量精力来实现的目标。

击退克隆的攻击 [59]

DNA受损以及由此产生的突变，可能是我们最难以对付的与年龄相关的体内损伤。我们可能采用的第一种方法显而易见：修复。而第二种方法则依赖于两个方面：首先要准确理解突变如何导致老去的身体出现问题，其次要了解DNA测序技术的最新发展如何推翻了关于突变重要性的旧观念。

第一个显而易见的方法是改进DNA修复机制。我们的细胞已经竭尽全力确保DNA损伤能得到修复，我们在第4章中也提到，一个普通细胞每天遭受的DNA破坏多达10万次，即使极少的部分被遗传下去，都可能产生灾难性的后果。万幸的是，体内有一系列令人叹为观止的DNA修复过程，数百个不同的基因负责发现问题、请求支援并切除损伤，毫无疑问，修复机制对我们的身体意义重大。然而，正如我们从衰老的进化中了解的那样，即使像修复DNA这样重要的事情，也只要达到能把基因传递下去的程度即可。

我们可以从动物王国中得到一些启示，许多动物似乎比人类更能抵御突变。以我们在第2章中提到的拥有超长寿命的弓头鲸为例，这些优雅的巨兽重达100吨，能活两个多世纪。尽管体型巨大，但弓头鲸细胞的大小与人类甚至小鼠的细胞大致相同。鉴于它们的体重是一般人的1 000多倍，可以推算它们的细胞数量大约也是人类的1 000倍。这意味着，它们的细胞获得致癌突变的概率也是人类的大约1 000倍，同时，它们的寿命是人类的两到三倍（如果考虑到野外人类的寿命，差距会更大）。但是，这些海洋中的巨型动物并没有全身布满肿瘤。1977年，医学统计学家理查德·佩托发现了这一规律：大型动物拥有更多细胞和超长的寿命，却往往不容易得癌症，这也被称为"佩托悖论"。

不过，佩托悖论似乎只存在于物种之间，而不是物种内部：有证据表明，与较矮的人相比，较高的人患癌症的风险更大，[60] 体型较大的狗也比体型较小的狗更容易患癌症。每个物种的细胞对癌症的防御能力是一定的，因此拥有更多细胞的个体总体上患癌症的可能性更大。（身材高大的人不要惊慌，统计数据表明，与身材矮小的人相比，你患心血管疾病和痴呆的风险更低，因此总体死亡率的差异是差不多的。[61]）这进一步支持了我们可能会从大型长寿动物身上获得启示的想法，大型动物那些抵御癌症的未知优势可不能用体型来解释。

人类如何提高自身抵抗基因突变的能力？近来对大象和弓头鲸基因组的测序结果给我们提供了一些线索。大象基因组包含20个名为 *p53* 的基因拷贝[62]，而人类只有一个。在癌细胞中，*p53* 的突变频率是最高的，由于其至关重要的保护作用，它被称为"基因组的守护者"。*p53* 的功能很多，其中之一是引起DNA严重受损细胞的凋亡或衰老。因此，这些额外的基因拷贝可能使大象的细胞特别容易发生预防性自杀，从而降低癌症发生的可能性。虽然弓头鲸没有额外的 *p53* 拷贝，但它们负责DNA修复的基因却有额外的拷贝或细微的变异，可能从一开始就降低了突变的可能性[63]。看来，大型动物预防癌症的方法不止一种。

不过，把这些发现直接用在人类身上是很冒险的：虽然从小鼠身上移除 *p53* 基因拷贝确实会使它们更容易患上癌症，但是额外增加一个基因也会让小鼠加速老化、寿命缩短。据推测，这种好战的自杀蛋白会让干细胞大量死亡，因此小鼠虽然获得了抗癌能力，但会过早耗尽干细胞储备。考虑到这些结果，我当然不会去尝试增加 *p53* 基因拷贝的治疗方法。进化很可能在衰老和癌症预防之间做出了复杂的权衡，这种平衡不能简单地通过基因数量来理解。正如生物学家莱斯利·奥格尔（Leslie Orgel）所说，进化过程远比你聪明。

然而，这种方法也并非没有希望：你可能还记得，本章前面提到接受了端粒酶和 3 个 DNA 保护基因的小鼠比正常小鼠的寿命更长。*p53* 就是保护基因之一。第 2 章中也提到，进化过程中的优化不是为了长寿，而是为了繁殖成功。对于这些经过基因改良的小鼠来说，也许额外的 *p53* 基因会导致更多的细胞死去，但大量具有更长端粒的细胞可以多分裂几次以弥补损失。不过，进化可能会避免这种情况的发生，因为延长端粒和制造额外的细胞都需要大量的能量，而 *p53* 和端粒酶的正常数量已经能将癌症和干细胞耗竭的时间推迟到大多数野生小鼠死后很久。这意味着想增加寿命并不一定要比进化更聪明：插入额外的单个基因拷贝的方法可能过于简单，但在我们还不完全了解细胞中的保护系统如何相互作用时，通过明智地添加或改变少数基因可以取得积极的成果。（我们将在下一章中更多地讨论针对长寿的基因编辑方法。）

　　"更好地修复 DNA"的方法无须了解受损 DNA 和由此产生的突变是如何影响我们的，只需减缓损伤的积累，并推迟其造成的后果。然而，我们可以采用另一种方法对付突变，关键在于我们如何去理解突变对老年组织的影响。

　　突变可能促进衰老过程的观点是在 20 世纪 50 年代后期提出的，就在 1953 年 DNA 双螺旋结构被发现的几年之后。这个观点认为：我们的遗传密码会在一生中不断积累随机错误；由于遗传密码是构建蛋白质的指令，那么密码的错误会导致蛋白质的结构发生变化，蛋白质的结构又决定了它们的功能，因此，随着年龄的增长，这些变化会让细胞里的蛋白质逐渐失效，并很可能增加 DNA 的损伤程度，这就是一个加速衰老的恶性循环。

　　不过，现代 DNA 测序技术让我们开始质疑这个简单的图景。

我们现在可以知道细胞在一生中积累了多少突变——在 10 年前，科学家们还只能猜测这些数字——但是这些数字并不如我们所想。在你活着的每一年，体内的大多数细胞都会发生大约 10 到 50 次基因突变。而且，不同组织细胞的情况惊人地一致，无论是不断分裂、被食物中的毒素包围的肠道内壁细胞，还是在严密保护下一辈子都不会分裂的脑细胞，几乎所有细胞类型突变的次数都在这个相对狭窄的范围内。

也有少数例外，比如暴露在阳光下的皮肤[①]：这些区域的细胞每年可以累积 10 倍的突变。[64] 事实上，皮肤研究人员（几乎）将皮肤老化等同于阳光照射——某一块皮肤在生命周期中接受了多少紫外线是其生物学年龄的重要预测指标。如果你吸烟，那么另一个以异常频率发生突变的地方就是你的肺内壁[65]，原因显而易见。

这些突变率意味着，一个 65 岁的人体内任何特定细胞都可能发生几千次突变，而暴露在阳光下的皮肤或吸烟者的肺细胞中可能有 10 000 个突变。这听起来很多，但可能还不足以引发大规模的蛋白质出现问题：能够编码蛋白质的 DNA 占总 DNA 的比例只略高于 1%，[②] 细胞也只使用与特定功能相关的蛋白质，这意味着，在对特定细胞很重要的蛋白质编码区域发生突变的可能性很低；一些"同义"突变则不会对蛋白质产生影响（"拼写"DNA 密码中的每

[①] 在研究中，未暴露在阳光下的皮肤的对比组通常是流浪汉的皮肤，大概是因为频繁进行裸体日光浴的人很难找。

[②] 其他 99% 的 DNA 曾经被称为"垃圾 DNA"，但我们现在知道，这种称谓是不恰当的——它们也参与了不同的生理过程，例如确保在正确的时间产生正确的蛋白质。然而，在大多数情况下，其 DNA 序列不会像蛋白质编码区那样至关重要，偶然发生突变也不太要紧。

个氨基酸的方法有多种，如果最后拼出的"单词"能编码相同的氨基酸，那么更改一个字母不会产生什么影响）；最后，因为大多数基因有两个拷贝（分别来自父母），即使出现了一个突变，通常也有一个备份可以弥补缺陷。在细胞中，编码重要蛋白质的两个拷贝中都出现突变才会引发问题。做一下数学计算，你就会发现可能出现这种情况的细胞数量很少，仅为几千分之一。那么，也许突变其实不是什么大问题？

如果能证明普遍发生的随机突变不是细胞老化的原因，那将是一个重大的解脱，因为那些突变几乎不可能被修复。如果每个细胞都包含数十种严重影响功能的突变，我们就需要找到一些可以进入细胞去修复突变的技术，这实在是难以想象。设想一下，即使制造出一种能修复突变的纳米机器人，它也需要携带整个基因组的拷贝来检查每一个可能存在的错误，这样一个具有科幻色彩的衰老疗法可能得在 23 世纪才能出现。

对老年人基因组的详细测序结果表明，这种情况看起来不太可能发生，但是，我们发现突变对衰老过程的影响更加精细、复杂。我们来看看DNA突变最著名的后果——癌症。

从根本上说，癌症是一种因突变的累积而产生的疾病。癌细胞的基因组中出现的某些特定的缺陷使其成为肿瘤[66]：最重要的可能是使细胞停止生长的基因失效，或者开启促进生长的基因，或者两者兼而有之。本章前面也提过，关键是激活端粒酶，偶尔也会有其他一些机制。随着肿瘤的生长，它会发生突变来增加自身的血液供应并抑制免疫系统。并且，在某些阶段，大多数癌细胞会关闭关键的DNA修复机制，让基因组陷入混乱状态，从而产生更多突变，使癌细胞在完成特有的"任务"时变得更容易。之前的数学计算告诉我们，在年老时很少有细胞能拥有某个造成严重后果的突变，它同样也会告诉我们，基于当前的人类寿命，在同一细胞中积累足够多的特定促癌基因也是不太可能的。

不幸的是，癌症有一张王牌：进化。当非癌细胞获得科学家所说的第一个"驱动"突变时，它就为细胞提供了进化优势，这是问题的关键。对细胞而言，进化优势意味着它能够比不具有该突变DNA的相邻细胞长得更快。想象一下，如果一个正常细胞发生了一个基因突变，而该基因的作用是在特定条件下停止细胞生长，突变的细胞就可以不停地分裂，即使所有相邻的细胞都（正确地）认为没有必要分裂了。在其他生长调节过程生效之前，它可能会产生几千甚至几百万个后代。在进化过程中，大多数细胞功能都是有备份的，比如其他生长调节机制减少了癌症出现的概率，抑制了上述快速增长时期。这种快速但暂时的生长过程被称为"克隆扩增"，之所以如此命名，是因为它是一种细胞的扩增，这些细胞是彼此的克隆，有着相同的驱动突变。

驱动突变和克隆扩增的过程使癌症发生的可能性大大增加。如果现在有成千上万个细胞已经含有一个驱动突变，那么其中一个更有可能"幸运"地获得第二个驱动突变。而第二个突变会导致另一场克隆扩增，这意味着现在有 100 万个细胞拥有两个癌前突变，正在等待第三个……如此循环下去。这正是自然选择的进化过程，只不过作用对象是生物体内的细胞：具有生长优势的细胞会繁殖开来，胜过那些顺从、遵守规则的邻居，这个过程不断重复，生物体也离癌症越来越近。

驱动突变理论对于我们现在理解癌症如何产生非常重要。如果每个阶段的概率都增加了 100 万倍，那么人在一生中将非常可能患上癌症。事实上，基于目前的预期寿命，我们中约有一半人会患上癌症。[67] 结果是，癌症成了目前主要的"杀手"：它造成了发达国家超过 1/4 的死亡人数，以及全球 1/6 的死亡人数。

因此，担心随着衰老而积累突变的第一个理由是癌症——任何降低突变频率的措施都应该能帮助我们预防癌症的发生。然而，克隆扩增的过程在另一方面制造了麻烦，它提供了一种新的机制：讨厌的突变即使只发生在相对较少的细胞中，也会对衰老的身体产生巨大的影响。

我们近期发现了克隆扩增在体内的普遍性。最近的研究表明，在一些老年组织中，几乎找不到正常的细胞。你以为这些组织是众多突变的嵌合体，每个细胞都不同吗？错了。它们是由直径通常小于 1 毫米的细胞群拼凑而成，每个细胞群都由具有一两个特定突变的细胞组成，这些突变使它们具有竞争优势。这种现象是在 2015 年的一项研究中首次发现的，研究对象是 4 名 50 岁以上的人的皮肤。[68] 该研究发现，20%~30% 的细胞含有驱动突变——1 平方厘米的皮肤上平均有 140 种不同的驱动突变。这个结果令人惊愕：想象一下，在你的皮肤上，有成千上万个相互竞争的克隆在争夺主导地位。鉴于克隆的数量如此之多、突变负担如此巨大，正是因为有细胞死亡、衰老和免疫系统等保护机制的作用，才能让我们所有人不会因为阳光照射皮肤而迅速死于癌症。

不过，由于会不断受到紫外线的辐射，暴露在阳光下的皮肤并不具有代表性。但是，后续针对食管（体内连接嘴和胃的管道，因此晒不到阳光）的研究发现了惊人的相似结果。[69] 尽管总体上突变少得多，但是食管中单个克隆的扩增能力更强。（克隆在皮肤中扩张能力下降很可能是一种保护我们免受皮肤癌侵害的机制，虽

然我们还不清楚具体情况。) 在你年老时, 你的食管将拥有大约
10 000 个不同的克隆, 几乎覆盖了它的全部部位。

　　看了下面这个例子, 你就能理解为什么这种情况会很麻烦了。
发生克隆扩增最频繁的另一个场所是造血干细胞 (HSC, 负责制造
血细胞的干细胞)。HSC 中最常见的驱动突变发生在名为 *DNMT3A*
的基因上。它编码的蛋白质控制着干细胞是不对称分裂 (形成一个
干细胞和一个分化的子细胞) 还是对称分裂 (形成两个干细胞)。[70]
具有 *DNMT3A* 突变的 HSC 将优先对称分裂, 这给细胞带来了巨大
的竞争优势——每次分裂后将产生 2 个、4 个、8 个……干细胞,
逐次翻倍, 仅需要 20 次分裂, 它的数量就将大大超过不对称分裂
的干细胞。这些细胞能胜过具有原始 *DNMT3A* 的细胞并进行克隆
扩增, 也就不足为奇了。

　　横冲直撞的突变最终停止了, 因为其他机制开始给予反馈,
告诉它们分裂已经足够了。然而, 具有这种突变的人最终可能会发
现他们的大部分 HSC 是突变体, 这意味着他们体内大部分红细胞
和白细胞都是由这些突变克隆制造的。这些克隆扩增的 HSC 的存
在与白血病等癌症有关 (非常明显, 一系列的克隆扩增使癌症成为
可能), 也与糖尿病有关, 并让心脏病发作或中风的风险翻倍。[71]

　　我们还不了解这些现象背后的确切机制, 不过, 如果你体内
大量血细胞的关键基因发生突变, 那么你的血液就会出现问题, 这
个逻辑是合理的。进行相关研究的科学家观察到, 拥有突变克隆的
人的红细胞大小不一致, 这至少是一个代表异常的迹象。我们也知
道心脏病和一些中风背后的动脉粥样硬化斑块主要由白细胞组成,
特别是巨噬细胞, 功能失调的突变巨噬细胞可能会让患者预后更差
是有道理的。如果不加以控制, 在皮肤或肠道内壁等快速更新的组

织中，类似的克隆扩增可能会导致细微的问题，这本身也会加速疾病或衰老的进程。

因此，正如进化和克隆扩张使癌症成为一种威胁，这些研究揭示出突变的威胁成为衰老的一个因素。癌症和衰老的关键原则都是：对单个细胞的生存有益的东西不一定对整个生物体有益。多细胞生物依赖于细胞之间的协作，而这些自私逃跑的克隆无法正常发挥其功能，从而降低了它们所在的小鼠、人类或任何其他生物体的适应性。

我说了这么多题外话的原因是，这些对突变影响的新理解应该能给开发新疗法提供思路。首先要注意的是，目前并没有确凿证据表明克隆扩增足以带来疾病和功能障碍，而且克隆扩增的效应也不意味着，不能促进克隆扩增的单个细胞的随机变化就无关紧要。我们需要进行的第一步是收集更多数据：随着DNA测序成本的大幅降低，科学家们正在对更多的人体组织进行测序，研究的规模和精细程度都是前所未有的。在接下来的10年里，我们的知识将发生改变，我们将能够更详细地揭示突变在哪里发生、有何后果。但是，如果这些克隆扩增确实会成为问题，我们该怎么办？

在突变如何影响衰老的研究上，我们获得的第一个好消息是：尽管克隆非常普遍，但它们通常是由只存在少数基因缺陷的细胞精心策划的。比如，皮肤和食管中的大多数克隆扩增是由 *NOTCH1* 基因发生失活突变引起的，因此针对这种突变的药物可以大大减少我们需要担心的异常细胞数量。之前，随机突变导致功能障碍的理论要求我们开发数千种治疗方法，而有了新理论，我们只需要追踪最常见的几个突变就可以了，这显然要好得多。目前，我们还不清楚这些疗法究竟会是什么样子的，但有很多选择：癌症研究人员花了几十年的时间寻找"靶向"疗法，这些疗法会攻击具有特定突变的癌细胞，同时不理会一旁的正常身体细胞，这意味着我们也可以用其他方法来对付非癌性的克隆扩增突变体。

除了解决与衰老有关的克隆扩增，这种思路也可能开发出一种很好的癌症预防药物。一项研究检查了 2 500 多个肿瘤病例中涉及的突变，发现最早的驱动突变有 50% 发生在特定的 9 个基因中，这些突变在患者被诊断为癌症之前多年就出现了。[72] 这意味着，理论上，我们如果能杀死具有这些突变的细胞，就可以预防大量癌症。尽管我们还是不知道应该怎么做，但是与寻找数百或数千个潜在的致癌基因相比，找到针对 9 个基因的治疗方法要容易得多。

当然，除了直接杀死它们，我们也可以用另一种方式击败克隆扩增，也就是维持有利于正常细胞的环境。在进化中，"适者生存"的法则就是适应当前环境。因此，如果用药物或其他疗法改变环境，使正常的、未突变的细胞拥有竞争优势，它们就能够逐渐从克隆扩增中夺取控制权。我们究竟如何做到这一点仍有待商榷，但有初步证据表明，可以在突变上扭转局面。最近的一项概念验证研究发现，让小鼠接受一定剂量的X射线照射，可促进其具有 $p53$ 突变（$p53$ 是癌症中最常见的突变，也是食管中克隆扩增的第二常见的驱动因素）的食管细胞的生长，但如果在接受X射线照射之前先让它们服用一定剂量的抗氧化剂，就会提高正常细胞与突变细胞竞争的能力。[73] 虽然服用抗氧化剂同时用X射线照射可能不会成为一种流行的治疗方法，但是这项研究证明，克隆扩增的优势取决于它们所处的环境，调整环境可以帮助正常细胞重夺优势地位。（这也提出了一个有趣的设想，也许辐射过多导致癌症的主要原因不是辐射直接导致突变，而是它可能会扩大突变克隆的群体，增加它们发展成癌症的概率。）

也许，避免DNA损伤和突变最极端的想法是彻底更新身体的干细胞，无论是针对细胞的克隆扩增还是导致衰老问题的单个细胞的随机突变（或两者皆有），这种方法都有效。从测序研究方面传来的另一个好消息是，通常还有一些DNA没有任何重大问题的细胞幸存。如果我们能提取一些未突变的细胞，将它们转化为诱导性多能干细胞（iPSC），再次仔细检查它们的DNA，确定没有随机错误或驱动突变，然后将这些iPSC转化为干细胞，我们就可以在皮肤、食管、肠道、血液和其他饱受突变困扰的组织中用干细胞来代替突变细胞。我们还将获得更多的知识，比如，身体中哪些部位最需要更新DNA，修复哪些组织能让我们渡过难关，直到我们能够修复那些突变率较低、克隆扩增问题并不严重的组织。

DNA中的突变可能是衰老标志中最有力的一个，它告诉我们衰老过程是难以克服的。我们已经讨论了实验室中的概念证明以及一些纯粹的推测。但最终必须解决的一个问题是：即使我们完全解决了其他一切问题，突变还是会不断积累，它们每年在你身体的每个细胞中发生10到50次，克隆也会不断扩张，慢慢地扼杀它们的正常邻居。解决这个问题的最巧妙的办法可能是：通过进一步的研究发现，即使在延长寿命的情况下，非致癌突变对我们的健康也不会造成严重的危害，但我们应该在抱有最好的希望的同时做好最坏的打算。

值得庆幸的是，在不久的将来，我们对引起衰老的突变的普遍性和突变类型的了解将急剧增加。基因组测序现在比以往任何时候都便宜，不仅老龄化研究界对突变积累感兴趣，癌症研究界也对其感兴趣。对治疗衰老有兴趣的人需要探索突变对退化和癌症的影响，并确保把实际治疗的尝试与探索性工作相结合。如果能够做到，我们就将驯服猖獗的克隆扩增，通过基因疗法加强对DNA的保护，如今的许多人都将从第一批这样的治疗中获益。

第 8 章

抗衰老疗法之四：基因的重编程

移除、替换和修复等手段轮番上阵后，在实际治疗衰老的最后阶段，我们还可以用重编程的方法改变自身的生物学特性，破解大自然赋予的预设程序，在第一时间阻止问题的产生。我们的生物学"程序"是写在基因中的，所以重编程意味着要编辑基因，优化好的部分、减少坏的部分，并为细胞和器官增加新的功能。

这听起来可能比较科幻，但在可以预见的未来，医疗领域大有可为。用不了多久，我们可以使用基因编辑，优化那只掌握我们命运的进化之手，我们甚至可以进行细胞重编程（制造诱导多能干细胞过程的另一个叫法），不仅能在培养皿中扭转细胞的命运，而且在我们的身体中也能做到。

也许生物老年学甚至整个医学的最终阶段就是：将我们迄今为止所学的一切结合到人类生物学的复杂计算机模型中，相比之下，我们以往所研究的一切都显得很原始。一旦实现了这个目标，我们将真正"永垂不朽"。同时，随着"衰老"逐渐失去意义，我们设计的治疗方法可能都不能再被称为"抗衰老"了。

基因升级 [1]

DNA是我们身体的蓝图，它决定着身体的宏观布局，控制着细胞内和细胞之间相互作用的最小组件，等等。不过，随着我们对人类基因组的了解越来越多，媒体上似乎有越来越多关于"负责这个特征或者那个特征"的基因的报道，并且很容易陷入"基因决定论"——认为一个人在生物学意义上的发展变化，以及其疾病风险、寿命甚至大部分性格，都由遗传密码决定。

当然，生命比这复杂得多。DNA确实会影响寿命，毕竟，人类最长可以活100多年，但线虫只能活几周，而这种差异在各自的DNA中就已经注定。我们知道，单个基因的突变就可以大大改变实验室中线虫和小鼠的寿命，那么，我们能否将这些知识付诸实践，延长人们的健康寿命？

第一个问题是，基因在多大程度上决定了我们的正常寿命。科学家通过研究同卵双胞胎和异卵双胞胎，并分析了大量数据，估算出长寿的"遗传力"，也就是寿命的长短在多大程度上可以遗传。[2]事实证明，遗传的影响小得惊人——大约在25%左右。然而，最近的研究显示这个数值可能更低。人们通常不会完全随机选择伴侣——他们倾向于选择特征与自己更相似（相对于统计学的平均水平）的人，这种倾向被称为"选择性交配"。在2018年的一项研究中，研究人员使用某个家谱网站上的数千条出生和死亡记录，对选择性交配的影响进行了数学校正，结果发现长寿的遗传力降至10%以下。[3]实际上，研究人员发现，已婚夫妇之间的寿命相关度比父母跟孩子的相关度更密切。

对大部分人来说，这是一个让人更有信心的消息：你的寿命并没有写在DNA中，不必将父母的寿命视为自己期望寿命的上限。通过恰当的饮食、锻炼、生活方式（当然还需要一点点运气），我们的命运在很大程度上掌握在自己的手中，而不是像过去以为的那样，完全由基因决定。

然而，对于一些生物学家来说，这个消息令人沮丧，他们本来希望在人群中找到长寿的遗传基础，却发现遗传效应极其微妙。如果没有仔细纠正诸如选择性交配之类的问题，只是盲目地在普通人中寻找，那么我们是不会发现惊人的长寿突变的。幸运的是，如果我们把目光投向一些不寻常的地方，研究会变得容易得多。科学家尝试的第一个方向是：长寿老人。

能活到100岁的人都有一些明显的奇异之处（当然是好的方面）。研究发现，他们的体重大致相同，更少吸烟或饮酒，运动量也多，饮食也比一般人好得多。[4]他们不仅活得更久，而且似乎也更晚受到与年龄相关疾病的困扰。一项针对美国百岁老人的研究发现，他们一生中生病的时间比常人少得多，只有9%，而一般人是18%。[5]他们能够生活自理的时间也长得多，通常在100岁时还能自理。

随着我们的研究对象从普通的老人变成格外长寿的老人，长寿的遗传力似乎又增加了。你的父母活到70岁还是80岁，对你的寿命极限来说都没有多大意义，但如果父母中有一方活到100岁（甚至超过100岁），那就值得关注了。你可能已经注意到了这一点——也许是朋友的家人，也许是你自己的家人（那就太幸运了）。在家谱中，你有时候能找到一串特别长寿的女性（在统计学上，特别长寿的人通常是女性：女性百岁老人的人数甚至超过男性人数的5倍[6]）。这种偶然的观察结果是经得起统计检验的：如果你有一个兄弟姐妹活到 100 岁，那么你活到 100 岁的机会比其他人高出大约 10 倍。[7]

于是，遗传学家开始寻找百岁老人体内明显过多的基因。事实证明，这是一项非常艰难的工作，但有两个基因一直出现：*APOE* 和 *FOXO3*。

APOE 基因编码一种名为 Apo-E 的蛋白质，它负责全身的胆固醇运输，它的不同突变体对心血管问题和痴呆的发生概率有重要影响。它有三种突变体——*APOE2*、*APOE3* 和 *APOE4*。最普遍的突变体是 *E3*。全球约 2/3 的人拥有普通的 *E3/E3* 基因型（即有 *E3* 基因的两个拷贝，一个来自母亲，一个来自父亲），这些人一生中患痴呆的概率比较小，大约为 20%。*E4* 突变体不太常见，但它是个坏家伙：大约 25% 的人有一个 *E4* 拷贝，他们患上阿尔茨海默病的概率会增加到近 50%。[8] 拥有两个拷贝的人（占 2% 的人口）会患上阿尔茨海默病，并且确诊的平均年龄为 68 岁——比携带 *E3/E3* 基因的人大约早 10 年。然而，*E2* 似乎具有保护作用，如果你从父母那里获得一个 *E2* 拷贝，那么你一生中患上痴呆的风险将减半——如果你有两个拷贝，则可能将风险进一步降低到原来的 1/4。心脏病的情况类似，*E4* 突变体携带者将面临更高的风险。

毫无疑问，*APOE* 基因将对你能否活到 100 岁产生重大影响。与普通人群相比，*E4* 突变体出现在百岁老人中的比例明显过少——因为许多携带 *APOE4* 的人在活到 100 岁之前就死于心脏病、痴呆等疾病了。当然，基因型不是"死刑判决"——即使拥有最不幸的 *E4/E4* 基因型，也有少数人成了百岁老人。但是，如果你想打破长寿纪录，这是一个需要清除的障碍。研究表明，携带两个 *E4* 基因的人平均寿命比携带 *E3/E3* 的人略短，而拥有两个 *E2* 基因的人则寿命稍长。

下一个有希望成为长寿基因的是*FOXO3*。它的各种突变体不仅与百岁老人的超长寿命有关，在模式生物中也非常重要。由于进化的保守性，我们跟果蝇和线虫这样的生物在进化树上相距甚远，却有许多相同的基因。*FOXO3*与线虫基因*daf-16*非常相似，后者类似第3章中提到的*daf-2*和*age-1*，通过胰岛素信号通路影响线虫的寿命。像线虫的对应基因一样，拥有某些*FOXO3*突变体的人在基因上仿佛进行了限制饮食，体内的自噬等效应增强，从而减缓了衰老，这种有利的*FOXO3*突变体在格外长寿的老人中更常见。[9]

寻找长寿基因的另一个不寻常的思路是研究与外界隔绝的孤立人群。想象一下，你携带着一个能延长5年寿命的长寿突变。就算你在91岁时去世，而不是在没有这种突变的情况下活到86岁，也不太可能引起科学或医学界的注意——91岁当然算长寿，但也绝不罕见。如果你有几个孩子，你可能会把这种突变传给其中一个，他们也可能把它传给自己的一个孩子，依此类推。除非这种突变使你的后代有更多的孩子，否则它不会在人口中扩散，而只是无目的地"漂流"，出现频率增加或减少都纯属偶然。

然而，在与外界隔绝的人群中，突变可能会持续存在。没有了庞大人口的"稀释"，它们在较小的人群中偶然出现的概率可能会更高。它可以传播到不同的家庭中，几代之后，两个携带者的后代可能会相遇、相爱并拥有自己的孩子。这种现象也是与同胞兄弟姐妹或堂/表兄弟姐妹生孩子很危险的原因——如果父母双方都携带一种罕见的隐性致病基因（只携带一个副本的人还是正常的），那么他们的孩子有25%的可能会携带两个副本，突变导致的健康问题也因此会出现。

20 世纪 80 年代中期，在美国印第安纳州伯尔尼的阿米什人社区，一个 3 岁女孩身上发生了一连串事件，她住进了医院，也让人们发现了与人类长寿有关的新基因。[10] 女孩撞到头后，头皮下出现了一大片血肿，后续的引流手术却使情况变得更糟——她几乎流血而死。几年后，一次牙龈脓肿手术又差点儿让她失血而亡。伤口处血液无法凝固的原因很多，比如许多出血性疾病，但女孩的医生逐一排除了这些情况。对当时的医学界来说，这个女孩的病因是个谜。不过，一个人通过坚持不懈的探索找到了女孩流血的根本原因，这个人名叫艾米·夏皮罗（Amy Shapiro），是一名医生，也是一位研究凝血的专家。

夏皮罗在文献中寻找线索，发现一种名为 PAI-1 的蛋白质与血液凝固有关。她最终设法说服一位同事测定了女孩 *SERPINE1* 基因的序列，这个基因正是编码 PAI-1 蛋白的。他们发现了一处涉及两个字母的错误——DNA 复制过程似乎"结巴"了，将 TA 变成了 TATA。这个微小的变化导致她体内完全不存在功能正常的 PAI-1，所以血液凝固才会出问题，但她在其他方面似乎完全正常。进一步的研究表明，她的父母各有一份变异的 *SERPINE1* 拷贝，这意味着他们产生的 PAI-1 比正常人少——不过他们似乎完全没有受到影响，甚至凝血情况也很正常。

其他研究发现，另一种突变会使 PAI-1 水平升高，携带者患心血管疾病的风险较高。那么问题来了：如果 PAI-1 越多，健康水平越差，那么它是越少越好吗？伯尔尼的阿米什人社区应该是一个理想的测试案例，夏皮罗为此向美国国立卫生研究院（NIH）申请资助进行一项研究。不过她的申请被拒绝了：NIH 认为 100 名被试者的规模不足以识别出统计学上的稳定效应。然而他们错了。2015

年，近 200 名阿米什人自愿接受了一系列有关血液和心脏健康状况的医学检查。结果发现，与拥有两个正常基因拷贝的人相比，携带单个突变 *SERPINE1* 基因拷贝的人心血管健康状况略好，有趣的是，他们的端粒也更长。他们患糖尿病的可能性也小得多——127个没有突变基因的人中有 8 人患有糖尿病，而拥有突变基因的 43人中没有人患上糖尿病。最惊人的是，该研究利用基因检测和家谱推断已故亲属的基因型，发现携带突变的人比携带两个正常基因拷贝的人平均多活 10 年，平均寿命从 75 岁提高到 85 岁。[11]

这是为什么？在 PAI–1 被发现后的几十年里，我们了解到，它不仅是一种参与血液凝固的蛋白质，像大多数基因一样，它还参与了体内的许多不同的生化过程。在衰老方面，也许最关键的是，PAI–1 与细胞衰老有关：它既参与细胞是否进入衰老状态的内部决策，又是衰老细胞产生的衰老相关分泌表型（SASP）的组成部分，而 SASP 正是衰老细胞破坏全身的主要方式。降低细胞衰老的概率和降低 SASP 的破坏能力都能对延长寿命起到作用。虽然单个突变拷贝的携带者似乎没有任何凝血问题，但随着年龄的增长，凝血能力稍差的系统也可能会对人有益，比如可以降低中风等问题出现的概率。

不过，对于 PAI–1 减少的后果，我们还是要谨慎一些。虽然它延长寿命的效果很显著，但毕竟这种现象只出现在少数人群中，可能只是偶然的结果，或者只在阿米什人身上存在。无论如何，这种现象使我们重新审视单个基因能在何种程度上影响人类的寿命。我们在第 3 章中看到，20 世纪 70 年代的进化生物学家认为，单个基因的突变对寿命的影响必然很小，这是完全错误的——PAI–1 证明，他们的观点不仅在线虫身上错误，在人类身上也是错误的。

除了阿米什人，还有许多其他与世隔绝的人群值得研究。前面提到，厄瓜多尔有一群人因为体内的生长激素受体发生突变而患上莱伦综合征，但是他们不会得癌症和糖尿病。德系犹太人也一直是众多研究的对象，对他们的研究表明，比莱伦综合征更温和的生长激素相关突变也与长寿有关。来自哥伦比亚一个大家庭的一名妇女在 2019 年登上了头条新闻，她所在的家族有许多人在 40 多岁就患上了阿尔茨海默病，而她却比亲属晚了数十年才患上这种病——似乎是因为她的 *APOE* 基因的两个拷贝都发生了异常罕见的突变。[12] 某些少数人群无疑将继续为生物老年学家和研究人类生物学其他课题的科学家提供有趣的结果。

科学家也可以通过在实验室里研究基因的工作原理来寻找长寿基因。比如他们发现，可以消灭很多基因的活性或者增加额外的拷贝，从而延长线虫、果蝇和小鼠等模式生物的寿命。在之前的章节中我们已经提到了其中的一些，例如 *age–1* 和端粒酶，但还有更多类似的基因。例如，拥有 *Atg5* 基因额外拷贝的小鼠表现出更高的自噬水平，寿命延长了 17%；[13] 有多个与生长激素相关的基因突变跟长寿有关，比如在保持长寿纪录的莱伦小鼠中发现的突变；还有一种 *FGF21* 基因，它能模拟饮食限制的效果，将小鼠的寿命延长 1/3。[14]

为了寻找人类长寿的线索，科学家已经探索了模式生物、与世隔绝的人群和极其古老生物的基因组，那么，我们如何利用这些知识？传统的方法是开发药物来模拟有益的基因变化。例如，从阿米什人的故事中我们看到，我们的身体似乎不需要像平时那样多的 PAI–1 蛋白。因此，科学家们正在寻找抑制 PAI–1 的药物，希望相关的蛋白能粘住 PAI–1，阻止它发挥正常功能。[15] 目前一种药物正在开发过程中，它可以改善超重小鼠的糖尿病、血液胆固醇超标和脂肪肝等症状，并且已经通过了初步的人体安全测试。

研发药物来干扰特定蛋白质，是把遗传学发现转化成现实疗法的经典方法，也是过去几十年许多医学突破的基础。然而，还有一种更激进的方法——基因疗法。基因治疗的想法是，进入细胞并调整DNA——直接添加新基因，移除我们不想要的基因，或者用备份替换有缺陷的基因。基因治疗的效果可能比药物更持久：如果把DNA"整合"到基因组中，它会一直留在那里，患者就不需要每天吃药了。它还能减少副作用：药物通常会产生"脱靶"效应，干扰非目标蛋白质或其他生理过程；而根据定义，针对单个基因的基因疗法只会影响基因本身——尽管单个基因的变化肯定会导致更广泛的连带效应，但这种效应很可能比同时作用于多种蛋白质和途径的药物要小。

不幸的是，成年人的基因治疗很困难。第一个问题就是如何将新基因和编辑机制植入数万亿个细胞中。我们还没有工具能可靠地编辑人体中的每个细胞，这意味着，如果用一种通用的方法去编辑，就会引来麻烦。插入外源DNA最常见的"载体"是病毒，其原理是将自身的遗传信息插入宿主细胞中，生产自己的拷贝。如果我们去掉病毒基因，用其他基因替换它们，病毒也会勤快地完成任务。然而，体内的免疫系统总是在寻找入侵的病毒，有时可能会反应过度：比如1999年，杰西·格尔辛格去世的原因就是病毒载体引发了过激的免疫反应，而不是基因治疗本身。杰西只有18岁，他是首批实验性基因疗法的被试者之一，但4天后死亡。这场悲剧使该领域遭受了巨大的质疑。如果DNA编辑的某些方面出现问题，那么正确DNA片段也有被改变的风险，显然，也会有患上癌症的风险。

不过，基因编辑正在取得巨大进步，因为它对科学家的实验室工作非常有用，还具有巨大的治疗潜力。一项名为CRISPR的技术已广为人知——事实上，它的两位发现者埃玛纽埃勒·沙尔庞捷和珍妮弗·道德纳获得了2020年诺贝尔化学奖，这项技术使基因编辑更精确、更便宜，并且已经进入了人体试验阶段，用于治疗疾病。目前，它仅限于在体外修改DNA，这意味着可以先进行安全测试，再将细胞放回患者体内。腺相关病毒（AAV）也掀起了研究浪潮——在前一章中，我们看到科学家利用它来向成年小鼠传递端粒酶——这要归功于它能够逃避免疫系统，而且不会把携带的DNA"整合"进基因组，从而降低了患癌症的风险。目前已经有少数AAV疗法获得批准，还有数百种正在进行人体试验。

2019年发表的一项研究迈出了使用AAV基因疗法治疗成年小鼠年龄相关疾病的第一步。[16]科学家在衰老研究中尝试了三种不同基因单独和组合的效果，最成功的组合是能够降低TGF-β和FGF21水平的基因，前者是前一章提到的老年血液中的不良因素之一，后者是之前提到的一个模仿DR的基因。无论是采用高脂肪饮食的年轻个体，还是由于年老而肥胖的个体，接受这种双基因治疗的小鼠都减轻了体重，糖尿病的发病率也降低了，在诱发了肾功能衰竭或心力衰竭症状后，它们也能恢复得更好。

该研究的作者在美国成立了一家名为活力生物的公司[17]，目的是将抗衰老的联合基因疗法商业化，下一步是在狗身上进行试验——尤其是骑士查理王猎犬，在它们身上，与年龄相关的心脏病发病率很高。如果试验成功，公司计划在监管下启动针对宠物的疗法，因为它们的寿命更短，可以更快地获得结果。此类动物治疗的市场预计将达到数十亿美元，收入可用来开发用于人类的疗法。

除了增加有益基因的额外拷贝外，减少有害基因的负担也可能有用。这些有害基因包括 *PCSK9*，它是一种负责控制血液中胆固醇含量的基因。2005 年，得克萨斯州达拉斯的一项研究发现，一些非裔美国人的低密度脂蛋白胆固醇（也就是人们常说的"有害"的胆固醇）水平非常低，这是由该基因突变失活导致的。[18]进一步的研究发现，这种突变能把心脏病的患病风险降低 88%，大约 3% 的非裔美国人携带该突变，但这个比例在欧洲血统的美国人中不到 1/1 000。于是，人们争相利用这种现象开发药物，"*PCSK9* 抑制剂"现在被认为是降胆固醇药物的金标准，用于无法通过他汀类药物控制血液胆固醇含量的高胆固醇人群（包括携带增加 *PCSK9* 基因活性突变的人）。*PCSK9* 的"RNA 干扰"技术也已开始进行试验，该技术可拦截 DNA 转化为蛋白质过程中的中间体 RNA 分子，一次单剂量治疗就可以在数月内降低 *PCSK9* 的水平。如果这些方法可以降低胆固醇和心脏病风险而不会产生副作用，下一步就是使该基因完全失活。目前这个想法已经通过 CRISPR 技术在小鼠身上证明是有效的，一家名为热情治疗的公司[19]正在开发用于人体的疗法。

最后，我们可以修改现有的基因，达到长寿的目的。"碱基编辑"是一种小幅修改的方式，类似 CRISPR，[20]它会在基因组中的特定位点更改单个 DNA 碱基。在不久的将来，这种疗法有望改变 *APOE* 基因：因为 *E3* 突变体与 *E2* 和 *E4* 的不同之处仅在于一个 DNA 字母。我们知道，不同的变异可以在同一个人体内共存而不会造成灾难性后果，更好的是，"坏"的 *E4*（"好"的 *E2* 也类似）造成的后果与基因数量相关——两个拷贝比一个更差（或更好），一个拷贝又比完全没有拷贝更差（或更好）。因此，我们就算不能编辑*APOE*的每个副本，也很可能会看到积极的效果。

要真正认识到基因疗法对抗衰老的力量，我们需要做更多的工作，详细了解这些基因各自是如何工作的，又是如何组合起来发挥作用的。2019年那项治疗小鼠衰老相关疾病的研究还关注了第三个基因*Klotho*，拥有该基因的一个额外拷贝可以将小鼠的寿命延长约25%（基因的名字出自希腊神话中命运三女神之一的克洛索，这3位女神的职责分别是纺出生命之线、决定生命线的长度、剪断生命线）。然而，同时改变3个基因会降低治疗的效果，研究发现*Klotho*和*FGF21*不能很好地协同工作。在生物学中，整体通常不同于部分之和，它可能大于部分之和，也可能小于部分之和（比如上述情况），而且原因在一开始几乎不明显。

从长远来看，基因治疗很可能在医学中发挥巨大作用。我们先要开发出无须每天服药且更有针对性的治疗方法，在此之后我们再考虑在基因组中添加一些原来不能发挥作用的健康特征，达到从生物学上改变人类的目的。对于希望通过基因疗法治疗衰老的人来说，不断有好消息传来：该领域发展迅速，新的临床试验结果也在不断推出。有严重疾病风险的患者将开始应用这些疗法，例如用CRISPR修改那些胆固醇过高、在三四十岁时就有可能心脏病发作的患者的*PCSK9*基因。如果在这些患者身上没有观察到副作用（包括由于修改出错而导致的癌症风险），那么疗法的使用范围就会逐渐扩大到健康问题不太严重的人群，如与年龄或饮食相关的高胆固醇症患者。最终，一些人可能将接受*PCSK9*修饰疗法，作为预防高胆固醇症的"疫苗"。

展望未来，基因疗法可能从生物学上彻底改造人类。我们在前面的章节中已经看到，往细胞中添加原本不存在的基因拷贝，例如分解溶酶体中不可降解废物的新型酶，或备份有风险的线粒体基因，可以起到延缓衰老的作用。与我们最终希望达到的基因操纵水平相比，这些工作还很原始，但它们真切地改变了现有的生物学认识。我们可以创造全新的基因"回路"，而不是仅仅输出一种蛋白质，基因"回路"可以对我们身体的变化做出反应，并在面对衰老的影响时使体内的生物学过程趋于稳定。虽然目前我们的寿命在很大程度上并不由自然遗传决定，但通过基因修饰重新编程细胞能力可能是最终治愈衰老方法的重要组成部分。我们将在本章的最后部分更详细地讨论这一点。首先，我们将研究 4 种基因的根本作用，它们能逆转细胞衰老，也许还能逆转整个身体的衰老。

逆转表观遗传时钟 [21]

在本书中，我们知道了衰老过程具有惊人的可塑性。无论是饮食限制、基因改变还是异体共生，都可以减缓衰老的速度；随着抗老药等抗衰老药物、端粒酶和其他疗法的开发，我们或许能够逆转衰老。这些消息令人难以置信，同时也令人兴奋，我希望能够改变你对衰老和医学的看法。不过也许衰老的可塑性不应该如此令人惊讶，毕竟衰老是一个已被解决的问题：即使是上了年纪的父母，也可以生下年轻的婴儿。

无论父母是十几岁还是四十几岁，婴儿出生时都是零岁，拥有全新的器官和皮肤，娇嫩而光滑。婴儿会继承父母的 DNA，但不会继承他们的年龄。这是第 2 章中一次性体细胞理论的关键部分——虽然我们的身体是"一次性"的，但如果物种要留存下去，参与繁殖的"生殖系"细胞就不能是这样的。"生殖系"是不朽的：你正在阅读这篇文章，这意味着你的父母、他们的父母，以及你们的祖先，甚至可以上溯到早期地球上的单细胞生物，都成功地生育了后代——而后代在生物学上的年龄也足够年轻，因而能拥有自己的孩子。在数十亿年的时间里成功保存生殖系并不代表真的实现了永生，但这并不是一个糟糕的开始。

在某种层面上，这令人抓狂。我们能构建一个写入我们DNA的全新的生命，但我们却不能执行看似简单得多的任务：让已经构建的生命一直运行下去。自然赋予了新生儿重新开始的能力，我们能否发现其中的诀窍，并将其用于医学？

前文实际上提过让这个令人兴奋的想法成为可能的科学方法。在第6章中，我们讲述了诱导多能干细胞（iPSC）的产生过程，iPSC是一种多能前体细胞，拥有令人难以置信的多能性，我们可以用常规分化的体细胞制造出它。开发出这种方法后，我们发现，诱导多能性使细胞恢复了活力，似乎就是在模仿大自然赋予婴儿活力的魔法。制造iPSC的过程被称为"重编程"，因此这个方法被称为通过重编程来恢复活力。

恢复活力的第一条证据是表观遗传时钟，我们在第4章中提到了DNA表观遗传标记，基于这种标记可以准确地预测生物体的年龄。史蒂夫·霍瓦特在2013年发表的有关表观遗传时钟的论文中发现了这一点。确定表观遗传时钟适用于许多不同类型的组织后，他对其预测能力进行了最后的测试：他用它来计算两种胚胎干细胞的表观遗传年龄。一种是从人类胚胎中分离出来的受精之后几天的细胞，这是"自然"的年轻细胞；一种是来自成体细胞的iPSC。胚胎细胞的表观遗传年龄接近于零，这是合情合理的。用于制造

iPSC的成体细胞跟供体具有相同的表观遗传年龄，这也是合理的。但iPSC本身在表观遗传学上为零岁——相当于它们的生物学时钟被重置，已与真正的胚胎细胞无法区分了。

此后的实验进一步证实了这一发现：科学家甚至可以用114岁老者的体细胞获得功能齐全的iPSC，[22] 无论供体是年轻人还是百岁老人，这些细胞的表观遗传年龄都为零。[23] 不仅如此，将这些iPSC分化为特定的细胞类型后，它们的表观遗传状态还是一样的年轻。这意味着，我们可以使用90岁老人的皮肤细胞制造iPSC，再使它们重新分化为皮肤细胞，这些新的皮肤细胞就将是年轻的。这个消息本身就已经很引人注目了：如果可以使用iPSC作为供体细胞的来源，那么我们就会拥有新的脑细胞、眼细胞、血液干细胞或其他任何年轻细胞，足够我们再使用（或者浪费）几十年，这可能会提高所有干细胞疗法的疗效。

更惊人的是，这些细胞似乎不仅重置了表观遗传时钟，还展现出其他返老还童的效果。[24] iPSC的线粒体状况更好，活性氧的水平更低。它们还拥有更长的端粒，与胚胎干细胞中的端粒长度相当。一个令人难以置信的好消息是：如果给细胞植入4个基因的额外拷贝，我们似乎就能重新激活分子水平的深层清扫过程，类似于在生殖细胞中消除时间带来的破坏。这4个基因就是所谓的"山中因子"，简称O、K、S和M，发现者山中伸弥因此获得了诺贝尔奖。

不过，有一些事需要当心：例如，一个微弱的表观遗传信号可以区分来自年轻和年老供体的iPSC，但在细胞分裂几次后它似乎会消失。即使还有需要解决的细节问题，诱导多能性的过程似乎也能够可靠地逆转细胞的衰老。虽然这很令人兴奋，但你能在整个动物身上做到这一点吗？

我们在第 6 章中提到，科学家已经将 iPSC 注入小鼠胚胎并生下了功能齐全的小鼠，这是第一个好消息。这个确凿的证据说明 iPSC 的行为与普通胚胎细胞完全一样——它们不会过早老化，也不会阻止新生小鼠正常发育或导致它们过早死亡。我们还可以检测克隆动物的寿命。多莉羊是它的"母亲"的克隆，科学家从成年绵羊细胞中取出细胞核，然后将其植入一个细胞核已被取出的卵子中。她的出生引发了人们对克隆生命的猜测——它们产生于年老的 DNA 中，即使被移植到一个年轻的卵子里，还能否拥有正常的生活和寿命？

6 年半后，答案似乎很明确：多莉开始咳嗽，不得不接受安乐死，随后，X 射线检查显示她的肺部有多个肿瘤。对于这种芬兰多塞特绵羊来说，这个寿命太短了，这种羊通常可以活到 9 岁或更长时间。她 5 岁时就被诊断出患关节炎，这个时间也很反常。1 岁时的检测结果表明，她的端粒比其他小绵羊的端粒短。所有这些现象都让科学家们怀疑，由于多莉来自一只 6 岁母羊的成年细胞核，这可能意味着多莉具有与生俱来的生理缺陷，最终导致过早衰老和死亡。[25]

然而，随后的工作推翻了这一假设。科学家对 13 只克隆羊进行了深入研究（其中 4 只与多莉的基因相同，克隆自同一只羊的细胞），发现它们的衰老过程都非常正常。这些羊的年龄在 7 到 9 岁之间，详细的医学检查发现，它们的心血管健康、血液检查结果和关节状况与相同年龄的非克隆羊十分相似。多莉的早逝很可能只是倒霉罢了——4 岁时，一种会导致肺癌的呼吸道病毒在她所在的罗斯林研究所的羊群中流行，她不幸感染了。她罹患肿瘤的原因很可能是这种病毒，而不是过早衰老。因为这个简单的解释在她去世时就已为人所知，所以，有一些人用多莉证明克隆体会过早死亡，似乎相当奇怪。

接下来的小鼠实验更进一步：研究者首先克隆小鼠，然后从克隆的细胞中取出细胞核，将其放入卵细胞中，以制造克隆的克隆，以此类推。早期的研究似乎表明，成功率会随着代数的增加而下降，因此克隆一只克隆小鼠比克隆一只"正常"小鼠更难，克隆一只克隆的克隆小鼠则更难。经过无比细致的实验后，科学家最终克隆到了第6代，经过1 000次失败的尝试，才得到一只活的小鼠，但它的代孕母亲迅速吃掉了它，实验就此结束。[26] 很难想象这是什么感觉：将1 000个细胞核精心注射到卵细胞中，成功植入子宫内，等待怀孕……然后还没来得及开始任何实验，代孕母亲就把这个科学史上的突破当成了食物。

然而，克隆技术此后有了显著改进，这种随着代际推移而效率下降的现象已经消失。目睹了上述实验中的小鼠同类相食行为的科学家小组在2013年发表了一篇论文，声称他们成功地克隆了25代以上，而且随着时间的推移，难度没有明显增加。从我们的角度来看，最重要的是，克隆体的克隆体健康且寿命正常。细胞重编程的魔力再次重置了每一代生物的衰老时钟。（实验仍在继续，在撰写本文时，已进行到第43代。）

通过重编程让细胞返老还童的最后一个证据不是来自实验室，而是来自海洋。道恩灯塔水母（*Turritopsis dohrnii*）是一种半厘米长、有90条触手的海洋生物，也被称为"永生水母"（剧透警告）。[27] 它永生的原因是具有双向生命周期，其中成年水母（"水母体"阶段）可以通过"返老还童"把自己倒退回年幼的"水螅体"阶段。这个过程似乎是通过细胞去分化完成的。然后，水螅体会重新生长，再次成为一个有触角的水母，当生命累积了过大压力时再重复返老还童的过程。这种像凤凰一样不死的水母告诉我们，生育并不是生物学上倒转时钟的唯一方法，它也可以在一个完整的成熟细胞上完成。

不过，如果我们人类想采用水母的策略，会有一个明显的问题。在人类身体中将大批细胞重编程将导致所有重要器官（肺、心脏、肝脏、肾脏）中的细胞失去功能并变成多能干细胞。干细胞可能潜力很大，但它们毫无实际作用，例如不能将血液泵入身体。随意生成未分化的细胞会导致可怕的器官衰竭和快速死亡。就算没有发生器官衰竭，还会有另一个风险——畸胎瘤。这是一种由多能细胞形成的肿瘤，长着杂乱无章的毛发、眼睛和牙齿，令人作呕。在活生物体中，即使是单个iPSC也可能致命，因此在全身范围内有意诱导它们，将会产生灾难性后果。

这不仅是一个可怕的理论预测，实际上，科学家已经在小鼠身上进行了尝试，结果正是如此。2013年和2014年，两项试图在体内制造iPSC的实验都失败了，原因都是诱发了实验动物的多发性癌症和器官衰竭。不过，几年之后，一种更巧妙的方法获得了更大的成功。[28] 科学家们改造了小鼠的基因，使它们过早衰老，并在其细胞中添加了额外的山中因子拷贝，这些拷贝只有在服用特定药物之后才会被激活。然后他们让小鼠正常发育，在出现过早衰老的迹象后，才给它们服用药物。如果连续给药，就会持续开启基因，实际上是对之前尝试的重复，这些可怜的小鼠几天后就会因器官衰竭而奄奄一息。为了避免残酷地重复已知结果，科学家们改变了计划：这一次，他们希望找到激活山中因子的安全持续时间，能够稍微延缓一下衰老过程，而不是把小鼠一下子就变成水母那种生物。科学家发现，如果服药两天，休息五天，小鼠的情况就会大为不同。这样周期性地激活山中因子能够改善小鼠的心脏功能，加速肌肉和胰腺的恢复，使它们看起来更年轻，并将整体寿命延长了30%。

这在很大程度上是一个原理验证实验：我们之前讨论过，早衰小鼠不是这类研究的理想模型，因为修复损坏的机体可能比修复正常的缓慢衰退更容易。尽管如此，这个结果还是令人兴奋的：这种听起来很荒谬的治疗，让人们重新认识了近10年前因完全不同的目的而被发现的一系列基因，对衰老的过程产生了重要影响。

这一初步发现引起了科学家的兴趣，他们开展了许多后续工作。科学家已经证明，这种机制并不只在小鼠中存在。如果瞬间激活山中因子和其他几个基因，培养皿中人体细胞的生物钟会全面倒转，更关键的是，它们不会丧失细胞特性。[29] 这个过程会使细胞的表观遗传时钟倒退几年，激活线粒体，提高自噬水平……唯一没有改变的是端粒长度，这可能是一个积极的信号，意味着细胞没有被重编程为具有活性端粒酶的iPSC。这一工作也表明，我们可以从人体内提取肌肉干细胞，经过瞬时重编程，再注射到小鼠体内，帮助小鼠老化的肌肉再生。瞬时重编程的细胞还可以让中年小鼠的眼部损伤更快愈合。[30] 我们现在还知道，重编程过程可以在成年小鼠体内安全地传递和激活：5个月大的小鼠接受OKS（不含M）基因治疗后存活了一年多，没有明显的不良反应。重编程的研究进展如此之迅速，当你看到这本书的时候，可能又有了一些新发现。

虽然这些结果鼓舞人心，但现阶段要求医生开出OKSM治疗的处方还为时过早（他们会疑惑地看着你，告诉你目前这种方法根本就不能用在人身上）。要将研究转化为治疗，关键在于我们要弄清楚，诱导多能性的过程中会以怎样的顺序发生什么情况。科学家发现，培养皿中的细胞重编程实验是一个多步骤的过程：[31] 第一阶段看起来是抹去老年细胞特有的表观遗传迹象，只有在这个过程基本完成之后，细胞才开始从成体细胞到干细胞的去分化之旅。不过，实际情况不一定是这样——表观遗传时钟逆转的过程很容易与去分化的过程同时发生，或者细胞可能在开始大扫除之前就踏上了成为iPSC细胞的道路。幸运的是，之前在小鼠身上进行的原理验证实验中，山中因子通往多能性的路径似乎是很有序的：两天给药就可以逆转衰老时钟，但随后停药意味着细胞没有足够的时间继续去分化，进而杀死小鼠。

这些事情依次发生而不是同时发生，表明它们至少在某种程度上是独立的，这意味着我们也许能找到在不改变细胞类型的情况下影响细胞衰老的基因或药物。理想的结果可能是发明一种药丸，它可以重置细胞中所有与年龄相关的变化，但保持细胞原来的类型特征。

我们实际上可以反其道而行之：通过一个名为"转分化"（或"直接重编程"）的过程改变细胞的类型，而不改变其生物学年龄。这个过程与生成iPSC的过程类似，只不过是用不同的基因组合将一种类型的体细胞直接转化为另一种类型（例如，将皮肤细胞直接转化为神经元），中间没有iPSC的步骤。这在医学上可能非常有用，医生可以将体内一种含量丰富的细胞转变为体内需要的另一种细胞，[32] 而无须经过有致癌风险的iPSC过程。科学家正在研究如何使糖尿病患者的其他胰腺细胞变成新的胰岛素生产细胞，以及如何生成新的心肌细胞和新的神经元。这些研究有可能成为有用的疗法，但对于研究衰老的我们来说更有趣的是，这些研究能够在不改变细胞年龄的情况下改变细胞的类型，也证明了这两件事是可以独立解决的。

目前有几种思路可以在人类抗衰老中发挥作用，科学家正在积极努力中。典型的方法是找到一种能模拟OKSM效果的药物，或者在体内已分化的细胞中唤醒那些沉睡的基因。这不仅能发挥实验室里发现的药物力量，还具有明显优势，因为你不需要将一堆强大的基因注入我们的细胞。药物可以随时停止服用，而想撤销对遗传密码的更改则困难得多。特别值得关注的是OKSM中的M，也被称为$c-Myc$，它是一种在癌症中经常被异常激活的"致癌基因"。目前有几种"化学诱导重编程"[33]的方法正在进行实验室研究，科学家们已经成功地用成体细胞制造出了iPSC、神经干细胞和神经元，而无须植入任何基因。随着我们对化学方法的了解越来越多，这些化合物有可能变成抗衰老药物。

人们对基因治疗的变体也很感兴趣。对于对$c-Myc$持谨慎态度的人来说，好消息是，重编程似乎不需要它的参与。我们在前文中提到，只用OKS似乎也有效，接受治疗的小鼠继续存活了一年多。研究人员想要区分O、K、S和M的影响，想确定每个基因是在重编程的哪个阶段被激活的、它们各自起了什么作用、是否可以改变更少的基因达到目的。还有一种相反的方法，那就是在OKSM配方中加入额外的基因，它们可以提高培养皿中细胞的重编程效率：研究人员将OKSMLN（L代表$LIN28$，N代表$NANOG$，后者是胚胎干细胞使用的一种基因，其名称源自Tír na nÓg，在爱尔兰和苏格兰神话中代表永恒青春之地）等组合添加到配方中，探索它们对动物的影响。

科学家甚至测试了缺失OKSM会有什么后果。由于诱导多能性的发现，iPSC已经成为一种图腾，创造这些神一般的细胞，进而生成任何种类的细胞一直是许多干细胞研究的最终目标。然而，iPSC不一定是最实用的目标——我们最终关心的是成年体细胞的工作，因此实际上并不需要如此多功能的细胞。也许我们不应该依赖山中因子，而应该寻找新的基因，将细胞的时钟倒转到发育的原始阶段，比如所谓的胚胎-胎儿过渡期[34]。对人类而言，这个时间是怀孕后8周左右。在此之前，发育中的胎儿受到的任何伤害都会完美地愈合；之后就不是这样了，胎儿受伤后会留下疤痕，就像我们在割伤或擦伤后留下的疤痕一样。如果将时钟倒转到生命的这个阶段，就可以提高细胞的再生能力，但是提出这个想法的人也希望不要诱发过度多能性、癌症和无序发育等意外风险。

最后，除了模拟重编程的思路之外，还有一些其他方法。重编程的第一步似乎逆转了与年龄相关的表观遗传变化，这一事实进一步说明表观遗传学与衰老过程存在因果关系，表观遗传不仅是代表年龄的一个时钟。如果事实如此，也许我们最好避开山中因子的"黑魔法"，专注于直接重编程表观遗传学特征。现有的CRISPR技术可以同时改变我们DNA中多个位置的表观遗传标记，科学家们正在研究编辑数百甚至数千个位点的技术。这意味着，我们可以考虑用这种精确的方法来复制OKSM的蛮力。然而，"黑魔法"还是保留了一定的吸引力——如果我们能用大自然拥有的工具恢复细胞中的表观遗传秩序，我们或许能够避免麻烦的过程，不需要找出究竟需要改变什么。

在诱导多能性和转分化等一系列过程中会发生不同类型的表观遗传和其他变化，我们还不知道究竟如何解开这些谜团。毫无疑问，我们还需要多年艰难的科学工作才能完全理清细节，但让我看到希望的是，这个领域似乎总是能做出成果，所以我们可能会在几年、几十年而不是几个世纪后见证治疗方法的诞生。当山中伸弥发现他的 4 个因子并获得世界上第一个 iPSC 时，他并不是在寻找保持细胞年轻的秘密，当时他是在寻找能够让细胞重新获得分化为任何细胞的能力的物质。他的 OKSM 因子似乎兼具这两种功效，这对我们来说也很幸运。如果没有这个偶然的成功，很难让持怀疑态度的科学家相信，我们可以通过激活几个基因来逆转细胞时钟。它的成功给了研究人员寻找能逆转表观遗传时钟、修复线粒体、延长端粒的特定基因或药物的灵感，山中因子的副作用也向我们展示了要怎么去避免类似的情况。

　　谨慎使用重编程因子的疗法或者与其效果相似的药物或其他疗法可能不久就能出现。它们甚至可能比前几章讨论的一些更直接的疗法诞生得更早，部分原因在于早期结果很有希望，人们对治疗性重编程突然产生了浓厚的兴趣。使用瞬时重编程来逆转衰老时钟是生物老年学中最令人兴奋的想法之一：乍一听，这绝对是疯狂的，但迄今为止，有不少证据表明它可能奏效。

重塑生物学体系，治愈衰老 [35]

　　衰老是一个异常复杂的过程。然而，我们在前几章中看到，我们已经找到了一些好方法来对付它。这些想法至少在实验室中已被证实，其中大多数不仅是基于理论的推理或只是进行了体外细胞实验。

　　如果我们能够把几种、大部分甚至所有治疗方法作为预防手段，那将是一项巨大的成就。这种行动很可能会显著改善老年人的健康状况，也将为研究工作做出巨大贡献：我们将更了解哪些是导致衰老的最重要因素以及这些不同现象如何相互作用。尽管前景是可观的，但我仍认为这种思路还不足以治愈衰老。

你应该已经注意到，本书中提到的许多与衰老相关的变化是相互关联的：衰老细胞之所以具有广泛的影响，是因为它们的促炎性SASP、冲击性信号、免疫系统和癌症风险，而所有这些都是由我们之前提过的因素——短端粒、DNA损伤和突变——引起的，我们也可以设法直接处理这些因素；干细胞在其中也频繁出现，它可以用于治疗，也可以在老年时使用特殊信号修复，还是启发细胞重编程的灵感；慢性炎症既是细胞衰老、免疫老化等现象的原因，也是其结果。生物网络上关键节点的名称代表了衰老的特征，这个网络更像是一张伦敦地铁图，而不是项目符号列表——要确定每条地铁线路的精确路线，并确定每个车站，还需要一些工作。

要想真正治愈衰老，我们需要采取更全面的"系统生物学"方法。细胞和人体并不是由一系列孤立的现象组成的，而是一个复杂的系统，其内部组件形成了相互交织的网络，与其他组件（甚至它们自己）相互作用。

我们之前讨论过的治疗理念都是针对衰老过程的单个特征，即消除某种细胞或把随年龄变化的某些特征恢复到更年轻的水平。但是，即使总体上是有益的，这些治疗也很可能对人体的其他方面产生副作用。也许抗衰老药物会让人们活得更久，但我们在最开始时可能会因为过度消除细胞而耗尽干细胞储备。或许，我们还可以通过添加更多的干细胞、使用端粒酶、改变细胞信号或表观遗传重编程等方式，刺激现有的干细胞再分裂几次来补偿细胞数量，不过这可能会使线粒体出问题，或者引起肾脏或大脑的怪异症状。

总之，医生们都非常清楚，所有的类似疗法都会产生意想不到的后果。

我们将不得不去重塑人类生物学的知识体系。随着我们逐步了解人体系统中不同组件如何相互作用，我们将慢慢找到更智能的干预方式。人类的生物学知识涉及单个细胞内、细胞群内部和细胞群之间的分子相互作用，还与它们所处的细胞外基质、免疫系统、大脑、基因、环境等有关。调整人体系统的任一部分都会波及其他部分。我们需要确保这些波动在总体上能稳定整个系统，而不能仅关注是否能达到预想中的直接目标。

我们之所以需要从整体上来研究人类生物学问题，还有另一个原因，那就是人类的个体是完全不同的。实验室中的小鼠通常基因相同，并且在完全相同的环境中长大，这意味着，和两个人相比，任意两只小鼠身上的与年龄相关的变化特征会更相似。我们需要更先进的方法来衡量遗传、生活方式、环境或运气对人类个体的影响，例如是否容易发生肺部线粒体突变，同时保证动脉中糖基修饰的胶原蛋白含量低于平均水平，再根据个体的年龄相关变化范围、对治疗的反应以及是否特别容易受到任何副作用的影响，给予特别的治疗。

尽管细胞重编程是科学家偶然发现的，且非常简单，我们还是能从中领悟到一些对付衰老的系统性方法。4个"山中因子"之所以被如此命名，是因为它们是"转录因子"。转录因子是一个生物学术语，它们是基因，但是它们能够影响许多其他基因的行为。换句话说，它们不是工厂车间里的工人，而是高级管理人员，开启它们会给细胞造成深远的影响，你可以通过召唤它们来重置细胞的身份。这4个基因仅仅使用细胞内现有的生物回路就可以执行一项极其复杂的任务，而我们仍未完全了解其中的细节。

山中因子是通过不断的试验才被发现的，但是，我们如果能够充分认识细胞回路，就能够重新连接它们来达到特定目的。理解了细胞内回路如何在细胞之间发送和接收信号，我们就可以知晓对身体各处的改变带来的后果，让重编程变得更加智能。只要能够综合考虑以上知识以及与年龄相关的变化对整个系统的影响，我们就能够开发出具有最大益处和最小副作用的智能疗法。

也许我们会激活肝脏、心脏和肠道中的两种山中因子，降低大脑中某种细胞的三个完全不同基因的活性，并添加一个针对特定免疫系统任务的新基因；也许我们稍后可以往细胞中插入一小段带有可编程逻辑的人工DNA，如果细胞的x水平较高，人工DNA将执行y任务，如非如此，它就将视不同的水平比例执行z或a任务。这些"程序"正是细胞已有的工作方式，转录因子根据环境、信号和其他转录因子的情况来调节其他基因的开启和关闭，因此"人工DNA"在理论上是可行的，但获得相关知识和技术实力非常困难。如果我们真正掌握了一种基于系统的生物学方法，那么要描述我们设计的复杂疗法，只能使用某种系统生物学编程语言：叙述式的语言不能用来表示各种相互作用的参与者之间极端复杂的突现现象，而数学可以。生物学日益趋近数学化，将扩展我们描述生命系统和预测其复杂性的能力，而这些是文字无法做到的。

一旦我们有了可以预测改变结果的模型，生物学的研究方法就会发生转变。最初的研究将不再在体外（*in vitro*，字面意思是"在玻璃中"，意思是培养皿中的细胞或试管中的分子）或体内（*in vivo*，在蠕虫、蝇类和老鼠等生物中）进行，而是在硅中（*in silico*，在计算机上）进行：我们已经向"硅生物医学"迈出了第一步。跟杂乱的实验室工作比起来，先进的模型和模拟能够快速并反复测试各种理论，并且只需要评估出最有前途的那些，而无须在小鼠或人身上进行缓慢而昂贵的试验。

如果你觉得以上言论听起来很有未来感，那是因为它确实如此。我们才刚刚开始了解基因网络如何在细胞内相互作用，信号如何在身体各处发送，离为人类生物学构建详细的可预测模型还有一段距离。也就是说，列出时间表是很重要的。即使你认为计算机模型做出第一个可行的预测可能需要 50 年，现在奠定研究基础仍然很重要：50 年的时间仍然足以使今天活着的数十亿人受益，而且我们已经有了一些正在筹划中的疗法，可以将健康寿命延长几年。虽然建立全套人类生物学的成熟模型可能需要更久，很可能第一次尝试也不完美，但我们的医学现状将很快迎来改变。

2012 年，科学家们创建了一个计算机模型，该模型可以模拟一种叫作生殖支原体的细菌。[36] 顾名思义，这是一种通过性传播的病原体，它是已知能自我复制的最小的细菌。这种单细胞生物只有 525 个基因（我们人类大约有 20 000 个），因此是一个可以建模的简单有机体——除了能解释现有的实验观察结果外，该模型还能预测我们以前从未观察到的行为（这些行为随后都在实验室中得到了证实）。这个模型很小，但它是一个开始，证明了计算机可以模拟生物系统，下一步模拟的对象可能是第 3 章中提到的秀丽隐杆线虫。从细菌的 1 个细胞到线虫的 959 个细胞，再到人类的数十万亿个细胞，这无疑是一个挑战。

有一些简单的计算和系统医学方法已经被应用于人类了。比如艾滋病治疗，数学模型让科学家能够确定 HIV 生命周期不同阶段的进展速度——只要模型揭示了病毒复制和变异的速度，那么无疑可以同时使用多种药物，防止病毒对单一药物耐药。[37]虽然治愈艾滋病的方法仍然没有找到，但受到模型的启发，人们发现现代联合疗法可以将患者体内的病毒数量保持在足够低的水平，使他们能够过上相对正常的生活，包括在不使用避孕套的情况下安全地进行性行为，而不会把HIV传给他们的伴侣。还有其他处于研究早期的例子，研究人员已经开始使用机器学习模型来开发现有药物的新用途，他们的方法是：观察受到药物影响的蛋白质、药物的分子结构，并预测药物单独或组合使用的其他用途。最近的一项研究使用了这种方法来训练计算机模型识别已知DR模拟物列表的特征，然后用它来寻找可能具有延长寿命效果的其他药物。[38]

　　这些模型背后的技术正在以指数速度发展。首先，我们收集所需数据的能力正以惊人的速度增长。基因组测序是生物数据收集的典型代表，它的成本正在迅速降低：2001年，就在人类基因组计划完成后，对人类基因组进行测序的成本约为1亿美元；2008年，价格下降到100万美元；2019年，全基因组测序的成本降到了1 000美元以下。[39]基因组测序和相关技术被称为"组学"技术。据说这些技术是"无偏见的"，因为你无须提前选择要研究的内容：过去我们只能对被认为参与某个过程的单个基因进行测序，或者测量特定蛋白质的水平，而现在我们可以查看整个基因组（使用基因组学）或给定细胞群中的所有蛋白质（蛋白质组学）。这让我们更容易找到"意外"的发现，增进对细胞和生物体的运行的了解。

　　我们处理此类数据的能力也呈指数级增长。自20世纪60年代以来，正如摩尔定律所指出的那样，计算能力每两年翻一番。[40]计算机存储方面的改进趋势与摩尔定律类似，但更加显著。认为这些趋势可延续至无限的未来是错误的，因为我们可能很快就会遇到物理极限——过去半个世纪里，计算机处理能力之所以能够改进，是因为集成电路芯片上的组件变得更小，而我们正在接近物理定律允许的最小尺寸。但是，我们应该能够通过提高算法效率、针对机器学习等特定任务优化芯片，以及使用量子计算等新技术来继续提高数据处理速度。

尽管过去的表现并不能保证未来的成功，但上述趋势使我们有可能同时拥有大量数据和计算能力，从而构建人类生物学的详细模型。想一想在过去 50 年里我们取得了怎样的进步，明智的人都会认为，治愈衰老所需的系统生物学知识在未来 50 年是可以实现的。

细胞重编程的想法很吸引人。它也让我在两种想法之间摇摆：一方面觉得我们非常幸运，山中伸弥给我们找到了细胞生物学的"作弊码"；一方面觉得它在实验室中的成功是大自然的一个残酷玩笑，预示着进入实际治疗时将会迎来一串令人沮丧的失败。尽管它并不是真正的系统生物学方法，但它为我们指明了方向：一些基因对衰老没有明显作用，但是对它们进行看似不相干的干预后，它们的组合却大幅度逆转了生物时钟。

不管重编程的第一次迭代是否产生了有用的疗法，我相信，整个生物医学方法最终就是重编程的过程：我们需要量化并利用人类生物学中无数组分之间的相互作用，添加人类基因中没有编码的新特征，以程序化的方式完成上述过程，并通过庞大的计算机模型协助完成这项深不可测的复杂任务。（顺便说一句，这就是为什么一些技术未来主义者认为要治愈衰老需要专注于计算能力和人工智能的进步，而非生物学。实际上，我们肯定需要同时做这两件事——即使是我们能想象到的最先进的机器学习，在功能强大的计算机上运行也需要真实世界的数据作为其模型的基础。）

该过程的逻辑终点将是：治疗"衰老"的想法逐渐退出舞台，人们开始将所有人类功能障碍和疾病视为"内稳态的丧失"。内稳态是无数个过程的统称，这些过程将人类生理的各个方面（从体温和血糖到蛋白质水平和特定类型细胞的数量）保持在维持生命所需的极其狭窄的参数范围内。一个二三十岁的人处于非常接近完美的内稳态，系统失去平衡的可能性很小，所以年轻人每年死亡的概率不到千分之一。如果我们能将人类的生理参数恢复到年轻时的状态，我们就能够依靠身体现有的稳态系统来维持生命。

我们目前称之为衰老的过程是一种逐渐丧失内稳态的过程，这与在寒冷中为了保持体温而开始颤抖的迫切需要完全不同。但它们反映了这样一个事实：进化并不要求人类在六七十岁时还保持身体的平衡。人类在年轻时享受的近乎平衡的状态在以一种难以察觉的过程慢慢崩溃，这就是我们变得虚弱、健忘和易患疾病的原因。衰老的最佳治疗方法应该是轻轻推动这个使我们逐渐失去稳态的过程网络，使其恢复到稳定状态，让人们保持平安和健康的时间比如今长几十年。用巧妙的方式进行干预，恢复整个系统的秩序肯定是医学的最终未来。

解开有关衰老的系统生物学问题将需要大量的数据、庞大的计算能力，还需要聪明的计算生物学家与实验室科学家一起工作。在过去，用数字代替文字叙述的方法已经彻底改变了整个科学领域，而生物学中的数据和计算革命才刚刚开始。

一旦我们可以全盘模拟人类生物学，我们就能对其进行重编程，阻止健康状况逐渐下滑、死亡风险随时间增加等后果。人类的衰老最终可以忽略不计，实现生物学上的长生不老。由此产生的治疗方法将结束自然选择疏忽造成的巨大经济和人力成本，以及数百万年来大多数生物不可避免的老年痛苦。这是一项大胆的任务，但并非无法实现：人类生物学虽然极其复杂，但终究是有限度的。有朝一日，数据和强大的计算机模型将使我们能够编辑人类体内运行的"代码"。重编程衰老将是我们人类的最大成就。这也许是生物学家、医生和人类的集体使命。

第 三 部 分

延年益寿

第 9 章

寻找治愈衰老的路

　　如果能治愈衰老，就能在最大程度上减轻人类的痛苦，这是一个极其重要的人道主义目标。它将造福我们的后代：如果在接下来的几个世纪里，人类没有自我毁灭，也没有将自己上传到模拟大脑中，它就可能会使数十亿甚至数万亿人受益。目前我们已经知道，治愈衰老在科学上是可行的，因此毫无疑问，这是一个值得我们去努力探索的目标。

　　但是，无论多么无私，阅读本书的每个人都想知道一个问题的答案：我们能来得及用上治愈衰老的方法吗？如果不行，那么我们的孩子可以吗？我们如何推动老龄化时代的终结？本书的最后一部分就将探讨这个问题。在接下来的几章中，我将告诉你：为了增加个人健康长寿的概率，当下你可以做什么；而为了增加人类整体的健康长寿概率，科学家、医生、政府和社会又应该做什么。

　　治愈衰老并不容易。很多科学家都有过这种痛苦的经历：从实验室研究到临床医学的旅程是艰难的，许多看似前途光明、设计精妙的想法最终无法付诸实践。将研究长寿小鼠时获得的发现转化为药物或疗法，需要投入数年甚至数十年时间、数百万乃至数十亿英镑。这些研究并不总能取得预期的成效，原因可能是副作用、小鼠和人类之间不可预见的差异或者说不清道不明的缘故。类似的情况是，我们在癌症研究上用了几十年、花费了数十亿英镑，也没有找到治愈方法。"去除体内患病的细胞"这个目标听起来很简单，但实施过程中会遇到巨大的挑战。

然而，也有很多理由让我们保持乐观。在本书之前的章节里，我们看到了很多种试图延长小鼠健康寿命的方式：饮食限制、抗老药、端粒酶，甚至把年老的小鼠跟年轻的小鼠缝合在一起。鉴于生物学的相互关联性，这些方式存在一些机制上的重叠，但这份长长的清单肯定会消除过去的想法：衰老是不可避免的，减缓或逆转衰老的干预措施只是存在于实验室环境里的突发奇想。这份内容广泛的技术清单向我们证明，衰老实际上是可塑的，有许多不同的方法可以减缓衰老。不仅如此，这也意味着我们有很多机会——除非一个人非常不幸，否则不同干预措施中总会有一种在他身上起效。

当然，所有治疗都有副作用，但我们发现的疗法中也有一些会产生正面的意外后果。例如，抗老药可以改善小鼠的骨质疏松、肝脏疾病等多种症状，因为清除衰老细胞会影响许多生物过程。本书第 7 章中提到的针对线粒体的抗氧化剂 MitoQ 可以改善端粒的功能，激活端粒酶也可以改善线粒体功能。上一章中提到，*Klotho* 和 *FGF21* 基因发生了意想不到的负相互作用，但有些基因不是相互对抗，而是相互协同。2013 年，科学家在秀丽隐杆线虫中发现了令人惊叹的例子：你可能还记得第 3 章中提到的 *daf–2* 基因，带有其突变体的线虫寿命大约是正常线虫的两倍；而另一个叫作 *rsks–1* 的基因，其突变体能让线虫存活时间增长约 20%；科学家创造出两种基因都发生突变的线虫，它们的寿命几乎是正常线虫的 5 倍[1]，效果远远大于两个基因突变效果的简单加总。因为治疗衰老的过程可以通过多种方式改善功能，所以我们可以期待出现良性循环，比如 x 疗法使过程 y 恢复活力，反过来又缓解了问题 z，而问题 z 根本不是 x 疗法的首要目标。

最后，治疗衰老的尝试本身就是一个起点，开启了延长预期寿命的良性循环。现在，你每年都能看到自己的预期寿命又增加了几个月，其中一个重要原因就是生物医学方面的不断进步。预期寿命的增加不断累积，为科学进展争取了更多的时间，从而进一步提高了寿命。我们已经在前几代人身上看到了这种效果：医学、公共卫生健康的进步，让 20 世纪 30 年代数百万儿童避免死于传染病，当这些幸存者活到 20 世纪末时，他们还会受益于新的心脏病疗法，这些疗法在他们出生时根本不可想象。如果在他们出生的那一年医学就停止了发展，那么这个群体的寿命要比现在短得多。

如果我们能够开发出对抗衰老的治疗方法，到那时人们就会活得稍微长一些，为开发下一轮抗衰老药物争取时间。不仅如此，针对衰老的疗法很可能比针对特定疾病的疗法更有利于延长预期寿命。我们知道，即使彻底治愈癌症，也只会将人类的预期寿命延长几年，针对特定类型癌症的新疗法对整体寿命的贡献则更少，因为并非每个人都会患上某种特定类型的癌症。而衰老治疗可以延缓所有癌症以及心脏病、中风和痴呆等疾病的发病，从而大大延长预期寿命，虽然它不能完全治愈这些疾病。

如果我们开始开发和推动衰老疗法，将人类的预期寿命每年增加一岁，那么我们将迎来人类历史上非常重要的时刻。平均而言，我们的年龄增加多久，死亡日期就会推迟多久。如果我们能够保持这种开发新技术的步伐，这种局面可能会一直延续到无限的未来——这将成为事实上治愈衰老的方法。这个想法被称为"长寿逃逸速度"。

以当代人的眼光看来，预期寿命能否每年增加一岁是不可能预测的，而且大多数科学家也不会责怪这些持怀疑态度的人。大大延长人类预期寿命，甚至有一天完全治愈衰老确实是个难题。然而，一个想法改变了这个难题的本质：我们可以通过发明一些疗法争取时间，进而开发出更多、更好的治疗方法。

按照我们通常对"治愈"的定义，治愈衰老的方法应该能彻底阻止身体的衰老。以我们目前掌握的知识而言，这是不可能的。要达到那个目标，我们需要如前一章所述，对衰老有完整的系统生物学认识，从头开始重新塑造人类生物学的体系。相反，如果能够"仅仅"通过一点一滴的进步来延长预期寿命，那么我们就可以得到一种不是十分高明但是实用的疗法，只需要把衰老时间推迟一点点就可以了。虽然你仍然怀疑是否能在有生之年看到治愈衰老，但不可否认的是，这种方法大大降低了问题的复杂性，并大大加速了医学革命的到来。

无论我们何时、用何种方式治愈了衰老，步骤都应该是这样的：治愈过程就像一个随时间演变的疗法拼图，一系列技术逐渐提高了预期寿命，直到人们发现自己已经不再衰老。治愈衰老并不是一个孤独的天才在灵光一现中发现的神奇魔法。长生不老的第一代人可能不会一开始就意识到他们有如此好运——随着年龄的增长，他们预计自己的死亡时间在 100 岁、150 岁或者其他"高龄"岁数，但一项又一项挽救生命的医学突破把他们的葬礼推迟到了更远的未来。如果你经历了上述情况后仍然活着，我们还是很难说已经治愈了衰老，因为我们不能排除上一个突破会不会是最后一次，也不知道预期寿命最终会不会停滞不前。但事后来看，分析几个世纪的预期寿命统计数据，就能找到人们停止因年老而死亡的时间点。

所以，如果你想活很长时间，你可以期待第一代抗衰老疗法的效果持续几十年，直到系统医学开发出更精细的治疗方式，再给我们赢得几十年的时间。这个希望并不荒谬：抗老药可能再过几年的时间就能实现这一点了，尽管它们的目的最有可能是针对特定疾病，而不是最初设计的针对衰老过程。而如基因和干细胞治疗等更先进的疗法，可以在未来的几十年实现，这足以让我们中的许多人受益了。不管怎样，我们最终能实现每年将预期寿命延长一岁（或更长时间）——唯一的问题是何时以及如何最大限度地提高活下去的机会。

接下来的两章将涵盖以下内容：第一，要想最大限度地延长个人寿命，从衰老科学的角度看，有哪些建议；第二，政府和社会如何促进这场生物医学革命尽快发生。所有这些技巧都是双赢的：即使在最坏的情况下，你也可以活得更久、更健康，受益于目前尚未被发明的医学疗法，并将我们的后代治愈衰老的日期提前；在最好的情况下，今天活着的一些人可能寿命比我们目前预期的要长得多，且健康状况良好。下面让我们看看如何做到这一点。

第 10 章

_____

如何活得更久

　　你的预期寿命有多长？基因只能决定一小部分，而大部分取决于你的生活方式和运气。运气显然是主观因素无力改变的——但是，下面将提供一些有科学依据的建议，你可以通过选择生活方式来最大限度地延长预期寿命。

　　改善生活方式可以获得巨大回报。一项研究调查了美国 100 000 名卫生系统专业人员，根据他们是否有 5 种健康行为（不吸烟、保持健康体重、不过量饮酒、经常锻炼和饮食均衡）给他们打分。[1] 研究人员发现，在 50 岁时拥有 4 个或 5 个健康行为的人比完全没有健康行为的同龄人多活 10 年，不管是总体寿命还是健康寿命都是如此。已经有研究证明，大约 40% 的癌症 [2] 和 80%（这个比例是压倒性的）[3] 的心血管疾病是可以预防的。这意味着，如果选择最佳的生活方式，那么患上癌症或者心脏出问题的时间将被大大推迟。决定是否服用新的抗衰老药是一个艰难的决定，需要根据各种证据权衡利弊，但是尝试更健康的生活方式是不费吹灰之力的。

　　前面强调过多次，我们很难将一种与衰老有关的疾病归咎于任何单一的原因。想象一下，你体内有 10 种能导致某种癌症的 DNA 突变，其中 3 种是由酒精引起，1 种是由食物引起，另外 6 种则来自不可避免的随机 DNA 损伤，那么你应该把患上癌症这件事归咎于糟糕的生活方式，还是糟糕的运气？就像《东方快车谋杀案》里描述的那样：很多人都刺伤了被害人，因此不能说哪一个人要对他的死负责。正确的生活方式会降低患病的概率，但是永远不能将概率减小到零。更乐观的观点是，如果确实被诊断出患有癌症或心脏病，患者也不必过于自责，因为患病不能说是哪一个确定的原因导致的，但改善生活方式确实有好处，甚至对于预防似乎完全不在我们掌握之中的癌症也有用，因为癌症的发生并不完全是偶然的。

还有需要强调的一点是，不论从何时开始遵循健康生活指南都不会太晚。随着年龄的增长，身体中的变化会累积下来，比如 DNA 突变的积累使我们更容易患上癌症。如果改变生活方式可以减缓突变累积，那么无论多大年纪做出改变，都是有用的：想象一下，如果一个细胞只需要再发生一次突变就能诱发癌症，那么制止一次突变就可以挽救你的生命。对运动的研究证实了这一点——运动甚至可以改善 80 多岁的人的健康，而且往往受益最明显的是最不健康的人[4]。俗话说，种一棵树最好的时间是 20 年前，第二好的时间是今天。

在某种意义上，可以帮助你活得更久的建议都是很基础的。但是，按照这些建议生活却并不容易，需要时机和意志力。鉴于你已经从此书中知道了很多衰老生物学的知识，了解以下建议背后的科学原理，将使你更容易遵循这些"老生常谈"。

1. 不要吸烟

吸烟非常有害。如果一个吸烟的人想健康长寿，他应该做的第一件事就是戒烟。

终生吸烟者的预期寿命会比不吸烟的人短大约 10 年。吸烟者甚至都不能说是放纵生活、英年早逝[5]：他们在晚年疾病缠身的时间与不吸烟的人大致相同，而他们的寿命更短，这意味着，他们不健康的时间在一生中占的比例更大。90% 的肺癌是吸烟引发的，吸烟还导致了 50% 与肺病有关的死亡案例。肺部当然是香烟的重灾区，除此之外，吸烟还会从根本上加速衰老过程，增加其他癌症，以及心脏病、中风和痴呆等衰老疾病的患病风险。由于有皮肤敏感、皱纹、头发变白和秃顶等症状，吸烟者看起来会更老。

香烟烟雾中含有数百种有毒化学物质，会导致 DNA 发生突变。香烟引发的癌症 DNA 中有特定的"突变指纹"[6]，例如，吸烟者的肺内壁存在许多 DNA 突变，其中的 C（胞嘧啶）被转变为 A（腺嘌呤）。因为烟雾中的化学物质会被吸收到血液中，这些突变特征不仅会影响肺部，还会影响全身其他组织。在这些额外突变的作用下，我们在第 7 章中提过的克隆扩增会以更快的速度进行，增加了患癌症的概率。

吸烟会导致慢性炎症，而慢性炎症被认为是吸烟提高心血管疾病患病率的原因。前面提到，动脉粥样硬化斑块主要由死亡的免疫细胞组成，吸烟刺激了免疫系统，从而加速了斑块的形成。吸烟还会导致细胞衰老、端粒缩短，甚至增加组织中 AGE（糖与蛋白质反应时形成的糖基化终末产物）的含量，部分原因是香烟烟雾中的高活性化学物质。

好消息是，戒烟能降低患病风险，甚至使其恢复正常，效果立竿见影。戒烟后，炎症水平会迅速下降，[7]并在戒烟5年左右达到正常水平，当然患心血管疾病的风险也下降了。总的来说，戒烟可以延长寿命：60岁戒烟的人预期寿命会延长约3年，而在30岁戒烟的人预期寿命几乎可以恢复正常。

2. 控制饮食

你吃下的食物会对自身寿命产生重大影响，这一点不足为奇。含有大量水果、蔬菜、全谷物和坚果的均衡饮食可以大大延长人的健康寿命和预期寿命。[8]不过，究竟哪种食物组合是最佳的选择，这是极其难以确定的，也一直有激烈的争议。理想的实验应该是让数千人随机获得不同数量的各种食物，并持续这种饮食习惯数十年。但是这种实验无法实际操作，成本会非常昂贵，并且可能遭到道德上的质疑。科学家只能通过观察性研究来分析，而且，由于人们的饮食习惯与自身经济状况、社会地位、对健康和遗传学的关注等因素息息相关，而上述因素都会影响寿命，因此很难区分因果关系。

因此，关于饮食最好的建议也很实用：吃不同的食物，但任何一种食物都不要吃太多，同时控制高糖、高脂肪或加工食品的数量，不要喝太多酒。狂吃最新的"超级食品"肯定不会改变你的健康状况，但保持健康均衡的饮食却可以做到这一点。

如果你无肉不欢，少吃点儿肉也可能是有益的。素食主义好不好？观察性研究显示素食略有一些优势，但并不完全确定。[9]不过，几种生物学机制可以解释为何植物性饮食对人更好。多吃水果和蔬菜可以让微生物组更多样。[10] 从植物而非动物中获取蛋白质也是一种饮食限制（DR）。植物蛋白和动物蛋白由不同的氨基酸组成，前者不如后者适应人类的需求，但具有讽刺意味的是，氨基酸限制也是一种DR，对人可能更有好处。最后，植物会产生少量防御性有毒化学物质，可能对我们略有毒性，但如果剂量足够小，身体在清除它们和修复相关的损伤时会发生"过度补偿"，使我们在整体上更健康。[11] 少许压力会引起应激反应，从而增进健康，这种概念被称为"毒物兴奋效应"，可能也适用于其他健康生活方式。

然而，在饮食和寿命方面有一个关键发现：大量证据表明，过度肥胖是有害的。[12] 曾经有一些研究发现，轻微超重对长期健康有益，但这些都是观察性研究，且充满了令人迷惑的复杂因素：体重过轻的人（尤其是老年人）经常是因疾病而消瘦；体重与社会经济地位有着复杂的关系，而后者对健康有着深远的影响；这些研究中通常使用的身体质量指数（BMI）过于简单化……

不过，总体而言，减掉几磅体重似乎可以立刻降低大多数人患老年疾病的风险。尽管这个标准有一些局限性，但是，不同BMI的人的预期寿命确实不同。BMI的计算方法是将人的体重（千克）除以身高（米）的平方。"正常范围"通常是 18.5~25 千克/米^2；BMI超过 25 千克/米^2 的人就是"超重"，预期寿命可能会缩短几年；超过 30 千克/米^2 的人是"肥胖"，预期寿命会再减少几年；体重更重的人将减少整整 10 年寿命。[13] 超重者的健康寿命可能会缩短更多年：心脏病和糖尿病风险增加，这意味着体重较重的人晚年可能健康状况不佳。事实上，肥胖的人虽然寿命更短，但在更短的一生中产生的医疗费用却更多。[14] 综上所述，减肥是很有必要的。

多年超重也会从根本上加速衰老。脂肪并不是我们想象中的那样，只是被动储存能量。更准确地说，沉积下来的脂肪应该被称为脂肪组织，由能储存脂肪的脂肪细胞组成。脂肪组织所在的位置决定着其产生的影响。皮下脂肪就在皮肤下方（你可以用手抓住它），而内脏脂肪在身体深处的器官之间积聚（我建议你千万不要用手去抓）。据我们目前所知，内脏脂肪似乎是两者中更糟糕的，它们会释放促炎症分子，促发慢性炎症。[15] 当然，从本质上来说，脂肪细胞本身不会引起炎症，直接原因应该是它们之间的免疫细胞，但对衰老的身体来说，这种区别并不重要。

为什么"苹果形"身材比"梨形"身材更糟糕？原因就在于内脏脂肪。苹果形身材是指腹部比较肥胖，而梨形身材是指臀部比较肥胖。更圆的"啤酒肚"是由腹部器官之间的脂肪造成的，它使肚子由内而外膨胀起来，换句话说，这都是炎症性内脏脂肪。相比之下，腿部、髋部和臀部的脂肪主要储存在皮肤下方，是相对无害的皮下脂肪。在更年期之前，女性的脂肪往往会更多地堆积在臀部，而男性的脂肪则更多地在腹部堆积，不过具体情况也因人而异。毫无疑问，有人可能会兼具腹部肥胖和臀部肥胖的特征。

以人体测量为基础的简单统计数据提供了内脏脂肪不利于健康的大量间接证据。在流行病学文献中，BMI并不是与年龄相关的疾病的最佳预测指标，还有一些其他数据。一个有力的竞争者是"腰围身高比"，将测量到的腰围除以身高，无论你用什么单位计算，最后的结果都是相同的。它的正常范围在 0.4 到 0.5 之间，有些人会略低。此外，对于 50 岁以上的人，正常范围会稍微放宽一些，比如 0.6 可能也没问题，不会显著增加生病的风险。

我们之所以反对BMI，最广为人知的一个原因是肌肉比脂肪密度大，肌肉特别发达的人可能BMI就会落在"超重"的区间，但其实没有真正变胖。（对于我们大多数人来说不幸的是，你必须有明显的肌肉线条才能以此为借口。）BMI也无法区分皮下脂肪和内脏脂肪，BMI并不关心你的多余脂肪是在皮肤下还是在器官周围，这也降低了健康预测的准确性。腰围身高比在这方面有所改善，因为腰围与内脏脂肪的多少有关。一些研究表明，在预测心脏病发作或患上糖尿病的可能性时，腰围身高比会比BMI更准确。[16]

超重还会增加患糖尿病的风险，这会加剧许多衰老问题。有证据表明，糖尿病患者如果减轻体重、降低血糖水平，就能够控制上述问题；[17]患者如果能够设法控制体重，则可以显著降低糖尿病引起的一系列疾病的风险。

还有证据表明，减少糖的摄入对健康有益[18]，部分原因是这样会减少体内糖化蛋白质的数量。在这方面，某些糖可能比其他糖更差。例如，果糖更容易与试管中的蛋白质发生反应，所以有人认为，吃下去的果糖也可能更有效地引发糖化。另一个还没有得到证实的建议是，在饮食中减少AGE（糖与蛋白质反应产生的终末产物）可能是有效的。我们仍然没有确定体内蛋白质形成AGE背后的化学反应是什么，你吃下的AGE也可能会黏附在胶原蛋白和其他蛋白质上而产生问题。高温会加速AGE的形成，所以要避免在高温下烹饪食物（例如油炸或烤制），更推荐用煮或炖的方式，或者生吃。然而，饮食中的AGE是很难避免的，因为它无处不在，而大部分人也不能抵抗美味的诱惑。[19]

如果你已经通过节食和锻炼达到了健康的体重，下一步该做什么呢？让我们回到饮食限制（DR）的话题。首先，我们应该研究一下DR在人类的近亲——恒河猴身上的效果。1987年和1989年，美国国立衰老研究所（NIA）和威斯康星大学麦迪逊分校分别发起了一项实验，一共有不到 200 只猴子参加了实验。[20]

　　首先，DR实验带来的好结果是：正常饮食的猴子没有患病的时长是 21 年，而在两项研究中，DR组的猴子没有患病的时间都更长，至少比正常组多出 5 年。假设猴子活一年相当于人类活两到三年，将这一结果换算成人类的年龄，就意味着，饮食限制的人会晚 10 年时间患上与年龄相关的疾病。然而，两项实验关于寿命的结果并不一致。威斯康星大学的恒河猴显示出DR有明显好处：对照组的平均寿命刚刚超过 25 岁，而控制卡路里摄入组的寿命则接近 29 岁。再简单换算一下，延长的寿命近似为人类的 10 年。但是，对于NIA实验中的猴子，DR组和对照组的寿命在统计学上没有明显差异。[21]

　　对令人失望的结果最简单的解释可能是，在像猴子（和人）这样的长寿动物中，DR带来的收益会减小。理论上，如果你做到了饮食基本健康，那么进一步饮食限制就不会有额外的好处了。威斯康星大学的猴子饮食由蛋白质、糖、油和维生素组成，脂肪和糖含量相对较高，对照组的猴子可以随便吃。可能是因为含有脂肪和糖的食物太美味，没有控制饮食的实验组结果就与DR组之间形成了鲜明对比。相比之下，NIA的猴子被喂食豆类、谷物和鱼类的混合物，纤维含量较高，脂肪和糖含量较低，所以对照组的饮食也更健康。

　　从总体上来看，这些猴子的饮食健康程度处于不同水平，威斯康星大学研究对照组猴子的食物最不健康，威斯康星大学研究DR组和NIA研究对照组的食物健康水平中等，NIA研究DR组的食物最健康，既采用健康饮食，又限制了摄入。按照这个逻辑，从过量饮食（相当于实验中的猴子无限量吃汉堡包、喝含糖软饮料）

转变为适度饮食是有好处的；但是，如果已经做到了饮食适量、食物健康，那么少吃也不会延长寿命，就像NIA研究DR组猴子的情况一样。而就算如此，那些猴子还是可以拥有额外 5 年的无病生存时间。我想，即使我们不会因此活得更久，大多数人还是抵挡不住DR带来的好处。

激进的DR支持者认为，这些研究存在缺陷，低估了其潜在好处。[22] 这两个实验在技术层面的差异也引发了多年的争论。然而，没有获得明确结果的事实本身就证明，DR不太可能对类似人类的动物产生巨大的影响——如果像线虫或小鼠实验那样，DR能使动物寿命几乎延长一倍，那么两个实验就不应该掩盖如此巨大的影响。

一些科学家已经对人类进行了研究：DR能显著减轻体重，改善健康指标（例如血压、胆固醇、炎症水平等），但它对寿命的影响还不得而知，因为到目前为止这些研究的时间还太短。[23] 其实，我们已经能看到人类限制饮食的实例了。纵观历史，因为自由选择或者特殊需要，个人、社会和宗教已经实行过多种不同的饮食限制。一个著名的例子是冲绳人。冲绳是日本西南部的一个热带岛屿，那里的人以长寿著称 [24]，他们的饮食文化是吃营养丰富但热量低的食物。然而，很难确定饮食就是他们长寿的原因——可能还有岛上独有的其他文化或遗传效应在起作用。无论如何，DR的效果并不那么明显：冲绳人的寿命仅比日本其他地区的人长约一年，也不能保证活到 100 岁。而且，由于岛民饮食日益西化，这种长寿的效应也在慢慢消失。

不过，DR也有副作用。DR小鼠患上流感后比正常饮食的同龄小鼠更容易死亡。[25] 看来，即使营养最优，吃得更少似乎对免疫系统还是不利的。人类也有类似情况。在一项 DR 试验中，一些参与者出现贫血 [26]（缺乏红细胞或携氧血红蛋白导致器官缺氧的现象）或骨密度显著下降，试验被迫停止。DR 参与者更容易感到寒冷、易怒和性欲降低。在洁净、平静的实验室环境中，实验人员小心避免小鼠得传染病的情况下，DR 小鼠可能可以活得更久，但作为一个正常工作生活的人，如果 DR 只是稍微降低了患上年龄相关疾病的风险，却会让你经常骨折或是因流感而早逝，那确实意义不大。

控制什么时候吃，也会产生类似控制吃什么的效果。[27] 比如"间歇性禁食法"就是建议大家每隔几天就少吃，或者根本不吃，最近流行的"5：2 饮食法"就是这样的。5：2 饮食法建议，在一周内不连续的两天里每天只摄入 600 卡路里，在其他 5 天里正常饮食。"隔日禁食法"则更进一步，要求每隔一天就少吃或不吃东西。"定期禁食法"意味着每隔 1 个月到 1 年不等的时间，尝试连续 5 天以上不吃东西。最后还有"限时进食法"，将进食时间限制在每天 6 到 12 小时的时间范围内。

由于实验数据较少，这些特殊 DR 方法的相关实验比笼统的 DR 实验更难收集到合理的证据。它们的实际目的是让 DR 更容易坚持下来，比如允许参与者在不禁食时照常饮食，让他们有一些饥饿的感觉，但又不会一直饥肠辘辘。从理论上讲，对于不同禁食方法与"传统"DR 的机制是相同还是略有不同，学界还存在着争议，而这决定了不同禁食方法能否得到与 DR 等效的结果。

那么，你应该选择上述这些严苛的饮食方案吗？答案是：不知道。尽管研究者进行了数十年的实验，但答案还是这么简短，实在令人气愤。我们可能离答案很近了——对 DR 的了解越多，就越难摆脱那种"有某种最佳食谱还没有被发现"的感觉。食谱盲从现象和"超级食物"（指各种宣称有益健康的食物）频频出现，反映了我们与食物之间紧密、矛盾的关系，以及一种根深蒂固的直觉：我们吃下的东西会对健康和寿命产生深远的影响。对许多人来说，食物是一个情绪化且引人入胜的话题。从更实际的角度来看，DR和禁食也非常简单和廉价——你现在就可以开始实行，而且成本并不高，因为少买食品还能省下一笔钱。

但是，如果一种食谱会让人免疫力低下、骨骼脆弱、畏寒和易怒，我是很难将它推荐给你的。如果你正在考虑DR或者其他禁食方式，建议先与医生沟通，小心可能存在的副作用。我认为，我们永远不会了解DR的全部机制，也无法找到最佳食谱：吃什么、什么时候吃这些问题存在太多变数，而等到我们可以治愈衰老以后，饮食的细节就无关紧要了。

重要的是，不要沉迷于优化食谱，不用追求难以捉摸的、可能并不存在的完美，却忽视了大局。虽然饮食与寿命的关系很复杂，但我们不能放弃努力，自暴自弃地吃起蛋糕来：除非你已经比大多数人更瘦，不然的话，减肥对你还是有好处的。每个人都应该控制体重，社会也应该努力减少肥胖现象。比起让健康人参与DR，帮助超重的人将BMI控制在正常范围内更容易，也更有益。

所以，尽量均衡饮食，不要吃太多。关于饮食的争论肯定会无休止地进行下去，但关键的发现是饮食多样化是有好处的，而超重无疑是有害的，因为它确实会加速衰老过程。

3. 多做运动

运动对健康有益[28]，而且不需要达到惊人的运动量就有效果：

研究表明，每天增加一分钟的锻炼或减少一分钟不活动的时间，死亡风险就会降低。研究表明，运动还可以降低数十种疾病的风险，包括与年龄相关的疾病。运动甚至可以抵御认知能力下降和痴呆。开始运动的第一步似乎也是最重要的，随着时间或强度的增加，收益会递减。尝试每天步行 5 分钟或 10 分钟吧，这对健康十分有益。从小目标开始，随着时间的推移，更大的运动量也不是遥不可及。

如果你平时久坐不动[29]，那么即使每天做半小时的轻体力活动，也可以将死亡概率降低 14%。每天进行 10 到 15 分钟的适度锻炼，大约可以将死亡的风险减半。每天锻炼 30 分钟对健康的帮助更大。不过，锻炼更长时间能否带来好处尚不清楚[30]。大多数研究都发现了某种平台效应，风险甚至可能会略有增加，但这个结论也不好说，因为很少有人超负荷运动，所以很难得出统计上可靠的结论。不管怎么说，这可不是久坐不动的借口，不运动的风险总是更高。但是，如果你已经每天坚持跑步一小时，那你就算把跑步时间增加到 90 分钟，也不太可能体验到额外的好处。

研究发现，奥运选手的死亡率低于一般人群[31]，但尚不清楚这是否与他们的运动量有关。首先，这里的因果关系可能是相反的：奥运选手正因为身体比普通人更健壮，才能够忍受艰苦的训练，参加高水平竞赛。其次，可能有完全不同的机制在起作用：国际象棋冠军的寿命也比普通棋手更长[32]，诺贝尔奖获得者的寿命也往往比获得提名但没有获奖的著名科学家多一两岁[33]。这些研究很有趣，说明也许荣誉本身就是一种长寿药——健康的身体也许不是奥运选手长寿的主要原因。

对于普通人来说，不仅有氧运动会带来好处，抗阻训练也可以减缓老年人肌肉量和力量的下降。人在 30 岁之后每 10 年就会失去大约 5% 的肌肉质量和 10% 的肌肉力量，在 70 岁之后这两个速率会增加一倍以上。[34] 医学上一般用肌肉减少症来描述与年龄相关的肌肉质量损失。研究表明，抗阻训练可以逆转肌肉力量的损失。像之前说过的那样，什么时候开始都不晚：执行运动计划后，一些90 岁高龄的人也能改善自己的健康状况，在两个月的抗阻训练后，他们的肌肉力量几乎增加了一倍，步行速度也提高了 50%。[35]

在锻炼时，新陈代谢、循环、骨骼，甚至连接大脑和肌肉的神经都会发生数十种变化。运动增加了端粒的长度，减少了肌肉中衰老细胞的数量，增加了"卫星细胞"（负责更新肌肉的干细胞）的数量，还提高了体内其他干细胞的活性。与久坐不动的肌肉相比，锻炼后的肌肉含有更多功能更强的线粒体。运动可能会促发老化胶原蛋白的破坏和重建，这意味着僵硬的糖化纤维会被新鲜的纤维所取代。运动还可以减少炎症：肌肉是人体中最大的器官，它们分泌的信号量很大。处于静态的肌肉容易促进炎症，而活跃的肌肉则相反。燃烧脂肪也会间接起到抗炎作用，正如上文所提到的，脂肪也会分泌炎症分子。

运动的好处如此广泛，对全身都会产生影响，难怪医生们会开玩笑说，如果运动是一种药，每个人都会排队服用。很遗憾，锻炼比吃药更难，忙碌的生活让我们不太容易去运动——但是，即使只是轻微活动，迈出锻炼的第一步也是值得的。

4. 保证每晚睡够 7~8 小时

每晚有 7~8 小时的优质睡眠可能对健康最有利，[36] 但这个观点很难完全确定，因为研究睡眠是一件非常困难的事情。大型系统性综述发现，睡眠不足与死亡概率的增加有关，而且少有人知的是，睡眠时间超过 8 小时与睡眠不足相比，带来的死亡风险的增加更大。

这种看起来有稳固相关性的两种现象之间是否存在因果关系，是研究的难点：每晚睡 11 个小时的人是出于自愿，还是因为有潜在健康问题，所以需要额外的睡眠？每晚睡 4 个小时的人寿命过短，是因为缺乏休息，还是因为生活压力过大，在影响他们健康的同时也减少了睡眠时间？

几十年来，学界以科学的名义强制人们保持睡眠时间，但这个问题的最佳答案是确定可以将睡眠和长寿联系起来的生物学机制。第 5 章中提到，越来越多的证据表明：入睡时，我们的大脑会趁机大扫除，包括清除与阿尔茨海默病有关的有毒淀粉样蛋白。[37]这是一个很好的激励睡眠的理由，可以让你少看一集电视剧，多睡会儿觉。

睡眠可能也是一个加剧衰老问题的反馈过程。老年人往往会失眠，而更健康的老年人则有稳定的睡眠节奏。如果衰老扰乱了你的睡眠，你的健康就会受到损害，这可能会导致恶性循环。一个例子是蛋白质修饰引发的晶状体混浊和变色，这是白内障形成的原因。[38]晶状体往往会吸收蓝光，使周围的世界呈现出温暖的色调。我们的眼睛会利用光线（尤其是蓝光）来驱动昼夜节律。这就是电脑和手机上的"夜间模式"背后的逻辑，夜间模式使屏幕更暗，颜色更橙——白天明亮的蓝光告诉大脑要保持清醒，因此晚间减少蓝光照射有利于入睡。老年人的晶状体因蛋白质退化而变成橙色，无论在哪个时间段，他们感受到的蓝光都比较少，这就破坏了这种精细的生理信号调控机制。白内障患者在手术后睡眠质量往往会得到改善——移除变黄、混浊的晶状体不仅可以恢复视力，还可以恢复生物钟的蓝色信号。

尽管还没有无懈可击的证据，但睡个好觉很可能会延长你的健康寿命——早起也变得没那么可怕了，这是一种令人愉快的副作用。

5.接种疫苗，勤洗手

在你的一生中，疫苗接种是降低死亡率的重要方式，接种疫苗不仅可以保护你，还可以保护你周围的人。接种之后你可能会活得更久，因为你不会死于它们预防的传染病，疫苗还将减少炎症的负担，从而减缓衰老。

如果儿童时期按规定接种了所有疫苗，那么成年人最需要的疫苗就是季节性流感疫苗。许多国家都有一年一度的"流感季"，通常在冬季持续几个月，每年的时间长度和严重程度会因当时流行的不同毒株而有很大差异。

老年人接种流感疫苗是非常有必要的。与 18 至 64 岁的人群相比，65 岁或 65 岁以上的人群患上流感住院的可能性是前者的 10 倍，死于流感的可能性是前者的 20 倍。不过，仅仅计算流感导致的直接死亡人数可能还是低估了其真正影响，尤其是对老年人的影响——在流感季节，心脏病发作、中风和糖尿病带来的死亡人数也会攀升，[39] 有证据表明流感正是这些疾病死亡的诱发因素。尽管随着年龄的增长，疫苗的效果会降低，但流感的后果非常可怕，接种还是有必要的。针对这一点，科学家也没法提供精确的研究数据，因为流感疫苗通常都是有效的，故意不为研究中的一部分老年患者接种疫苗是不道德的。

即使对于年轻人，接种疫苗的收益也很明显：注射一次很便宜的流感疫苗，很有可能让你避免由发烧、肌肉酸痛和全身无力等症状带来的卧床一周。疫苗的副作用也很小：它只会引起轻微的流感样症状，或注射部位的疼痛。疫苗还可以减少炎症，并保护身边无法接种疫苗的其他人，因此，无论年纪多大，你都有充足的理由接种疫苗。

遵循下列准则，对防止患上传染病也是有必要的：勤洗手，吃彻底煮熟的食物，如果身体不适请休假——这不仅会提高同事的健康寿命，而且能避免将疾病传染给更多人。当然，如果想说明基础卫生和切断传播链的重要性，没有比新型冠状病毒流行更好的例子了。

避免感染传染病甚至可能有抗衰老的作用。有证据表明，青年时期的传染病史对预期寿命产生了额外的、间接的影响，[40] 传染病感染次数较少的儿童在老年时患癌症和心脏病等疾病的风险也比较低。有观点推测，这是因为传染病感染史较少的人，炎症累积也较少，从而延缓了衰老。

感染也可以直接引起看上去没有关系的一系列疾病。在某些情况下，这种联系非常明确，例如人乳头瘤病毒（HPV）会导致宫颈癌、口腔癌和喉癌：现在广泛接种HPV疫苗，主要不是因为感染病毒本身很麻烦，而是为了降低患癌症的风险。另一个例子是幽门螺杆菌，这种细菌会引发胃溃疡和多种胃癌。也有报告称，在老年人堵塞动脉的斑块和痴呆患者的大脑中发现了细菌和病毒。到底这些微生物的存在是导致了疾病或加剧了病情，还是说它们的出现仅仅是巧合，它们只是无辜的旁观者？这些问题仍有待充分阐明。

总的来说，生病是痛苦的事情，所以采取适当措施避免传染性疾病是有必要的。

6. 爱护牙齿

下面这些建议你可能已经听牙医说了一百次：每天用含氟牙膏刷牙两次，用牙线或齿间刷清洁牙齿之间的缝隙，少吃含糖零食，少喝软饮料。不过，你可能不知道，牙医的建议不仅会影响你的笑容和牙科治疗费用，还会影响到你的寿命，甚至是患痴呆的风险。

在20世纪80年代和90年代进行的一系列研究中，流行病学家注意到，随着年龄的增长，有蛀牙和牙龈问题的人更容易患上心脏病。不过，事件之间存在相关性并不代表它们间有因果关系，也许上述情况也是如此：可能有些人缺乏时间和金钱，因此对饮食的关注不够、运动不足和牙齿护理做得不好；又或者，不太注重健康的人通常都吃不健康的食物，之后也懒得刷牙。这些观点认为，口腔卫生不佳和心脏问题会同时出现，但它们之间并不存在因果关系，真正的原因应该是第三个无法测量的变量（如贫困）。

统计学家试图修正这些混合因素，但针对其他因素做出修正后，口腔状况与疾病的关系似乎仍然成立。一项研究发现，每天刷牙两次的人比刷牙一次的人患心脏病的风险更低，而后者的疾病风险又比不经常刷牙的人低。[41]他们还指出了C反应蛋白水平（这是一种反映炎症的血液指标，通常在老年人身上略有升高）的类似关系——刷牙次数越多，该蛋白在血液中的含量越低。这就是一种"量效"关系，即更经常做某事（在临床试验中，通常是指服用更多的药物）会产生更大的影响——这虽然并不能证明，不讲究口腔卫生会导致心脏病发作，但确实增加了这一说法的合理性。还有研究表明，哪怕数量还不足以引起牙龈疾病，口腔中的细菌种类也会对糖尿病风险和预期寿命产生影响。[42]

科学家提出，口腔卫生和死亡风险之间的生物学联系是慢性炎症。口腔中的细菌会导致慢性牙龈疾病、蛀牙，免疫系统会跟它们进行持续的战斗，即使细菌数量很少，也会导致炎症分子一直处于兴奋状态。正如本书中一直在强调的说法，炎症会从本质上加速衰老过程。在第5章中，我们甚至看到了牙龈问题与阿尔茨海默病之间的联系——在淀粉样斑块中发现了导致牙龈疾病的细菌。虽然口腔卫生与疾病之间存在关系的推测尚未得到证实，但我们有充分的理由保持牙齿的清洁。

7. 注意防晒

第4章中提到，皮肤老化与阳光密切相关。在阳光的照耀下，皮肤会更快产生皱纹，有可能出现与衰老相关的斑点和变色，而且这种情况转化为皮肤癌的风险明显更高。每两年晒伤一次会增加患癌症的风险。[43]

罪魁祸首就是阳光中存在的紫外线。紫外线有足够的能量来破坏化学键，而蛋白质分子和DNA分子的结构都是靠化学键维系的。如果没有得到恰当修复，这样的DNA损伤可能会转变为突变，使细胞走上癌变之路。皮肤之所以柔软，主要靠胶原蛋白和弹性蛋白，它们一旦受损，随着年龄的增长，皮肤也会变得僵硬。

因此，想防止阳光把你晒老，就要隔绝紫外线。在太阳高照的时候不要出门，用衣物遮住暴露在外的身体部位或涂抹吸收紫外线的防晒霜，都是好办法。迄今为止，在众多号称"抗衰老"的护肤产品中，只有防晒霜的背后才有最站得住脚的科学证据。

8. 关注心率和血压

如今出现了越来越多用于测量身体数据的应用程序和设备，但最有价值的可能是不起眼的自动血压袖带。通过测量心率和血压，你可以深入了解自己的心血管健康状况。这是反映了健康状况的重要因素，因为心脏病、中风和血管性痴呆是死亡和残疾的常见原因。

心脏每跳动一次，都会向主动脉喷射大量血液。循环系统的结构就像一棵树：主动脉是树干，而越来越细的血管是树枝和细枝，把血液输送到身体的每个角落。血压计上会显示两个数字，例如 120 和 80（单位都是毫米汞柱，这是个略显古老的压力单位）。较大的数字被称为收缩压，它的数值代表心脏跳动时从心脏传播到全身的压力波大小；较小的数字是舒张压，它是两次心跳之间血管中的最小压力值。动脉具有柔软的弹性壁，可以消减心脏压力波的力量，离心脏越远的血管越细，承受的压力越小。但是，在糖化作用、胶原蛋白和弹性蛋白流失、动脉粥样硬化斑块、甲状腺素转运蛋白淀粉样变性和其他过程的不良作用下，血管会变得狭窄而僵硬——失去弹性的动脉会充分传递冲击波的力量。上述不良作用也让血管更脆弱，毛细血管更是变得弱不禁风：它们每分钟要受到 60 次甚至 100 次猛烈冲击，日复一日，最终可能会破裂。

最严重、最突然的副作用是血管破裂影响到大脑中的中等大小的血管，导致脑出血或出血性中风。血液开始在出血点聚集，不能顺畅流过，在几分钟内，附近的脑细胞就开始因缺氧而死亡。较小的血管也有可能破裂，可能不会立即引起注意，但随着时间的推移，多次类似的小事件会导致血管性痴呆。高血压还会损害血液过滤器（肾脏中的一种精细结构），也会造成眼后部的血管扩张或破裂，还会产生更多意想不到的后果，例如骨骼强度降低。

高血压是无声的杀手。在全球范围内，25 岁以上的人中大约 40% 患有此病[44]，但患者不会感觉到血压过高，也不会立即出现任何症状。这就是为什么你需要血压计：坐下，放松，深呼吸几次，进行测量，记录下来，观察一段时间内的趋势。血压低于 120/80 是正常的。从 115/75 开始，血压数值每增加 20/10，测量者患上心脏病或中风死亡的风险就会增加一倍[45]。所以，血压 135/85 的人面临 2 倍的风险，血压 155/95 的人面临 4 倍风险，依此类推。如果你的血压经常高于 120/80，那么应该尝试改善饮食或多运动，这些简单的干预措施就能降低血压。如果你测得的血压始终高于 140/90，而医生还不知道这一点，那就去看医生吧，并考虑服用降压药。[46] 在家里测出血压读数是非常重要的，因为很多人在医生检查时的血压读数明显更高，这种现象被称为"白大褂高血压"。

你的心率也值得密切关注。大多数自动血压计会在测量血压的同时测量心率。一般人的"静息心率"应该在每分钟 60 到 100 次之间，非常健康的人可能会低一点儿。第 4 章中也提到，静息心率为每分钟 100 次的人的死亡风险大约会比每分钟 60 次的人增加一倍。有趣的是，翻倍的是全因死亡风险，而不仅仅是心脏病导致的死亡。比如，高静息心率也与癌症风险增加相关。[47] 降低心率的方法跟降血压相似：减轻体重、多运动，就可以把快速跳动的心脏拉回更健康的速率。

9. 吃维生素补充剂？没必要

目前的证据表明，市面上的所有维生素补充剂都没有必要服用，除非患有特定的维生素缺乏症需要治疗。第 7 章中提到，包含近 300 000 人的试验综述说明了维生素补充剂对死亡风险几乎没有影响，额外补充 β-胡萝卜素和维生素 E 甚至会略微增加死亡风险。

尽管维生素补充剂受到指责，数十年来的试验也都以失败告终，但是抗氧化剂的神话仍然存在：补充剂仍然受到公众的欢迎，大约一半的美国成年人称自己经常服用。[48] 可能是因为维生素听起来很健康，而吃药比改善饮食或经常锻炼更容易；但是，建议你最好把钱花在买蔬菜上，或者买一双跑鞋。

10. 吃长寿药？至少目前没必要

如果你有健康问题，药物确实可以让你活下去（当然最好与医生仔细讨论特定疗法的成本和收益）。但是，对于相对健康的人来说，目前还没有一种药可以延长健康寿命。

有人建议每天服用低剂量阿司匹林，这在理论上可以减少炎症、降低心脏病发作或中风的概率，在一定程度上起到抗衰老的作用。但很遗憾，服用任何剂量的阿司匹林都会带来胃出血的风险，这就意味着，只有当你心脏病发作的风险已经很高了，每天服用阿司匹林才是值得的——就算在这种情况下，医学界内部对于服用阿司匹林是否值得的问题，还不能达成一致意见。[49]

在减缓衰老方面，糖尿病药物——二甲双胍也被寄予厚望，它是第 5 章中讨论过的 DR 模拟物之一。尽管目前的证据看起来很有希望，但在美国进行的大型试验将在未来 5 年内给出一个明确的答案，因此最好还是先等一下。（下一章里我们将详细谈到这个试验。）

另一个值得关注的想法是使用之前提到的 *PCSK9* 抑制剂，大幅降低胆固醇水平。迄今为止的证据表明，人类血液中的胆固醇水平可以远低于目前的标准水平；[50] 如果能够证明 *PCSK9* 抑制剂的长期安全性，那么服用类似药物（或采用后续可能推出的"胆固醇疫苗"基因疗法）可能就是值得的。然而，降低胆固醇水平到底是不是真正安全（尤其是对胆固醇水平没有偏高的人来说），科学家还需要做更多的工作来确定。

随着科学的发展，我们在前几章中讨论的一些想法成为现实，处于不同年龄的人群也将密切关注，看看是否有必要接受抗衰老治疗。而找到疗法的机制至关重要，这能帮助人们做出明智的决定，我们将在下一章中探讨这一点。

11. 女性更长寿

最后一条建议可以说是最没用的：生为女性就可以将预期寿命延长大约 5 年。[51] 有很多社会因素可能造成这种情况，比如吸烟的男性更多、男性的饮酒和冒险行为更多、男性和女性之间的职业差异，等等。不过，关于两性寿命差异，也有一些生物学解释。[52]

你可能还记得，生物学课本中说人类都有两条"性染色体"，女性通常携带XX，而大多数男性携带XY。不过，光看名字你可能不知道，Y染色体是一个粗短的小东西，大小只有X染色体的1/3，包含的基因少得多。如果男性X染色体上的一个基因出现问题，就缺少了基因的"备份"副本。这就是男性色盲更常见的原因。X染色体上有两个对色觉必不可少的基因：*OPN1LW*和*OPN1MW*，它们产生的蛋白质负责探测红光和绿光。如果男性的这些基因出现问题，Y染色体无法弥补，他们就会无法区分红色和绿色。在衰老速度方面，缺失基因备份会产生更微妙的影响。在动物界中，性染色体不匹配的性别的预期寿命往往会更短。[53] 例如，在鸟类中，雄性是ZZ染色体，雌性是ZW染色体，而雄性往往寿命较长。

　　还有一种推测：线粒体可能在寿命差距中发挥了作用。[54] 这要归功于我们获得它们的特殊方式：完全来自母亲。你的每一个线粒体都是卵子中几十万个线粒体的后代，这个卵子后来变成了你，这意味着你的DNA的一小部分（线粒体中的）不是父母的混合物，而是只来自母亲。从进化的角度来看，这是非常奇怪的：如果一个男人的线粒体DNA发生了突变，给他带来了巨大的生殖优势，这种优势的线粒体的DNA无法传给后代；而女性中类似的线粒体突变将传给她的女儿，再传给女儿的女儿，以此类推。由于这种线粒体遗传的不对称性，它们的进化可能会改善女性的命运，对男性则没有什么影响，从而导致了一个线粒体特征：与男性相比，它略微提高了女性的健康度。

　　最后，性激素可能也会起到作用。第6章中提到，太监和被阉割的男性囚犯比同时代的人活得更久——太监的寿命明显更长。如果数据可信的话，那就表明，男性在生物学上本可以拥有比女性更高的稳定性，本来可以活得更长，但睾酮会慢慢杀死他们。（据推测，睾酮可以提高年轻时的生殖成功率，所以，男性可以将寿命较短归咎于性别特异的拮抗性多效。）

奇怪的是，女性尽管寿命更长，但平均健康状况往往更差。[55] 关于这种现象是否存在、规模多大仍然存在一些争论[56]，但也许最有说服力的数据来自百岁老人：一项研究发现，100 岁以上的女性人数是男性的 4 倍，但研究关注的 14 种与年龄相关的疾病中，没有患上任何一种的男性百岁老人比例为 37%，[57] 而女性这一比例仅为 21%。

对大约一半的人口来说，生为女性是个完全没用的建议，但实际上，以上的其他建议也有很多人做不到。例如，健康问题（包括由高龄引起的健康问题）会阻止人们尽情运动；受到金钱和时间的限制，有些人很难吃得更好；城镇规划会影响步行或骑自行车等健康活动的开展。尽管我们都说预防胜于治疗、何时开始都不晚，但有些人已经老了，身体出现不适，已经不可能做到了。最后，像这样的建议并不能保证让每个人都健康地步入老年。一个坚持清洁饮食①多年的马拉松选手也可能 50 多岁就去世，而生活方式没那么健康的人可能反倒活得比他长。统计结果总有反例，这样的例子可能会使你宽心一些。

综上所述，尽管给出健康建议非常重要，但衰老生物学可以做的事情还有很多，可以帮助所有人过上更长寿、更健康的生活。下一章将着眼于我们如何超越个人生活，帮助每个人活得更久、活得更健康，也就是政府、研究人员、个人都需要做出哪些努力，才能利用生物老年学延长每个人的寿命。

---

① 清洁饮食是一种时尚饮食，其理念是食用接近自然形态的食品，避免食用方便食品和其他加工食品，以保证身体的健康。——译者注

第 11 章

从科学到医学

治愈衰老不仅是一个科学问题，也需要在政治、政策和法规各方面做出改变，让生物老年学从研究走向广泛应用。我们应尽快采取行动，确保有尽可能多的人从抗衰老治疗中受益，这是一个巨大的道德推动力；对于今天还活着的大部分人来说，还存在个人激励作用——如果你正处于中年或者青年，只要你幸运地拥有健康的身体，并尽你所能照顾好自己，那么你能活多久主要取决于抗衰老方面的医学进步。

这意味着，社会应该像支持科学发现一样支持衰老研究。在本章中，我们将讨论为了实现抗衰老目标，我们需要怎么告诉大众一场医学革命即将来临，也将讨论政策上应当有怎样的变化，又该如何进行研究。

要做到这一切，从科学家、医生到政治家、公众的各个群体首先要对生物老年学最新成果的意义有更广泛的了解。这就是我写这本书的原因：如果你不了解衰老生物学的最新发展，衰老治疗听起来就像科幻小说。这方面的探索经常被忽略，媒体更多地将其作为新奇事物，而不是可能实现的成果进行报道，政策制定者也在很大程度上忽视了它们。尽管现在关于对抗衰老的讨论越来越多，但通过科学研究可以在实验室中实际减缓甚至逆转衰老的想法仍然没有渗透到大众的认知中。2013年的一项调查发现，90%的美国人根本没有听说过衰老治疗，或者只是有所耳闻[1]——虽然在之后的几年里情况可能有了一些改善，但大众对衰老治疗的认知还不够，这是不争的事实。

科学家对此也是有责任的。历史上，生物老年学一直不属于主流的研究领域，即使在生物学家中的认可度也十分低。尽管衰老是生物学中非常普遍和重要的过程，但它在本科课程或教科书中却很少被提及。其他领域的科学家，不管现在的研究重点是癌症还是病毒学，他们在攻读博士学位时都没有意识到衰老的重要性。所以，他们建立自己的实验室之后，即使对衰老有所了解，也没有动力去偏离自己的专业知识和现有领域的既定轨道[2]。这意味着，在衰老研究领域，几乎没有人来教授本科生或培养有潜质的博士生，这就形成了某种恶性循环。这一研究领域的规模如此狭小，可能是受学科本身所限。

因此，第一步是增加社会对关于衰老的科研成果的了解。如果不让大众知道衰老这个问题是可以而且应该被解决的，那么就不可能真正去改变任何政策——这是所有人都可以参与的事情，去跟不同的人宣传这些事吧，无论对方是政治家、科学家还是朋友或家人。

下一步是，生物老年学迫切需要更多的资金支持。目前衰老研究得到的资源支持，与衰老对人类健康产生的巨大影响完全不匹配。当然，许多科学领域得到的资金也与实际影响不相称，但即使与其他科学领域相比，衰老研究的情况也很糟糕。

不过美国是个例外，它有一个专门致力于衰老研究的政府资助机构（这种不同寻常之处当然也会带来一些问题）。2020 年，美国国立衰老研究所（NIA）的预算达到 26 亿美元。[3] 但是，这还不到国家癌症研究所获得的 64 亿美元预算的一半，也低于其母机构——美国国立卫生研究院（NIH）预算的 10%。在美国，因衰老导致的死亡占总体死亡案例的 85%，衰老研究却只获得了 6% 的健康研究资金，远低于对衰老引发的疾病的研究。

与此形成鲜明对比的是，美国每年花费 4 万亿美元用于医疗保健，其中很大一部分被用于晚年的慢性病。而 NIA 预算不到美国医疗保健总支出的 0.1%。这是一个非常奇怪的现象，因为研究是可以通过预防性治疗降低医疗保健系统支出的，甚至从经济角度来看，美国的这种预算分配也很离谱——老年疾病和残疾会造成巨大的人力成本。

另一个问题是，所谓的"衰老研究"资金通常流向了对衰老导致的疾病，而不是衰老本身的研究。一个生物老年学领域的笑话说，NIA 实际上是"国立阿尔茨海默病研究所"（National Institute for Alzheimer's）[4]，因为它的神经科学部门获得了其 26 亿美元预算的一半以上，而衰老生物学部门仅获得了 10%。我们应该先专注于衰老机制的基础研究，而不是把主要精力放在开发治疗方法上。基础研究至关重要，它的突破能支撑更多实际工作，但这方面获得的政府资金可能只有美国医疗保健支出的万分之一。

在这方面，美国并不是个例。尽管衰老是全球疾病、残疾和死亡的主要原因，但世界各国在衰老研究方面的投入却很少，这真是令人沮丧。生物老年学领域需要更多的资金投入，去寻找治疗衰老的新方法，并将已有的知识转化为治疗方法。

政治人物应该改变看法，为衰老研究提供资金并不是一种损失，而是一种投资：一项工作计算了抗衰老治疗的收益，发现适度减缓衰老，把寿命和健康寿命延长 2.2 年，在 50 年内将产生 700 万亿美元的收益，[5] 这还仅仅是考虑了对美国人口的影响。对衰老研究的投入也将带来巨大的科学和商业利益：一个想要认真投资老年医学的政府会发现自己处于行业的最前沿，而这个行业可能是世界上最大的，目标市场实际上是全球的每个人。

科学是"划算"的，即使得到的"全部收益"只是多活几年，生物老年学的突破也值得付出相对较小的代价。如果我们为衰老的每一个标志的研究投入 100 亿美元（肯定足以取得一些重大进展），那也只需投入 1 000 亿美元，只占美国年度医疗保健支出的 2.5%。如果这笔投入由很多国家在几年内分摊，肯定是负担得起的；如果确实取得了重大进展，那么抗衰老研究就可以超越在抗击传染病方面取得的进展，成为人类最高的成就。政府应该在这个重要的研究领域进行更多投资。如果有更多衰老研究人员能够以不同的方式来吸引不同的政治家和选民，那么成功的概率就更大。

制约生物老年学发展的最大瓶颈无疑是资金，但是还有一些办法能最大限度地提高成功机会——改变政策，让研究者能够更快地利用科学成果，将其转化为实际疗法。

第一个问题是，监管机构目前不会批准治疗"衰老"而非针对特定疾病的药物，这在前言中提过。短期内，这不会阻碍研究的进展：减缓或逆转衰老的特征当然会影响它们引起的疾病，可以针对这些情况请监管部门批准治疗方法。例如，我们已经看到抗老药被用于关节炎和肺部疾病，以及干细胞疗法被用于帕金森病的人体试验，其目标都是特定的疾病，而非治疗衰老。然而，一旦这些研究在特定条件下证明了自己的价值，最终目标就会变成如何使这些疗法变成预防性措施——科学家的前期研究为此奠定了基础。

以生物老年学家、医生尼尔·巴尔齐莱（Nir Barzilai）为首的科学家正在打破这种监管僵局，他们正在研究常见药物二甲双胍的创新性用法。用于治疗糖尿病的二甲双胍是地球上使用最广泛的药物之一——在美国，每年开出的处方约有 8 000 万份。它的历史也很悠久，1958 年首次在英国获得批准。这种平凡的分子本来"只是"一种极其安全且有效的糖尿病疗法，但它似乎会在服用者身上产生意想不到的"副作用"。

几组对比实验的结果[6]令人惊讶，被试者被分成以下几组：服用二甲双胍的糖尿病患者、服用磺脲类药物的糖尿病患者、年龄和性别相同但未患糖尿病（也不用服药）的对照组。研究发现，服用二甲双胍组的寿命更长，不仅比服用磺胺类药物组长，而且也比对照组更长。但对照组更健康，肥胖的可能性更小。还有迹象表明，虽然二甲双胍仅用于治疗糖尿病，但是它可以降低患上癌症、心脏病和痴呆的风险。服药后，与年龄相关的疾病和死亡全面减少，这种糖尿病药物似乎对衰老过程本身产生了更为基础的影响。

遗憾的是，就像上一章中提到的饮食和运动研究一样，这项研究到目前为止还是观察性的。病情控制良好的糖尿病患者更少患上与年龄相关的疾病，除了可能因为他们服用二甲双胍之外，还可能是因为他们与医疗保健系统有更多的接触，所以会更早发现和治疗健康问题。要证明二甲双胍的抗衰老作用，需要一项"随机"的金标准试验，在这种试验中，被试者是否服用二甲双胍是随机的，而不管是否患有糖尿病。

这就是TAME（Targeting Aging with MEtformin，用二甲双胍抗击衰老）试验的目标。[7]TAME试验将招募3 000名年龄在65~80岁之间的志愿者，检验二甲双胍是否能用于治疗衰老。其中1 500人会服用二甲双胍，另外1 500人会服用安慰剂；5 年后，研究人员将比较两组志愿者患上年龄相关疾病（如癌症、心脏病和痴呆）的情况，如果服药组有任何一种疾病的发病时间晚于对照组，则认为试验成功。

TAME背后的团队并没有期望得到什么惊天动地的结果：如果二甲双胍能将人类寿命延长几十年，那它应该早就被广泛使用了。然而，二甲双胍的优势是"副作用"，或者更确切地说，是缺乏副作用。它已经被应用了半个多世纪，很少引发严重问题。如果要说服想规避风险的监管者让健康的人服用药物，那么"无害"将是一条铁则。二甲双胍能够被选为第一种针对衰老本身进行试验的药物，正是因为它实用且温和，相当于拥有一流安全记录的家用SUV（运动型多用途车），而不是可能失控冲出赛道的超级跑车。二甲双胍的另一个优点是它太老了，已经过了专利保护期。厂家可以以非常低廉的价格生产这种药品，降低了试验成本，如果它有效，还可以迅速推广。

即使试验失败，没能证明二甲双胍的效果，TAME与FDA密切合作开发的方法也能为未来的疗法试验提供一种现成的监管方法。如果第一次针对抗衰老治疗的大型人体试验没有获得明确结果，这对于生物老年学来说将是一种耻辱，但这种模式将为科学家和制药公司提供一个先例，作为让下一代抗衰老疗法试验获批的参考。

抗衰老疗法研究的另一个问题是：试验需要很长时间，成本高昂。尽管二甲双胍非常便宜，而且我们已经对剂量和安全性有了充分了解，可以直接进行后期试验，但是 TAME 还是将耗资 7 000 万美元。一方面，强调价格有点儿吝啬：如果试验表明二甲双胍可以延迟衰老，前期成本可以得到数千倍的回报。但是另一方面，这样的投入对于学术圈的科学家来说是完全无法实现的，即使对于制药公司来说也是一笔巨款，这就是开发抗衰老疗法受困于成本的一个典型例子。

后期试验的费用是研究各种医学疗法要面对的共同问题，但如果你想让健康人服用抗衰老药物，问题则尤其尖锐。新的抗癌药物可能在几周内就会让肿瘤消退，而一项长期试验研究的可能是有多少患者能存活 5 年而不复发——对于许多参与试验的患者来说，存活 5 年已经很长了。然而，无论药物是否有效，大多数相对健康的六旬老人在接受衰老治疗 5 年后仍然可能活着。这对他们来说显然是个好消息，但对于统计学家来说却是个坏消息，因为他们无法量化评估新药的疗效。如果试验人员扩大到 30 多岁和 40 多岁的健康人群，那么问题会被进一步放大。显然，他们需要采用另一种研究方法。

幸运的是，还有一个科学的解决方案：使用衰老的"生物标志物"，通过简单的测试可以迅速得知被试者的生物学年龄。在第 4 章中提到的"表观遗传时钟"就是其中一种标志物，它使用 DNA 上的化学标记来估计被试者的年龄（和死亡概率），准确率惊人。

最初构建的表观遗传时钟现在已经在不同的研究中多次得到验证——事实上，它非常强大，以至于在实验室进行与 DNA 甲基化完全不相关的研究时，能很快计算出患者的表观遗传年龄，[8] 并检查是否与记录的年龄相匹配，以标记出数据输入的错误。还有多个新的表观遗传时钟，它们对实际年龄的预测不那么精确，但能更好地预测寿命，以及患上癌症或心脏病等病症的时间。实际上研究人员并不需要通过实验测量被试者的实际年龄，看看出生证明就可以了，寿命和患病时间才是更重要的。

2018年，科学家又构建了新的表观遗传时钟，能用它更准确地预测死亡。[9] 它也可以预测癌症和阿尔茨海默病的患病概率，还能抽象地预测一个人未来可能同时患上多少种疾病。与最初的表观遗传时钟不同，它还可以检测出患者以前是否吸烟，或者目前是否正在吸烟，这也进一步证明，烟草在全球范围内加速了衰老，而不仅仅是对你的肺部有害。

衰老的生物标志物还有很多：身体检查，如握力、单腿站立能力[①]和肺活量；认知测试、视力或听力检查；更科学的检测方法，例如血液测试、大脑成像或微生物组分析。将部分或全部上述措施结合起来形成的综合度量方法，可以帮助你准确地估计一个人的真实生理年龄。

也许，最惊人和最不惊人的衰老生物标志物是同一个，那就是外貌。事实证明，我们有充分的理由去羡慕那些能保持年轻面孔的人：看起来很年轻似乎意味着你就是很年轻，至少从生物学的角度上讲是这样。在2009年的一项研究中，研究人员让一个评估小组根据人们的面部照片猜测他们的年龄，然后对这些猜测进行汇总以获得平均"感知年龄"，结果证明这个指标能准确预测死亡率，即使在考虑实际年龄之后也是如此。[10] 下一步研究是使用人工智能把这个特殊且劳动密集型的过程自动化[11]，目前使用常规的人物照片和面部形状的三维图已经取得了一些成功。一个团队也在小鼠身

---

① 为了让它听起来更科学，医生称之为"定时单足站立平衡测试"。

上开始了类似研究，使用图像识别算法推断出图片中小鼠的生物学年龄。[12] 也许之后研究人员能够通过前后的照片来评估小鼠接受抗衰老治疗的效果。尽管开展小鼠试验比人类试验更容易也更便宜，但小鼠试验的花费仍然非常高昂，人工智能的加入将再次降低成本并加快抗衰老治疗的关键实验进度。

因此，度量生物学年龄或衰老的生物标志物非常有用。与那种给药 10 年后才能得到结果的方法相比，这种方法可以在几个月后就回访，看看服药者的生理年龄是否发生了变化。如果他们的生物钟变慢甚至逆转了，我们就可以推断出药物产生了作用，而无须等待多年。生物标志物还有一个显著优势是，试验中的每个人或小鼠都可以为研究者提供数据，而不仅是那些死去的人。这在统计上更有效率，可以通过更少的参与者获得更有力的研究结果。

最重要的问题是，这些可以预测死亡或疾病风险的生物标志物是否会被减缓或逆转。越来越多的证据表明，答案是肯定的。第 6 章提到的激素治疗试验中，被试者在胸腺恢复活力的同时表观遗传年龄也降低了。在小鼠试验中，无论是通过饮食限制、雷帕霉素治疗还是长寿基因改造，它们的表观遗传时钟都会减慢。[13] 例如，一只 22 个月大的小鼠接受 DR 后生物学年龄仅为 13 个月，这正是 DR 减缓衰老的表观遗传表现。研究者在恒河猴身上也进行了类似试验，接受 DR 的猴子的表观遗传年龄比放开肚皮吃的同类小 7 岁。[14] 当然，要确定哪些生物标志物在何种情况下表现最佳，还有更多工作要做，但上述结果已经让人看到了希望。

如果经过抗衰老治疗，像表观遗传时钟一样准确的生物标志物能够发生明显逆转，那么一项研究只需要投入数百名被试者、两年时间和几百万美元就能获得像 TAME 试验一样准确的结果，而

TAME需要 3 000 名患者、5 年和数千万美元。[15] 前一种试验可以获得相同的结果，但成本更低，在初始投资相同的情况下能测试数十种治疗方法（和治疗组合）。所以，生物老年学中一个特别重要的子领域就是寻找可行的生物标志物：衰老有许多诱因，每个诱因都有多种可能的治疗方法，因此任何能够更快、更便宜地测试效果的方法都会受到研究人员的欢迎。衰老生物标志物是一种支持技术，它有助于衰老生物学这一广泛的领域加速发展，更快地挽救更多生命。

在进行试验时，还有很重要的一点：我们不要抛弃抗衰老疗法最重要的对象——老年人。各种新疗法很少在老年人身上试用[16]，即使他们可能是主要用户，研究者也很少用他们做测试，因为老年人在各方面"太复杂"。从科学研究的角度来看，研究者可能希望在仅患有特定疾病的患者身上测试新药，如果患者还有其他健康问题，结果可能会受到干扰。同时，身患多种疾病的老年人还经常服用不同的药物，这也可能会干扰测试疗法。用年轻人作为被试者，情况就简单多了，结果也更容易解释，在商业上也更有利：在年轻、健康的人身上进行试验更有可能得到明确的结果，使后期治疗获得批准。最后，可以采取一些简单但重要的步骤来让老年人参与抗衰老研究，例如为行动不便的人提供出租车或者上门回访。这些措施往往不被采用，因为它们增加了资金投入，也增加了人力投入。

把老年人排除在外的最终结果是，往往缺乏很好的证据表明药物对老年人是否有效。某些常见药物从未在老年人身上进行过测试，这意味着在最坏的情况下效果可能完全不同。将老年人排除在临床试验之外的情况是系统性的，尽管经常是无意的，但是仍然需要引起研究者的关注。几十年来临床医生一直在指出这一点，但现实改变不大。儿科中有一种说法：儿童不仅仅是小一号的大人。老年病学也应该有类似的说法：老年人不仅仅是老去的年轻人。

同样的问题也出现在小鼠研究中。[17]患有疾病的"小鼠模型"通常代表了不完美的人类，但把小鼠模型的研究结果推广到人类身上，往往会产生非常大的问题。例如，阿尔茨海默病的小鼠模型可能有一个额外的淀粉样前体蛋白基因拷贝，但是与大多数人类患者不同，小鼠在中年甚至青年时就可能会出现淀粉样蛋白沉积和认知障碍。这意味着除了额外的淀粉样蛋白外，小鼠是相对健康的——如果你想研究这个额外拷贝的影响，那很合适，但这并不贴合人类患痴呆的真实情况。

与人类的情况一样，使用老年小鼠会让试验变得更复杂，也更昂贵和耗时，因为研究者必须照顾小鼠一两年，直到它们变老。然而，众所周知，许多在小鼠模型中完美发挥作用的药物未能转化为人类疗法。如果这些药物是用来治疗老年疾病的，失败原因也大抵如此。小鼠的研究成功与否通常决定了是否要开展更昂贵的人体试验，那么，在老年小鼠上花费更多的前期费用，在该过程中更早地发现缺陷，就可能会最终降低药物开发的成本。

研究者也在采取一些积极的步骤。例如，疫苗研究已经开始关注到最需要疫苗的老年人。一些研究结果可能使老年人接种疫苗的效果更好：比如，接种有更强"佐剂"的疫苗，佐剂会刺激免疫系统，增强对疫苗的反应；或者接种含有更多活性成分的疫苗，以刺激疲倦的免疫细胞。一些研究表明，一天中接种疫苗的时间不同也有影响，早上给老年人注射流感疫苗有时会增强免疫反应。[18]要更好地研究免疫系统随年龄会产生怎样的变化，显然必须在老年被试者（无论是小鼠还是人）身上进行试验。

　　除了对真正年老的小鼠和人类进行更多的研究外，我们还需要更详细地了解老年人和年轻人之间的差异。例如，虽然已知衰老细胞的数量会随着年龄的增长而增加，但我们并不知道衰老细胞的确切数量，也不知道它在不同个体或身体各个部位之间的差异。有没有某些人或器官更容易受到这些细胞的影响？它们在各个部位受到的影响一样大吗？如果有差异，研究当然会首先瞄准最受影响的地方，这是否会影响抗衰老药物的开发呢？

　　随着当前抗老药治疗的兴起，这些重要的问题终于开始有了回音，但真正得出答案需要很长时间。衰老细胞是在 20 世纪 60 年代首次被发现的，但直到近 2010 年才有人尝试在小鼠体内清除它们，以了解它们对衰老生物体的影响有多大。（顺便说一句，即使是这项开创性的工作，当年也被资金紧张的 NIH 拒绝资助，最后是由其他补助金剩余的钱补助的。不过这一结果在 2011 年发表后，经费申请变得更容易了。）而且这种工作相对容易获得资金，因为它是介入性的——如果只想了解这些细胞的数量，获得经费会更难。[19]

　　我们需要更多此类工作，来了解身体随着年龄增长到底会发生哪些变化，达到什么程度。另一个例子是突变，目前对癌症突变的研究比对正常衰老组织中突变的研究要广泛得多，尽管癌症就是从正常衰老组织中诞生的。如果不对发生老化而没有癌变的组织进行 DNA 测序，我们就有可能错过一些跟癌症和更多衰老过程有关的重要发现。衰老的所有标志——表观遗传学的变化、蛋白质的水平和修饰、细胞数量、线粒体、信号水平等都需要类似的定量研究。在短期内，这些定量研究将为第一个抗衰老疗法提供信息。这些过程量化之后就能找到生物标志物，可以判断新药是否已实现其直接目标——例如，药物是否消灭了大量的突变线粒体，或改变了与年龄相关的信号平衡。从长远来看，这种数据对于建立衰老身体的系统生物学模型也至关重要。

最后，随着越来越多的证据表明衰老疗法是有效的，我们也需要为后续事件做好准备。作为个人，能生活在如今这个时代无疑是件幸事。随着对更多可能抗衰老的治疗方法的了解，人们很自然地想知道，这些新疗法在什么时候会达到风险和收益的平衡点，可以真正投入使用。目前的医学研究范式基于预防原则，制药公司和监管机构要花费巨大的努力确保新疗法完全安全，才广泛投入使用。这听起来很谨慎，但是，有时不行动比行动带来的风险更大，即使这种行动不是100%安全。这种平衡风险的问题在抗衰老治疗方面尤为严重，因为我们希望在人们（或许是很大一部分人）感到不适之前就预防性地采用抗衰老疗法。

驾驭这种新的医学方法很难，因为它所涉及的计算方法与当前的药物大不相同，我们都需要不断学习。你愿意在40多岁时开始服药来减缓自己的衰老吗？你要看到多少证据才愿意相信，这样的做法是正确的？事实上，我们可能会在不患有任何疾病，也不确定其终生影响的情况下接受一个疗程的治疗，这对监管机构和个人来说都是一个挑战。但是，同样清楚的是，尽早采取行动有可能挽救和改变数百万人的生命，我们不能等待50年，只为了等到试验得出明确的答案。

与此同时，我们还要坚决打击骗子。在抗衰老医学发展的曲折历史中，早有江湖医生兜售各种效果不明的"长寿妙方"，从药水、仙丹到令人惊讶的手术植入动物睾丸等。非专业人士很难权衡一项治疗是否有效，甚至很难知道治疗到底是基于化学原理还是生物学原理，是否与其声称的一致。人们需要明智的监管机构和可靠的公共信息，确保不会浪费金钱或受到伤害。

最后，我们应该认真考虑，如何实现实验规程的标准化，并从已经自我试验某种疗法的人那里获取数据。只需要在网上快速搜索一下，就可以找到那些为抗衰老作用而尝试服用二甲双胍的人，也许是请医生在没有糖尿病的情况下开出的处方。不过也有另一种极端的例子，比如某生物技术公司首席执行官去哥伦比亚诊所接受未经测试、不受监管的端粒酶基因治疗[20]。显然，人们对这种试验有着巨大的兴趣——通过专业的监督，这些单人临床试验会更安全，对所有人也更有参考价值。

总会有人做这类试验，而分散、因人而异且不受控制的试验将是一种可怕的浪费：我们可能永远不会找到结果，即使有结果，由于实际试验方法各有不同，我们也永远不会知道是什么原因让参与者活得更久或者更短。如果借鉴传统临床试验的严谨性，确保参与者使用相同剂量的药物，这些自我试验不仅会更安全，而且结果也更有意义，可以了解哪些干预措施有效，哪些无效。

由于需要非常仔细地评估，并向参与者传达风险和不确定性，因此上述建议实施起来并不容易。但是，作为一名65岁的老人，在面对某种不确定的疗法的时候，我的想法是：如果我的健康状态能够延长，并且我这次"赌博"有助于后来人更好地了解衰老，那么我参与试验的意愿就会增加。

显然，生物老年学的成功不仅取决于科学，衰老研究能获得更高的普及度和更多的研究资金也是先决条件。我们需要清除政策和监管方面的障碍，也许最重要的是，生物老年学应当成为主流，让科学家、决策者和公众广泛理解并讨论其潜力。

我希望这本书能让你相信，进行医学上的"登月计划"已势在必行。我们应该发起一项获得大量资金的国际研究计划，目标是干预衰老过程。在此过程中，我们很有可能找到改善人类健康的新方法，而且还有可能获得更大的回报。

即使我们没有幸运地成为第一代长生不老的人类，更长寿、更健康的生活也会使我们和后人受益匪浅。

提出一种治疗衰老的方法，每天就能挽救 100 000 条生命。这在科学上是可能实现的。衰老是这个时代具有决定性意义的人道主义挑战，如何应对它取决于我们所有人。

  注释部分列出了我在写作时参考的部分文献。我尽量给正文中提到的所有关键事实和数据都标注了引文，也尽量找的是可免费阅读，且写得较为易读的版本，但显然，有些科学论文还是很艰涩的。我也会引用一些优秀的科普文章、书籍和视频，它们详细介绍了本书因为篇幅所限未能解释的话题。如果有一篇更易读的综述提到了某个数据，我一般会引用综述，而非原始来源。

  所有引文后面都有一个短链接，以 ageless.link/ 开头，后面跟着 6 个字母和数字组成的独特代码（如 ageless.link/m3gh76）。把这串链接键入网络浏览器地址栏，就可以看到引文，有时还有一些附加信息。更多信息可见 ageless.link/references。

注释

前言

  1. Owen R. Jones and James W. Vaupel, 'Senescence is not inevitable', *Biogerontology* 18, 965–71 (2017).

  DOI: 10.1007/s10522-017-9727-3 ageless.link/i3hrtb

  2. 基于人类死亡数据库的数据计算得到。计算过程可见 ageless.link/e7ywum。

  3. 基于世界卫生组织全球疾病负担（WHO GBD）数据计算得到。计算过程可见 ageless.link/cxspho。

  4. Emelia J. Benjamin et al., 'Heart disease and stroke statistics – 2017 update: A report from the American Heart Association', *Circulation* 135, e146–e603 (2017).

  DOI: 10.1161/CIR.0000000000000485 ageless.link/wxyygy

5. 前两项研究认为，一个 80 岁的老年人平均"患有"3 种疾病，被下了 5~10 种"诊断"。这两个数据之间的差异取决于你对"患病"的理解，因此我在正文里说的是"约 5 种"疾病。第三篇论文估计了用药的数目，感谢布鲁斯·格思里帮我理清了细节上的问题。

Karen Barnett et al., 'Epidemiology of multimorbidity and implications for health care, research, and medical education: A cross-sectional study', *Lancet* 380, 37–43 (2012).

DOI: 10.1016/S0140-6736(12)60240-2 ageless.link/itozkk

Quintí Foguet-Boreu et al., 'Multimorbidity patterns in elderly primary health care patients in a south Mediterranean European region: A cluster analysis', *PLoS One* 10, e0141155 (2015).

DOI: 10.1371/journal.pone.0141155 ageless.link/e4q6vg

Bruce Guthrie et al., 'The rising tide of polypharmacy and drug-drug interactions: Population database analysis 1995–2010', *BMC Med.* 13, 74 (2015).

DOI: 10.1186/s12916-015-0322-7 ageless.link/7enffk

6. 基于 WHO GBD 数据计算得到。计算过程可见 ageless.link/hbzze7。

7. 在这项研究中，250 名学生被要求评估自己遇到各种好事或坏事的概率，如买下一所房子、活过 80 岁、得肺癌或心脏病发作。他们一致倾向于高估自己遇到好事的概率，而认为坏事更可能降临在别人头上。

Neil D. Weinstein, 'Unrealistic optimism about future life events', *J. Pers. Soc. Psychol.* 39, 806–20 (1980).

DOI: 10.1037/0022-3514.39.5.806 ageless.link/pouimx

8. 'Who are family caregivers?' (American Psychological Association, 2011) ageless.link/ufntz3

9. 基于 WHO GBD 数据计算得到。计算过程可见 ageless.link/hbzze7。

10. 我们对世界的悲观态度（包括预期寿命、教育、疫苗供应量）在汉斯·罗斯林的愚昧调查中得到了很好的体现。

Hans Rosling, 'Highlights from ignorance survey in the UK' (Gapminder Foundation, 2013)

ageless.link/4qppjz

11. Clive M. McCay, Mary F. Crowell and L. A. Maynard, 'The effect of retarded growth upon the length of life span and upon the ultimate body size', *J. Nutr.* 10, 63–79 (1935).

DOI: 10.1093/jn/10.1.63 ageless.link/ovmys4

12. 这篇有趣而易读的文章介绍了在衰老和再生医学方面，动物给生物医学领域带来的启示。

João Pedro de Magalhães, 'The big, the bad and the ugly: Extreme animals as inspiration for biomedical research', *EMBO Rep.* 16, 771–6 (2015).

DOI: 10.15252/embr.201540606 ageless.link/qjy7oo

13. Darren J. Baker et al., 'Clearance of p16^{Ink4a}-positive senescent cells delays ageing-associated disorders', *Nature* 479, 232–6 (2011).

DOI: 10.1038/nature10600 ageless.link/qqyqtf

14. Jamie N. Justice et al., 'Senolytics in idiopathic pulmonary fibrosis: Results from a first-in-human, open- label, pilot study', *EBioMedicine* 40, 554–63 (2019).

DOI: 10.1016/j.ebiom.2018.12.052 ageless.link/phgw6r

15. 死亡的主要原因到底是什么，取决于你的分类系统，也取决于你选择的地域。这一论断参考了世界银行定义的"高收入国家"，以及我对世界卫生组织包含所有癌症类型的数据的总结。如果你把癌症分成各种类型，并把中风、心脏病发作等疾病都归类为"心血管疾病"，或者研究不同国家的数据，你可能会得到不同的结果。这些数据（我在全书中需要列举不同死因所占比重时都会引用）详见 ageless.link/a6rv67。

16. G. D. Wang et al., 'Potential gains in life expectancy from reducing heart disease, cancer, Alzheimer's disease, kidney disease or HIV/AIDS as major causes of death in the USA', *Public Health* 127, 348– 56 (2013).

DOI: 10.1016/j.puhe.2013.01.005 ageless.link/c7bwrm

17. 治愈衰老的伦理问题显然无法用两段文字就能说清。想进一步了解相关话题，可参考 ageless.link/ethics。

18. Leslie B. Gordon, W. Ted Brown and Francis P. Collins, 'Hutchinson–Gilford progeria syndrome', in *GeneReviews* (ed. Margaret P. Adam et al.) (Seattle, WA: University of Washington, Seattle, 2003)

ageless.link/ixa4uj

19. Junko Oshima, George M. Martin and Fuki M. Hisama, 'Werner syndrome', in *GeneReviews* (ed. Margaret P. Adam et al.) (Seattle, WA: University of Washington, Seattle, 2002)

ageless.link/edpehq

第 1 章　老龄化时代的到来

1. 这篇论文的作者估计，活过 15 岁的狩猎采集者群体的平均寿命是 54 岁。

Hillard Kaplan et al., 'A theory of human life history evolution: Diet, intelligence, and longevity', *Evolutionary Anthropology: Issues, News, and Reviews* 9, 156–85 (2000).

DOI: 10.1002/1520-6505(2000)9:4<156::AID- EVAN5>3.0.CO;2-7 ageless.link/n4irx9

一篇可读性较强的关于过去儿童死亡率的综述可见 Max Roser, 'Mortality in the past – around half died as children', *Our World in Data* (2019) ageless.link/hrw43b。

这篇文章中关于儿童死亡率的估算来自 Anthony A. Volk and Jeremy A. Atkinson, 'Infant and child death in the human environment of evolutionary adaptation', *Evol. Hum. Behav.* 34, 182–92 (2013)。

DOI: 10.1016/j.evolhumbehav.2012.11.007 ageless.link/eawqcs

结合上述来源，你的预期寿命为 30~35 岁。

2. Gareth B. Matthews, 'Death in Socrates, Plato, and Aristotle', in *The Oxford Handbook of Philosophy of Death* (ed. Ben Bradley, Fred Feldman and Jens Johansson) (Oxford University Press, 2012).

DOI: 10.1093/oxfordhb/9780195388923.013.0008 ageless.link/nem7rz

3. Adam Woodcox, 'Aristotle's theory of aging', *Cahiers Des Études Anciennes* LV | 2018, 65–78 (2018).

ageless.link/vdhzmr

4. Max Roser, Esteban Ortiz-Ospina and Hannah Ritchie, 'Life expectancy', Our *World in Data* (2013).

ageless.link/mcviaq

5. 这篇关于预期寿命随着时间推移而上升的论文精彩而有趣。

Jim Oeppen and James W. Vaupel, 'Broken limits to life expectancy', *Science* 296, 1029–31 (2002).

DOI: 10.1126/science.1069675 ageless.link/gnjkds

6. 这个统计结果并没有看起来这么惊人，因为你有两位祖母（祖母和外祖母），却只有一位母亲，因此你的祖母还健在的概率就翻了一倍。不过这个数字还是挺惊人的，因为你的祖母或外祖母在你 20 岁时仍活着的概率，跟 19 世纪她们在你母亲 20 岁的时候还活着的概率差不多。

P. Uhlenberg, 'Mortality decline in the twentieth century and supply of kin over the life course', *Gerontologist* 36, 681–5 (1996).

DOI: 10.1093/geront/36.5.681 ageless.link/jyfyrp

7. Max Roser, 'The Spanish flu (1918–20): The global impact of the largest influenza pandemic in history', *Our World in Data* (2020).

ageless.link/odbnbx

8. Oeppen and Vaupel, 2002

ageless.link/gnjkds

9. 这篇论文总结了关于吸烟害处的流行病学证据，非常易读。其中充满了令人震惊的数据，发人深省。

Richard Peto et al., 'Smoking, smoking cessation, and lung cancer in the UK since 1950: Combination of national statistics with two case-control studies', *BMJ* 321, 323–9 (2000).

DOI: 10.1136/bmj.321.7257.323 ageless.link/bukftz

10. 基于 deathsfromsmoking.net 的数据计算得到。ageless.link/di96gq

11. Prabhat Jha, 'Avoidable global cancer deaths and total deaths from smoking', *Nat. Rev. Cancer* 9, 655–64 (2009).

DOI: 10.1038/nrc2703 ageless.link/fjnhnq

12. Carol Jagger et al., 'A comparison of health expectancies over two decades in England: Results of the cognitive function and ageing study I and II', *Lancet* 387, 779–86 (2016).

DOI: 10.1016/S0140-6736(15)00947-2 ageless.link/fvztx9

13. Kenneth G. Manton, Xiliang Gu and Vicki L. Lamb, 'Change in chronic disability from 1982 to 2004/2005 as measured by long-term changes in function and health in the U.S. Elderly population', *Proc. Natl. Acad. Sci. U. S. A.* 103, 18374–9 (2006).

DOI: 10.1073/pnas.0608483103 ageless.link/7m9pwk

14. James W. Vaupel, 'Biodemography of human ageing', *Nature* 464, 536–42 (2010).

DOI: 10.1038/nature08984 ageless.link/4wzcxd

15. 'World population ageing 2019 highlights' (United Nations, Department of Economic and Social Affairs, Population Division, 2019)

ageless.link/uemmm6

16. 'World population prospects 2019, online edition. Rev. 1' (United Nations, Department of Economic and Social Affairs, Population Division, 2019)

ageless.link/smxq93

17. 'World population ageing 2015' (United Nations, Department of Economic and Social Affairs, Population Division, 2015)

ageless.link/n47kou

18. 'History of pensions: A brief guide', *BBC News* (2005)

ageless.link/nygivk

Jonathan Cribb and Carl Emmerson, 'Retiring at 65 no more? The increase in the state pension age to 66 for men and women' (Institute for Fiscal Studies, 2019)

ageless.link/cm3yqi

19.《活到 100 岁》这本精彩的书探索了当寿命延长之后，我们的生活会有哪些改变。

Lynda Gratton and Andrew Scott, *The 100-Year Life: Living and Working in an Age of Longevity* (Bloomsbury Publishing, 2020)

ageless.link/9aeoey

20. Paul Johnson et al., *Securing the Future: Funding Health and Social Care to the 2030s* (The IFS, 2018)

ageless.link/up4igu

Bradley Sawyer and Gary Claxton, 'How do health expenditures vary across the population?', *Peterson–Kaiser Health System Tracker* (2019)

ageless.link/4b3ek3

21. 'Current health expenditure (% of GDP)', *World Health Organization Global Health Expenditure Database*

ageless.link/jhkq7u

22. Ramon Luengo-Fernandez et al., 'Economic burden of cancer across the European Union: A population-based cost analysis', *Lancet Oncol.* 14, 1165–74 (2013).

DOI: 10.1016/S1470-2045(13)70442-X ageless.link/4qenyb

Raphael Wittenberg et al., 'Projections of care for older people with dementia in England: 2015 to 2040', *Age and Ageing* 49, 264–9 (2020).

DOI: 10.1093/ageing/afz154 ageless.link/cfzxs4

23. Sue Yeandle and Lisa Buckner, 'Valuing Carers 2015' (Carers UK, 2015)

ageless.link/bmn3s3

24. The Lancet Diabetes Endocrinology, 'Opening the door to treating ageing as a disease', *Lancet Diabetes Endocrinol* 6, 587 (2018).

DOI: 10.1016/S2213-8587(18)30214-6 ageless.link/yxq7dd

Khaltourina Daria et al., 'Aging fits the disease criteria of the international classification of diseases', *Mech. Ageing Dev.* 111230 (2020).

DOI: 10.1016/j.mad.2020.111230 ageless.link/qvr6q9

25. Vaupel, 2010

ageless.link/4wzcxd

26. Oeppen and Vaupel, 2002

ageless.link/gnjkds

第 2 章　衰老问题的由来

在本章列出的框架之外，要想了解更多现代演化生物学对衰老的理解，可以阅读这篇通俗易懂的文章：

Thomas Flatt and Linda Partridge, 'Horizons in the evolution of aging', *BMC Biol.* 16, 93 (2018). DOI: 10.1186/s12915-018-0562-z ageless.link/ktangr

1. Julius Nielsen et al., 'Eye lens radiocarbon reveals centuries of longevity in the Greenland shark (Somniosus microcephalus)', *Science* 353, 702–4 (2016).

DOI: 10.1126/science.aaf1703 ageless.link/x9mkhj

2. Michael R. Rose et al., 'Evolution of ageing since Darwin', *J. Genet.* 87, 363–71 (2008).

DOI: 10.1007/s12041-008-0059-6 ageless.link/zasohq

3. Catarina D. Campbell and Evan E. Eichler, 'Properties and rates of germline mutations in humans', *Trends Genet.* 29, 575–84 (2013).

DOI: 10.1016/j.tig.2013.04.005 ageless.link/ag4z34

4. 以下是提出这一思想的威廉斯的原始论文：

George C. Williams, 'Pleiotropy, natural selection, and the evolution of senescence', *Evolution* 11, 398–411 (1957).

DOI: 10.1111/j.1558-5646.1957.tb02911.x ageless.link/pjritd

以下是一篇较新的综述，总结了基因拮抗性多效在实验室环境中和在自然中存在的具体例子：

Steven N. Austad and Jessica M. Hoffman, 'Is antagonistic pleiotropy ubiquitous in aging biology?', *Evol. Med. Public Health* 2018, 287–94 (2018).

DOI: 10.1093/emph/eoy033 ageless.link/9pftdn

5. T. B. Kirkwood, 'Evolution of ageing', *Nature* 270, 301–4 (1977). DOI: 10.1038/270301a0 ageless.link/kzwpbf

6. 小鼠繁殖和寿命的统计数据来自 AnAge 数据库，这个优秀的数据库收录了几千个物种的寿命及相关数据。

'House mouse (*Mus musculus*)', *AnAge: The animal ageing and longevity database* (2017)

ageless.link/z334yj

7. 'Bowhead whale (*Balaena mysticetus*)', *AnAge: The animal ageing and longevity database* (2017)

ageless.link/7qej3n

8. Amanda Leigh Haag, 'Patented harpoon pins down whale age', *Nature News* (2007).

DOI: 10.1038/news070618-6 ageless.link/teouks

9. 'Mouse-eared bat (*Myotis myotis*)', *AnAge: The animal ageing and longevity database* (2017)

ageless.link/uxa3ng

10. Flatt and Partridge, 2018

ageless.link/ktangr

11. 'Chimpanzee (*Pan troglodytes*)', *AnAge: The animal ageing and longevity database* (2017)

ageless.link/sbc7fh

12. Mark A. Hixon, Darren W. Johnson and Susan M. Sogard, 'BOFFFFs: On the importance of conserving old-growth age structure in fishery populations', *ICES J. Mar. Sci.* 71, 2171–85 (2014).

DOI: 10.1093/icesjms/fst200 ageless.link/9k6r3u

13. 'Rougheye rockfish (*Sebastes aleutianus*)', *AnAge: The animal ageing and longevity database* (2017)

ageless.link/pynfqt

14. 这篇发表于 2003 年的论文记录的原始观察结果表明这两种乌龟不会衰老：

Justin D. Congdon et al., 'Testing hypotheses of aging in long- lived painted turtles (*Chrysemys picta*)', *Exp. Gerontol.* 38, 765–72 (2003).

DOI: 10.1016/s0531-5565(03)00106-2 ageless.link/9a7ewp

然而，13 年后的一项新研究观察了另一群锦龟，发现它们还是会衰老的（虽然衰老速度很慢）。两项研究之所以得出不同的结论，关键在于：此前理论的解释在方法上存在差异，或者龟类的死亡率因外在因素而增加了（这种外在因素正是人类在无意中带来的，如水里的船只或陆地上的汽车）。乌龟的种群数量统计是一个专业领域，这类研究需要持续几十年，因此关于龟类死亡率的争议一时半会儿不会解决。不过，不管结果如何，一个关键点仍然不变：不同生物的生命过程天差地别，而没有哪条自然规律可以禁止"可忽略的衰老"这一现象的存在。（而且，如果外在死亡率的差异是龟类寿命差异的关键，这将进一步削弱关于衰老进化的理论。）

Daniel A. Warner et al., 'Decades of field data reveal that turtles senesce in the wild', *Proc. Natl. Acad. Sci. U. S. A.* 113, 6502–7 (2016).

DOI: 10.1073/pnas.1600035113 ageless.link/tzrfyn

15. 这篇论文收录了大量不同类型的物种的生命历程数据，展现了不同生物在衰老方面令人难以置信的多样性：有的生物衰老迅速，有的生物的衰老缓慢到可以忽略不计，有的生物呈现出"负衰老"，还有的生物以其他奇怪的方式衰老。进化会最大限度地保证繁殖的成功，为达到这一目标，它可能会让生物的死亡率以不同的方式随着年龄变化。

Owen R. Jones et al., 'Diversity of ageing across the tree of life', *Nature* 505, 169–73 (2014).

DOI: 10.1038/nature12789 ageless.link/de3y4w

16. 这篇文章不仅探讨了水螅可忽略衰老的机制，还回顾了衰老的进化理论，非常易读。

T. B. Kirkwood and S. N. Austad, 'Why do we age?', *Nature* 408, 233–8 (2000).

DOI: 10.1038/35041682 ageless.link/ebdxpa

17. 'OLDLIST, a database of old trees' (Rocky Mountain Tree-Ring Research) ageless.link/xdrnrq

一篇关于狐尾松的有趣的特写文章见 Alex Ross, 'The past and the future of the earth's oldest trees', New Yorker (2020)。

ageless.link/x9r73z

18. Robert M. Seymour and C. Patrick Doncaster, 'Density dependence triggers runaway selection of reduced senescence', *PLoS Comput. Biol.* 3, e256 (2007).

DOI: 10.1371/journal.pcbi.0030256 ageless.link/ikq4ry

19. James W. Vaupel et al., 'The case for negative senescence', *Theor. Popul. Biol.* 65, 339–51 (2004).

DOI: 10.1016/j.tpb.2003.12.003 ageless.link/fnujcb

20. Jones, Scheuerlein and Salguero-Gómez et al., 2014

ageless.link/de3y4w

第 3 章　生物老年学的诞生

想了解一些关于饮食限制、早期线虫研究和生物老年学更多近期进展的有趣叙述，可阅读以下这本书：

David Stipp, *The Youth Pill: Scientists at the Brink of an Anti-Aging Revolution* (Current Publishing, 2010)

ageless.link/7oqrph

1. Clive M. McCay and Mary F. Crowell, 'Prolonging the life span', *Sci. Mon.* 39, 405–14 (1934)

ageless.link/is3i7p

要想了解更多关于麦凯的职业生涯的背景和饮食限制研究的发展，可以参考以下两篇文章：

Hyung Wook Park, 'Longevity, aging, and caloric restriction: Clive Maine McCay and the construction of a multidisciplinary research program', *Hist. Stud. Nat. Sci.* 40, 79–124 (2010).

DOI: 10.1525/hsns.2010.40.1.79 ageless.link/dggrds

Roger B. McDonald and Jon J. Ramsey, 'Honoring Clive McCay and 75 years of calorie restriction research', *J. Nutr.* 140, 1205–10 (2010).

DOI: 10.3945/jn.110.122804 ageless.link/hqegja

2. McCay, Crowell, and Maynard, 1935

ageless.link/sdakif

3. 一组有趣的实验表明，按照果蝇DNA中密码子（编码特定氨基酸的三个字母的密码）的出现频率来给果蝇喂氨基酸，可以提高它们的健康水平，并延长寿命。

Matthew D. W. Piper et al., 'Matching dietary amino acid balance to the in silico-translated exome optimizes growth and reproduction without cost to lifespan', *Cell Metab.* 25, 610–21 (2017).

DOI: 10.1016/j.cmet.2017.02.005 ageless.link/9gscb6

4. 更多关于DR延长寿命的例子见这篇综述文章中的表1：

William Mair and Andrew Dillin, 'Aging and survival: The genetics of life span extension by dietary restriction', *Annu. Rev. Biochem.* 77, 727–54 (2008).

DOI: 10.1146/annurev.biochem.77.061206.171059 ageless.link/mm4wvt

以下论文报道了狐猴的研究结果：

Fabien Pifferi et al., 'Caloric restriction increases lifespan but affects brain integrity in grey mouse lemur primates', *Communications Biology* 1, 30 (2018).

DOI: 10.1038/s42003-018-0024-8 ageless.link/g6rytx

5. 2012 年该研究的重要结果刚发布时，以下两篇文章尝试解释两项研究结果的差异：

Steven N. Austad, 'Ageing: Mixed results for dieting monkeys', *Nature* 489, 210–11 (2012).

DOI: 10.1038/nature11484 ageless.link/jxcnjr

Bill Gifford, 'Long-awaited monkey study casts doubt on longevity diet', *Slate magazine*, 2012

ageless.link/6mrygw

这篇更近期的论文尝试用更新的数据来统一解释 NIA 和威斯康星大学的研究，并得出了更乐观的结论：

Julie A. Mattison et al., 'Caloric restriction improves health and survival of rhesus monkeys', *Nat. Commun.* 8, 14063 (2017).

DOI: 10.1038/ncomms14063 ageless.link/d3ntbn

6. William E. Kraus et al., '2 years of calorie restriction and cardiometabolic risk (CALERIE): Exploratory outcomes of a multicentre, phase 2, randomised controlled trial', *Lancet Diabetes Endocrinol* 7, 673–83 (2019).

DOI: 10.1016/S2213-8587(19)30151-2 ageless.link/deo9cn

7. Flatt and Partridge, 2018

ageless.link/7itruu

8. Mark G. Sterken et al., 'The laboratory domestication of Caenorhabditis elegans', *Trends Genet.* 31, 224–31 (2015).

DOI: 10.1016/j.tig.2015.02.009 ageless.link/hkjgme

9. Gopal P. Sarma et al., 'OpenWorm: Overview and recent advances in integrative biological simulation of Caenorhabditis elegans', *Philos. Trans. R. Soc. Lond. B Biol. Sci.* 373 (2018).

DOI: 10.1098/rstb.2017.0382 ageless.link/96ocjy

10. 辛西娅·凯尼恩的这篇文章以自传体的形式介绍了从克拉斯的工作开始，发现秀丽隐杆线虫长寿突变体的历程。凯尼恩是这方面研究的领军人物之一，她也出现在本章后面的内容中。

Cynthia Kenyon, 'The first long-lived mutants: Discovery of the insulin/IGF-1 pathway for ageing', *Philos. Trans. R. Soc. Lond. B Biol. Sci.* 366, 9–16 (2011).

DOI: 10.1098/rstb.2010.0276 ageless.link/oaqt67

11. D. B. Friedman and T. E. Johnson, 'Three mutants that extend both mean and maximum life span of the nematode, *Caenorhabditis elegans*, define the age-1 gene', *J.*

Gerontol. 43, B102–9 (1988)

ageless.link/ngrarj

12. Kenyon, 2011

ageless.link/oaqt67

13. C. Kenyon et al., 'A *C. elegans* mutant that lives twice as long as wild type', *Nature* 366, 461–4 (1993).

DOI: 10.1038/366461a0 ageless.link/yxdvef

14. Srinivas Ayyadevara et al., 'Remarkable longevity and stress resistance of nematode PI3K-null mutants', *Aging Cell* 7, 13–22 (2008).

DOI: 10.1111/j.1474- 9726.2007.00348.x ageless.link/3faznm

15. 凯尼恩在她的TED演讲中将*daf-2*称为"死神"基因，该演讲简明地总结了她的工作：

Cynthia Kenyon, 'Experiments that hint of longer lives' (TEDGlobal, 2011)

ageless.link/nzovin

16. Holly M. Brown-Borg and Andrzej Bartke, 'GH and IGF1: Roles in energy metabolism of long- living GH mutant mice', *J. Gerontol. A Biol. Sci. Med. Sci.* 67, 652–60 (2012).

DOI: 10.1093/gerona/gls086 ageless.link/ac37ax

17. Jaime Guevara-Aguirre et al., 'Growth hormone receptor deficiency is associated with a major reduction in pro-aging signaling, cancer, and diabetes in humans', *Sci. Transl. Med.* 3, 70ra13 (2011).

DOI: 10.1126/scitranslmed.3001845 ageless.link/vptky6

Nicholas Wade, 'Ecuadorean villagers may hold secret to longevity', *New York Times* (11 February 2011)

ageless.link/vb7nvm

18. Austad and Hoffman, 2018

ageless.link/r4nh7k

19. Wayne A. Van Voorhies, Jacqueline Fuchs and Stephen Thomas, 'The longevity of *Caenorhabditis elegans* in soil', *Biol. Lett.* 1, 247–9 (2005).

DOI: 10.1098/rsbl.2004.0278 ageless.link/zdafyk

20. 与长寿有关的基因的数目来自衰老相关基因数据库GenAge：

ageless.link/ndu3qk

第4章　衰老的十大基本特征

这一章的架构很大程度上基于一篇名为《衰老的标志》的论文。这篇论文的信息量很大，不过它读起来很艰涩。

Carlos López-Otín et al., 'The hallmarks of aging', *Cell* 153, 1194–1217 (2013). DOI: 10.1016/j.cell.2013.05.039 ageless.link/m3gh76

关于衰老特征一个更浅易地的叙述见下面这篇呈现给英国政府的调查报告，你可以看视频，也可以阅读文字稿。这份报告中提到的其他听证会内容和书面证据也很有意思。

Jordana Bell et al., 'Oral evidence to UK House of Lords "Ageing: Science, Technology and Healthy Living" Inquiry' (INQ0029) (Science and Technology Committee (House of Lords), 2019)

ageless.link/9bajn3

以下这篇论文很好地回顾了为什么与年龄相关的改变无法用单个疾病来解释。它研究了最终让癌症成为衰老疾病的多个过程分别起了多大作用：

Ezio Laconi, Fabio Marongiu and James DeGregori, 'Cancer as a disease of old age: Changing mutational and microenvironmental landscapes', *Br. J. Cancer* 122, 943–52 (2020).

DOI: 10.1038/s41416-019-0721-1 ageless.link/c4smzx

1. H. J. Levine, 'Rest heart rate and life expectancy', *J. Am. Coll. Cardiol.* 30, 1104–6 (1997).

DOI: 10.1016/s0735-1097(97)00246-5 ageless.link/q34kh7

北卡罗来纳州立大学的公众科学实验室整理了一份心跳与寿命数据的数据库，如今已经包含了超过 300 种动物：

The Heart Project, The Public Science Lab, NC State University

ageless.link/degeqy

也可以看下面这个有趣的视频：

Rohin Francis, 'Why do so many living things get the same number of heartbeats?' (MedLife Crisis, YouTube, 2018)

ageless.link/prbvyx

2. D. Aune et al., 'Resting heart rate and the risk of cardiovascular disease, total cancer, and all-cause mortality – a systematic review and dose-response meta-analysis of prospective studies', *Nutr. Metab. Cardiovasc. Dis.* 27, 504–17 (2017).

DOI: 10.1016/j.numecd.2017.04.004 ageless.link/eb3fr9

3. 虽然这篇文章的最终结论是，降低心率的最好方法是改善饮食和锻炼，但有趣的是，这篇文章也为通过医学方法降低心率提供了充分理由：

Gus Q. Zhang and Weiguo Zhang, 'Heart rate, lifespan, and mortality risk', *Ageing Res. Rev.* 8, 52–60 (2009).

DOI: 10.1016/j.arr.2008.10.001 ageless.link/hqti9f

4. 亚历克斯·康福特在 20 世纪 50 年代首次尝试将衰老领域大量不相干的知识串联在一起（康福特可以说是名博学家，你可能更熟悉他 1972 年出版的《性爱圣经》）：

Alex Comfort, *Ageing, the Biology of Senescence* (Routledge & Kegan Paul, 1956)
ageless.link/jopnzx

另有一篇著名的综述发表于 1990 年，回顾了衰老的进化理论和机制理论，尝试统一这一课题：

Z. A. Medvedev, 'An attempt at a rational classification of theories of ageing', *Biol. Rev. Camb. Philos. Soc.* 65, 375–98 (1990).

DOI: 10.1111/j.1469-185x.1990.tb01428.x ageless.link/mbs7ot

5. SENS 的原始表述发表于 2002 年，见：

Aubrey D. N. J. de Grey et al., 'Time to talk SENS: Critiquing the immutability of human aging', *Ann. N. Y. Acad. Sci.* 959, 452–62 (2002)

ageless.link/boetg3

但是，自那时候起，SENS 的分类又有了发展，更新近的版本可参考以下论文：

Ben Zealley and Aubrey D. N. J. de Grey, 'Strategies for engineered negligible senescence', *Gerontology* 59, 183–9 (2013).

DOI: 10.1159/000342197 ageless.link/ugcyxw

也可访问德格雷的 SENS 研究基金会网站：

Intro to SENS research (SENS Research Foundation)
ageless.link/owtoc3

或阅读他 2008 年出版的书：

Aubrey de Grey and Michael Rae, *Ending Aging: The Rejuvenation Breakthroughs That Could Reverse Human Aging in Our Lifetime* (St Martin's Griffin, 2008)

ageless.link/yvitd6

6. López-Otín et al., 2013

ageless.link/m3gh76

7. 这篇综述很好地回顾了 DNA 损伤和突变导致衰老的证据：

Alex A. Freitas and João Pedro de Magalhães, 'A review and appraisal of the DNA damage theory of ageing', *Mutat. Res.* 728, 12–22 (2011).

DOI: 10.1016/j.mrrev.2011.05.001 ageless.link/epodzw

8. George A. Garinis et al., 'DNA damage and ageing: New-age ideas for an age-old problem', *Nat. Cell Biol.* 10, 1241–7 (2008).

DOI: 10.1038/ncb1108-1241 ageless.link/xp9rgi

9. 关于细胞更新的数据很难获得，而且彼此之间也往往不一致，因为细胞更新是一种很难通过实验来观察的现象。不过，幸好我们身体复制的大多数 DNA 都是为了产生大量的血细胞，因此我们得以算出这个结果。详细计算见 ageless. link/969hvc。

10. Rhys Anderson, Gavin D. Richardson and João F. Passos, 'Mechanisms driving

the ageing heart', *Exp. Gerontol.* 109, 5–15 (2018).

DOI: 10.1016/j.exger.2017.10.015 ageless.link/buov7p

11. Jennifer M. Yeh et al., 'Life expectancy of adult survivors of childhood cancer over 3 decades', *JAMA Oncol* 6, 350–7 (2020).

DOI: 10.1001/jamaoncol.2019.5582 ageless.link/pouzkf

12. Mariela Jaskelioff et al., 'Telomerase reactivation reverses tissue degeneration in aged telomerase-deficient mice', *Nature* 469, 102–6 (2011).

DOI: 10.1038/nature09603 ageless.link/gt7m46

13. Masayuki Kimura et al., 'Telomere length and mortality: A study of leukocytes in elderly Danish twins', *Am. J. Epidemiol.* 167, 799–806 (2008).

DOI: 10.1093/aje/kwm380 ageless.link/ypcht6

14. Line Rode, Børge G. Nordestgaard and Stig E. Bojesen, 'Peripheral blood leukocyte telomere length and mortality among 64,637 individuals from the general population', *J. Natl. Cancer Inst.* 107, djv074 (2015).

DOI: 10.1093/jnci/djv074 ageless.link/qkyhcb

15. Stella Victorelli and João F. Passos, 'Telomeres and cell senescence – size matters not', *EBioMedicine* 21, 14–20 (2017).

DOI: 10.1016/j.ebiom.2017.03.027 ageless.link/hyrddd

16. Brandon H. Toyama et al., 'Identification of long-lived proteins reveals exceptional stability of essential cellular structures', *Cell* 154, 971–82 (2013).

DOI: 10.1016/j.cell.2013.07.037 ageless.link/e96gxu

17. The Nobel Prize in Physiology or Medicine 2016: Yoshinori Ohsumi (The Nobel Prize, 2016)

ageless.link/x3hxuq

18. 下面两篇综述都很好地回顾了自噬、衰老和饮食限制之间的作用：

Andrew M. Leidal, Beth Levine and Jayanta Debnath, 'Autophagy and the cell biology of age-related disease', *Nat. Cell Biol.* 20, 1338– 48 (2018).

DOI: 10.1038/s41556-018-0235-8 ageless.link/iqycep

David C. Rubinsztein, Guillermo Mariño and Guido Kroemer, 'Autophagy and aging', *Cell* 146, 682–95 (2011).

DOI: 10.1016/j.cell.2011.07.030 ageless.link/h3e9va

19. Didac Carmona-Gutierrez et al., 'The crucial impact of lysosomes in aging and longevity', *Ageing Res. Rev.* 32, 2–12 (2016).

DOI: 10.1016/j.arr.2016.04.009 ageless.link/nfc3fm

20. Leidal, Levine, and Debnath, 2018

ageless.link/iqycep

21. Tuomas P. J. Knowles, Michele Vendruscolo and Christopher M. Dobson, 'The

amyloid state and its association with protein misfolding diseases', *Nat. Rev. Mol. Cell Biol.* 15, 384–96 (2014).

DOI: 10.1038/nrm3810 ageless.link/qbo7fa

22. Andy Extance, 'The marvellous Maillard reaction', *Chemistry World* (2018) ageless.link/pygx4v

23. "细胞类型"是生物学里广受争议的论题，而给细胞类型定一个确切的数量并无意义。细胞并不是被整齐地划分为一类一类的，而是形成了一个连续的谱。只有我们在讨论时为了清晰和方便，才需要把它们归类。这篇文章综合了关于细胞类型的争论中的几种视角：

Hans Clevers et al., 'What is your conceptual definition of "cell type" in the context of a mature organism?', *Cell Syst.* 4, 255–9 (2017).

DOI: 10.1016/j.cels.2017.03.006 ageless.link/cvj3ba

24. Steve Horvath, 'DNA methylation age of human tissues and cell types', *Genome Biology* 14, R115 (2013).

DOI: 10.1186/gb-2013-14-10-r115 ageless.link/gkjacc

25. 这篇文章以简明易读的方式阐述了霍瓦特的工作：

W. Wayt Gibbs, 'Biomarkers and ageing: The clock-watcher', *Nature* 508, 168–70 (2014).

DOI: 10.1038/508168a ageless.link/eginsd

26. 例 如 Brian H. Chen et al., 'DNA methylation-based measures of biological age: Meta-analysis predicting time to death', *Aging* 8, 1844–65 (2016).

DOI: 10.18632/aging.101020 ageless.link/gpji9v

27. J. W. Shay and W. E. Wright, 'Hayflick, his limit, and cellular ageing', *Nat. Rev. Mol. Cell Biol.* 1, 72–6 (2000).

DOI: 10.1038/35036093 ageless.link/dswmot

28. 关于诺贝尔奖得主亚历历克西斯·卡雷尔如何发现这一法则的传奇故事，以及他关于不死鸡细胞的论断，可见下面这篇文章：

John Rasko and Carl Power, 'What pushes scientists to lie? The disturbing but familiar story of Haruko Obokata', *Guardian* (18 February 2015) ageless.link/mbaxre

29. Ming Xu et al., 'Senolytics improve physical function and increase lifespan in old age', *Nat. Med.* 24, 1246–56 (2018).

DOI: 10.1038/s41591-018-0092-9 ageless.link/kxawt4

30. 尼克·莱恩关于线粒体的书是了解这种奇特细胞器的绝佳入门读物：

Nick Lane, *Power, Sex, Suicide: Mitochondria and the Meaning of Life* (Oxford University Press, 2006) ageless.link/6ox4kh

31. Iain Scott and Richard J. Youle, 'Mitochondrial fission and fusion', *Essays Biochem.* 47, 85–98 (2010).

DOI: 10.1042/bse0470085 ageless.link/k69ons

32. Milena Pinto and Carlos T. Moraes, 'Mechanisms linking mtDNA damage and aging', *Free Radic. Biol. Med.* 85, 250–58 (2015).

DOI: 10.1016/j.freeradbiomed.2015.05.005 ageless.link/wiraa7

33. Stephen Frenk and Jonathan Houseley, 'Gene expression hallmarks of cellular ageing', *Biogerontology* 19, 547–66 (2018).

DOI: 10.1007/s10522-018-9750-z ageless.link/6iuhtc

34. Anne Hahn and Steven Zuryn, 'The cellular mitochondrial genome landscape in disease', *Trends Cell Biol.* 29, 227–40 (2019).

DOI: 10.1016/j.tcb.2018.11.004 ageless.link/noxwpf

35. Alexandra Moreno-García et al., 'An overview of the role of lipofuscin in age-related neurodegeneration', *Front. Neurosci.* 12, 464 (2018).

DOI: 10.3389/fnins.2018.00464 ageless.link/he6zcr

36. Axel Kowald and Thomas B. L. Kirkwood, 'Resolving the enigma of the clonal expansion of mtDNA deletions', *Genes* 9, 126 (2018).

DOI: 10.3390/genes9030126 ageless.link/pbsrfj

37. Leidal, Levine and Debnath, 2018

ageless.link/iqycep

38. Bhupendra Singh et al., 'Reversing wrinkled skin and hair loss in mice by restoring mitochondrial function', *Cell Death Dis.* 9, 735 (2018).

DOI: 10.1038/s41419-018-0765-9 ageless.link/39uc9a

39. 一篇较为高阶但可读性较强的综述回顾了衰老自由基理论被推翻的过程：

David Gems and Linda Partridge, 'Genetics of longevity in model organisms: debates and paradigm shifts', *Annu. Rev. Physiol.* 75, 621–44 (2013).

DOI: 10.1146/annurev-physiol-030212-183712 ageless.link/r9g6fx

40. 一篇易于理解的炎症的综述见：

Claudio Franceschi and Judith Campisi, 'Chronic inflammation (inflammaging) and its potential contribution to age-associated diseases', *J. Gerontol. A Biol. Sci. Med. Sci.* 69 Suppl 1, S4–9 (2014).

DOI: 10.1093/Gerona/glu057 ageless.link/rzitpw

41. 关于衰老时微生物组如何改变的有趣综述可见：

Thomas W. Buford, '(Dis)Trust your gut: The gut microbiome in age-related inflammation, health, and disease', *Microbiome* 5, 80 (2017).

DOI: 10.1186/s40168-017-0296-0 ageless.link/y49t3u

Claire Maynard and David Weinkove, 'The gut microbiota and ageing', in

Biochemistry and Cell Biology of Ageing: Part I *Biomedical Science* (ed. J. Robin Harris and Viktor I. Korolchuk) (Springer Singapore, 2018).

DOI: 10.1007/978-981-13-2835-0_12 ageless.link/fgxork

Jens Seidel and Dario Riccardo Valenzano, 'The role of the gut microbiome during host ageing', *F1000Res.* 7, 1086 (2018).

DOI: 10.12688/f1000research.15121.1 ageless.link/gojnhw

42. 一个常被引用的统计数据是，我们体内的微生物总数是细胞总数的 10 倍。这项研究对这个估算结果做出了大幅的修改，但无疑，这场争论还会持续下去，毕竟计算出我们身体内数以万亿计的微生物数量可不是易事!

Ron Sender, Shai Fuchs and Ron Milo, 'Are we really vastly outnumbered? Revisiting the ratio of bacterial to host cells in humans', *Cell* 164, 337–40 (2016).

DOI: 10.1016/j.cell.2016.01.013 ageless.link/9oeph4

43. Buford, 2017

ageless.link/y49t3u

44. Fedor Galkin et al., 'Human microbiome aging clocks based on deep learning and tandem of permutation feature importance and accumulated local effects', *bioRxiv* (2018).

DOI: 10.1101/507780 ageless.link/3wtnuz

45. Marisa Stebegg et al., 'Heterochronic faecal transplantation boosts gut germinal centres in aged mice', *Nat. Commun.* 10, 2443 (2019).

DOI: 10.1038/s41467-019-10430-7 ageless.link/srchrr

46. Arantza Infante and Clara I. Rodríguez, 'Osteogenesis and aging: lessons from mesenchymal stem cells', *Stem Cell Res. Ther.* 9, 244 (2018).

DOI: 10.1186/s13287-018-0995-x ageless.link/kkbvik

47. Jerry L. Old and Michelle Calvert, 'Vertebral compression fractures in the elderly', *Am. Fam. Physician* 69, 111–16 (2004)

ageless.link/u7cuzu

48. Lisa Bast et al., 'Increasing neural stem cell division asymmetry and quiescence are predicted to contribute to the age-related decline in neurogenesis', *Cell Rep.* 25, 3231–40.e8 (2018).

DOI: 10.1016/j.celrep.2018.11.088 ageless.link/9dx7rb

49. 一篇关于免疫系统衰老的简要易读的综述见:

A. Katharina Simon, Georg A. Hollander and Andrew McMichael, 'Evolution of the immune system in humans from infancy to old age', *P. Roy. Soc. B: Biol. Sci.* 282, 20143085 (2015).

DOI: 10.1098/rspb.2014.3085 ageless.link/b7zdq3

50. 基于 WHO GBD 数据计算得到。计算过程可见 ageless.link/x9nrcm。

51. Sam Palmer et al., 'Thymic involution and rising disease incidence with age',

Proc. Natl. Acad. Sci. U. S. A. 115, 1883–8 (2018).

    DOI: 10.1073/pnas.1714478115 ageless.link/sdu6ug

    52. Cornelia M. Weyand and Jörg J. Goronzy, 'Aging of the immune system. Mechanisms and therapeutic targets', *Ann. Am. Thorac. Soc.* 13 Suppl 5, S422–S428 (2016).

    DOI: 10.1513/AnnalsATS.201602-095AW ageless.link/hbxg6g

    53. Paul Klenerman and Annette Oxenius, 'T cell responses to cytomegalovirus', *Nat. Rev. Immunol.* 16, 367–77 (2016).

    DOI: 10.1038/nri.2016.38 ageless.link/f69taa

第 5 章　抗衰老疗法之一：除旧

1. Baker et al., 2011

ageless.link/xxobvx

2. Yi Zhu et al., 'The Achilles' heel of senescent cells: From transcriptome to senolytic drugs', *Aging Cell* 14, 644–58 (2015).

    DOI: 10.1111/acel.12344 ageless.link/sj9rs3

3. Xu et al., 2018

ageless.link/ijqc4g

4. Darren J. Baker et al., 'Naturally occurring p16[Ink4a]-positive cells shorten healthy lifespan', *Nature* 530, 184–89 (2016).

    DOI: 10.1038/nature16932 ageless.link/rkihvv

5. Justice et al., 2019

ageless.link/cx7wkq

6. 一项实验给了膝关节炎病人一剂 UBX0101，以评估其安全性和有效性： (ClinicalTrials.gov identifier: NCT04129944, 2019)

ageless.link/d4tcc6

7. 这篇短综述描述了目前针对细胞衰老的不同疗法：

Laura J. Niedernhofer and Paul D. Robbins, 'Senotherapeutics for healthy ageing', *Nat. Rev. Drug Discov.* 377 (2018).

    DOI: 10.1038/nrd.2018.44 ageless.link/dkby7o

还有一篇短综述讨论了抗老药和其他对抗衰老的药物：

Asher Mullard, 'Anti-ageing pipeline starts to mature', *Nat. Rev. Drug Discov.* 17, 609–12 (2018).

    DOI: 10.1038/nrd.2018.134 ageless.link/voajt6

8. 科学家已经锁定了 PDGF-AA 这种蛋白，它可能是伤口愈合方面 SASP 的关键组分，至少在小鼠身上是如此。我们可以想象用这种信号或类似化学物质制造出一种乳液，在使用抗老药治疗的同时或者之后，用它来愈合损伤。

Marco Demaria et al., 'An essential role for senescent cells in optimal wound healing through secretion of PDGF-AA', *Dev. Cell* 31, 722–33 (2014).

DOI: 10.1016/j.devcel.2014.11.012 ageless.link/cwkwyy

9. 对这次复活节岛远征的一段描述可见：

Amy Tector, 'The delightful revolution: Canada's medical expedition to Easter Island, 1964–65', *British Journal of Canadian Studies* 27, 181–94 (2014).

DOI: 10.3828/bjcs.2014.12 ageless.link/htyujj

10. 雷帕霉素的故事和塞加尔在其研发过程中所起的作用可见：

Bethany Halford, 'Rapamycin's secrets unearthed', *Chemical & Engineering News* 94 (2016)

ageless.link/7m3abm

11. Hannah E. Walters and Lynne S. Cox, 'mTORC inhibitors as broad-spectrum therapeutics for age-related diseases', *Int. J. Mol. Sci.* 19 (2018).

DOI: 10.3390/ijms19082325 ageless.link/a7dbnk

12. 以下研究报道了雷帕霉素延长了老年小鼠的健康寿命：

David E. Harrison et al., 'Rapamycin fed late in life extends lifespan in genetically heterogeneous mice', *Nature* 460, 392–5 (2009).

DOI: 10.1038/nature08221 ageless.link/af4dtw

以下论文则分析了上述研究，以及它的潜在意义：

Lynne S. Cox, 'Live fast, die young: New lessons in mammalian longevity', *Rejuvenation Res.* 12, 283–8 (2009).

DOI: 10.1089/rej.2009.0894 ageless.link/r3d3b9

13. Jamie Metzl and Nir Barzilai, 'Drugs that could slow aging may hold promise for protecting the elderly from COVID-19', *Leapsmag* (2020)

ageless.link/jvziwf

14. 这篇短小精悍、可读性强的文章总结了亚精胺可作为DR模拟药物的证据：

Frank Madeo et al., 'Spermidine delays aging in humans', *Aging* 10, 2209–11 (2018).

DOI: 10.18632/aging.101517 ageless.link/qduqki

15. 以下是一篇关于目前DR模拟药物现状的详细综述：

Frank Madeo et al., 'Caloric restriction mimetics against age-associated disease: Targets, mechanisms, and therapeutic potential', *Cell Metab.* 29, 592–610 (2019).

DOI: 10.1016/j.cmet.2019.01.018 ageless.link/ovbzfi

16. resTORbio 的下面这项二期试验成功展现了这些结果：

Joan B. Mannick et al., 'TORC1 inhibition enhances immune function and reduces infections in the elderly', *Sci. Transl. Med.* 10 (2018).

DOI: 10.1126/scitranslmed.aaq1564 ageless.link/ywvxna

不过，后续有细微差异的三期试验却没能取得成功，对试验结果的分析仍在进行中：

resTORbio announces that the Phase 3 PROTECTOR 1 trial of RTB101 in clinically symptomatic respiratory illness did not meet the primary endpoint (resTORbio, Inc., 2019)

ageless.link/geknp4

17. resTORbio announces initiation of study to evaluate if antiviral prophylaxis with RTB101 reduces the severity of COVID-19 in nursing home residents (resTORbio, Inc., 2020)

ageless.link/vpzrkn

18. 这篇文章详细介绍了溶酶体和脂褐质在衰老过程中起到的作用，尤其强调了脂褐质不只是一种被动的回收工厂，还在细胞内发送信号，控制着自噬等过程，这一点本书由于篇幅原因没有提到。

Carmona-Gutierrez et al., 2016

ageless.link/4ksqvf

19. Marcelo M. Nociari, Szilard Kiss and Enrique Rodriguez-Boulan, 'Lipofuscin accumulation into and clearance from retinal pigment epithelium lysosomes: Physiopathology and emerging therapeutics', in *Lysosomes: Associated Diseases and Methods to Study Their Function (ed. Pooja Dhiman Sharma)* (InTech, 2017).

DOI: 10.5772/intechopen.69304 ageless.link/rrit3y

20. W. Gray Jerome, 'Lysosomes, cholesterol and atherosclerosis', *Clin. Lipidol.* 5, 853–65 (2010).

DOI: 10.2217/clp.10.70 ageless.link/usc7mq

21. 想了解更多有关溶酶体储存障碍等信息，可参考：

Lysosomal storage disorders (National Organization for Rare Disorders)

ageless.link/j4onqe

22. Irum Perveen et al., 'Studies on degradation of 7-ketocholesterol by environmental bacterial isolates', *Appl. Biochem. Microbiol.* 54, 262–8 (2018).

DOI: 10.1134/S0003683818030110 ageless.link/wctqvb

23. Brandon M. D'Arcy et al., 'Development of a synthetic 3-ketosteroid δ1-dehydrogenase for the generation of a novel catabolic pathway enabling cholesterol degradation in human cells', *Sci. Rep.* 9, 5969 (2019).

DOI: 10.1038/s41598-019-42046-8 ageless.link/f73gvh

24. Kelsey J. Moody et al., 'Recombinant manganese peroxidase reduces A2E burden in age- related and Stargardt's macular degeneration models', *Rejuvenation Res.* 21, 560–71 (2018).

DOI: 10.1089/rej.2018.2146 ageless.link/z7dgq9

2019 年生命延长基金会的一场会议上的一个视频清晰解读了这项工作：

Kelsey Moody, 'Macular degeneration talk at Ending Age-Related Diseases 2019' (Life Extension Advocacy Foundation, YouTube, 2019)

ageless.link/fjekaq

25. F. Yuan et al., 'Preclinical results of a new pharmacological therapy approach for Stargardt disease and dry age-related macular degeneration', A*RVO 2017 E-Abstract* (2017)

ageless.link/ojsizw

26. 失败者制药公司（Underdog Pharmaceuticals）正在开发另一种药物，他们希望用环糊精来除去动脉粥样硬化斑块中被氧化的胆固醇。

Reason, 'An interview with Matthew O'Connor, as Underdog Pharmaceuticals secures seed funding', *Fight Aging!* (2019)

ageless.link/c7td7e

27. 一篇关于淀粉样蛋白假说主导阿尔茨海默病研究领域的批判性综述见：

Sharon Begley, 'How an Alzheimer's "cabal" thwarted progress toward a cure', *STAT* (2019)

ageless.link/tzoitz

关于这一主题还有不少学术性综述，如：

Francesco Panza et al., 'A critical appraisal of amyloid-β-targeting therapies for Alzheimer disease ', *Nat. Rev. Neurol.* 15, 73–88 (2019).

DOI: 10.1038/s41582-018-0116-6 ageless.link/bnu3oy

28. Knowles, Vendruscolo and Dobson, 2014

ageless.link/y4j4rc

29. Yushi Wang et al., 'Is vascular amyloidosis intertwined with arterial aging, hypertension and atherosclerosis?', *Front. Genet.* 8, 126 (2017).

DOI: 10.3389/fgene.2017.00126 ageless.link/9nbz4t

30. Maarit Tanskanen et al., 'Senile systemic amyloidosis affects 25% of the very aged and associates with genetic variation in alpha2-macroglobulin and tau: A population-based autopsy study', *Ann. Med.* 40, 232–9 (2008).

DOI: 10.1080/07853890701842988 ageless.link/zopekh

31. Esther González-López et al., 'Wild-type transthyretin amyloidosis as a cause of heart failure with preserved ejection fraction', *Eur. Heart J.* 36, 2585–94 (2015).

DOI: 10.1093/eurheartj/ehv338 ageless.link/mhcfer

32. L. Stephen Coles and Robert

D. Young, 'Supercentenarians and transthyretin amyloidosis: The next frontier of human life extension', *Prev. Med.* 54, S9–S11 (2012).

DOI: 10.1016/j.ypmed.2012.03.003 ageless.link/zcbdci

33. Jeffrey N. Higaki et al., 'Novel conformation-specific monoclonal antibodies

against amyloidogenic forms of transthyretin', *Amyloid* 23, 86–97 (2016).

DOI: 10.3109/13506129.2016.1148025 ageless.link/vknf7e

34. Stephanie A. Planque, Richard J. Massey and Sudhir Paul, 'Catalytic antibody (catabody) platform for age-associated amyloid disease: From Heisenberg's uncertainty principle to the verge of medical interventions', *Mech. Ageing Dev.* 185, 111188 (2020).

DOI: 10.1016/j.mad.2019.111188 ageless.link/p3my6b

35. GAIM 的故事及其奇妙起源见：

Jon Palfreman, *Brain Storms: The Race to Unlock the Mysteries of Parkinson's Disease* (Scientific American, 2016)

ageless.link/mvohpp

也可阅读：

Rajaraman Krishnan et al., 'A bacteriophage capsid protein provides a general amyloid interaction motif (GAIM) that binds and remodels misfolded protein assemblies', *J. Mol. Biol.* 426, 2500–519 (2014).

DOI: 10.1016/j.jmb.2014.04.015 ageless.link/47ffsy

36. Jonathan M. Levenson et al., 'NPT088 reduces both amyloid-β and tau pathologies in transgenic mice', *Alzheimers. Dement.* 2, 141–55 (2016).

DOI: 10.1016/j.trci.2016.06.004 ageless.link/kkt6m9

第 6 章　抗衰老疗法之二：换新

1. 关于干细胞生物学和疗法，以下是一本不错的入门读物：

Jonathan Slack, *Stem Cells: A Very Short Introduction* (Oxford University Press, 2012)

ageless.link/rc4udv

2. 以下这篇文章可以教你如何鉴别关于干细胞疗法的言论，并提供关于干细胞的基础知识：

A closer look at stem cells (International Society for Stem Cell Research)

ageless.link/miqgch

3. Alois Gratwohl et al., 'One million haemopoietic stem-cell transplants: A retrospective observational study', *Lancet Haematol.* 2, e91–100 (2015).

DOI: 10.1016/S2352-3026(15)00028-9 ageless.link/qhhjsw

4. 关于骨髓捐赠、血癌和其他血液病，慈善机构安东尼·诺兰提供了不少好资料：

Is donating bone marrow painful? (Anthony Nolan, 2015)

ageless.link/qz6una

5. 短期内，给每名患者定制细胞还是太慢了，代价也太高了，用于医疗是不切实际的。不过，在完全定制细胞之前，iPSC 可能在临床医疗上派上用场。我们可以用包含多人细胞的 iPSC "银行"来提高它与免疫系统的相容性。因篇幅限制，我在正文中没有介绍这些细节，但是下面这篇文章简要介绍了这些方案：

Kerry Grens, 'Banking on iPSCs', *The Scientist* (2014)

ageless.link/vuova4

6. The Nobel Prize in Physiology or Medicine 2012: Sir John B. Gurdon and Shinya Yamanaka (The Nobel Prize, 2012)

ageless.link/9wkqz9

7. Aarathi Prasad, 'Teratomas: The tumours that can transform into "evil twins" ', *Guardian* (27 April 2015)

ageless.link/s3dnjp

8. Lyndon da Cruz et al., 'Phase 1 clinical study of an embryonic stem cell-derived retinal pigment epithelium patch in age-related macular degeneration', *Nat. Biotechnol.* 36, 328–37 (2018).

DOI: 10.1038/nbt.4114 ageless.link/3srrjw

Amir H. Kashani et al., 'A bioengineered retinal pigment epithelial monolayer for advanced, dry age-related macular degeneration', *Sci. Transl. Med.* 10, eaao4097 (2018).

DOI: 10.1126/scitranslmed.aao4097 ageless.link/ayocq6

9. Ken Garber, 'RIKEN suspends first clinical trial involving induced pluripotent stem cells', *Nat. Biotechnol.* 33, 890–91 (2015).

DOI: 10.1038/nbt0915-890 ageless.link/iaocp6

10. Sharon Begley, 'Trial will be first in US of Nobel-winning stem cell technique', *STAT* (2019)

ageless.link/pzxvg7

11. 下面这篇文章详细地介绍了用干细胞来治疗帕金森病的发展历程，两位瑞典科学家从 20 世纪 80 年代就开始了这项工作：

Anders Björklund and Olle Lindvall, 'Replacing dopamine neurons in Parkinson's disease: How did it happen?', *J. Parkinsons. Dis.* 7, S21–S31 (2017).

DOI: 10.3233/JPD-179002 ageless.link/hcz3an

也可以阅读这本书来了解用干细胞治疗帕金森病的情况：

Palfreman, 2016

ageless.link/h3afof

12. 关于这一话题，可阅读下面这一篇总体概述：

Richard Aspinall and Wayne A. Mitchell, 'The future of aging – pathways to human life extension' (ed. L. Stephen Coles, Gregory M. Fahy and Michael D. West) (Springer, 2010)

ageless.link/4tf6gj

更偏技术性且更前沿的综述可见：

Janko Nikolich-Žugich, 'The twilight of immunity: Emerging concepts in aging of the immune system', *Nat. Immunol.* 19, 10–19 (2018).

DOI: 10.1038/s41590-017-0006-x ageless.link/doaepd

13. 一篇关于性激素对寿命影响（尤其在男性身上）的综述可见：

David Gems, 'Evolution of sexually dimorphic longevity in humans', *Aging* 6, 84–91 (2014).

DOI: 10.18632/aging.100640 ageless.link/b9mxgx

关于阉人歌手的研究见以下：

J. S. Jenkins, 'The voice of the castrato', *Lancet* 351, 1877–80 (1998).

DOI: 10.1016/s0140-6736(97)10198-2 ageless.link/7pxy9m

14. 这项研究值得一读，可以了解到即使是在学术文献中，即使是在 1969 年这个已经算晚近的时候，有学习障碍的人遭受了怎样的对待。其中一张表把"智力缺陷"分组为"正常"、"临界"、"低能"、"愚笨"和"白痴"。

J. B. Hamilton and G. E. Mestler, 'Mortality and survival: Comparison of eunuchs with intact men and women in a mentally retarded population', *J. Gerontol.* 24, 395–411 (1969).

DOI: 10.1093/geronj/24.4.395 ageless.link/i7q6qk

15. Kyung-Jin Min, Cheol-Koo Lee and Han-Nam Park, 'The lifespan of Korean eunuchs', *Curr. Biol.* 22, R792–3 (2012).

DOI: 10.1016/j.cub.2012.06.036 ageless.link/7csyw7

16. 3 位百岁太监的出生和死亡年份分别是：Gyeong-Heon Gi (1670–1771); In-Bo Hong (1735–1835); Ki-Won Lee (1784–1893). (Kyung-Jin Min, personal communication, 2020)

17. Tracy S. P. Heng et al., 'Impact of sex steroid ablation on viral, tumour and vaccine responses in aged mice', *PLoS One 7*, e42677 (2012).

DOI: 10.1371/journal.pone.0042677 ageless.link/rdzawt

18. Gregory M. Fahy et al., 'Reversal of epigenetic aging and immunosenescent trends in humans', *Aging Cell* 18, e13028 (2019).

DOI: 10.1111/acel.13028 ageless.link/ebi7qv

19. 'Engage reverse gear', *The Economist* (8 April 2014)

ageless.link/n946he

Nicholas Bredenkamp, Craig S. Nowell and C. Clare Blackburn, 'Regeneration of the aged thymus by a single transcription factor', *Development* 141, 1627–37 (2014).

DOI: 10.1242/dev.103614 ageless.link/gmzmrm

20. Asako Tajima et al., 'Restoration of thymus function with bioengineered thymus organoids', *Curr. Stem Cell Rep.* 2, 128–39 (2016).

DOI: 10.1007/s40778-016-0040-x ageless.link/kqdsmo

21. Heather L. Thompson et al., 'Lymph nodes as barriers to T-cell rejuvenation in aging mice and nonhuman primates', *Aging Cell* 18, e12865 (2019).

DOI: 10.1111/acel.12865 ageless.link/bckcdq

22. Eric T. Roberts et al., 'Cytomegalovirus antibody levels, inflammation, and mortality among elderly Latinos over 9 years of follow-up', *Am. J. Epidemiol.* 172, 363–71 (2010).

DOI: 10.1093/aje/kwq177 ageless.link/7qdqtt

23. Ann M. Arvin et al., 'Vaccine development to prevent cytomegalovirus disease: Report from the national vaccine advisory committee', *Clin. Infect. Dis.* 39, 233–9 (2004).

DOI: 10.1086/421999 ageless.link/7eaydz

24. Alastair Compston and Alasdair Coles, 'Multiple sclerosis', *Lancet* 372, 1502–17 (2008).

DOI: 10.1016/S0140-6736(08)61620-7 ageless.link/hku6nx

25. Paolo A. Muraro et al., 'Autologous haematopoietic stem cell transplantation for treatment of multiple sclerosis', *Nat. Rev. Neurol.* 13, 391–405 (2017).

DOI: 10.1038/nrneurol.2017.81 ageless.link/w3pd3x

26. John A. Snowden, 'Rebooting autoimmunity with autologous HSCT', *Blood* 127, 8–10 (2016).

DOI: 10.1182/blood-2015-11-678607 ageless.link/viww9d

27. Ravindra Kumar Gupta et al., 'Evidence for HIV-1 cure after *CCR5Δ32/Δ32* allogeneic haemopoietic stem-cell transplantation 30 months post analytical treatment interruption: A case report', *Lancet HIV* 7, e340–e347 (2020).

DOI: 10.1016/S2352-3018(20)30069-2 ageless.link/6kaq6f

28. Michael J. Guderyon et al., 'Mobilization-based transplantation of young-donor hematopoietic stem cells extends lifespan in mice', *Aging Cell* 19, e131102020.

DOI: 10.1111/acel.13110 ageless.link/nvjnw7

29. Melanie M. Das et al., 'Young bone marrow transplantation preserves learning and memory in old mice', *Commun. Biol.* 2, 73 (2019).

DOI: 10.1038/s42003-019-0298-5 ageless.link/7zqmf4

30. Muraro et al., 2017
ageless.link/w3pd3x

31. Akanksha Chhabra et al., 'Hematopoietic stem cell transplantation in immunocompetent hosts without radiation or chemotherapy', *Sci. Transl. Med.* 8, 351ra105 (2016).

DOI: 10.1126/scitranslmed.aae0501 ageless.link/k6g7qu

32. 关于衰老对微生物组的影响和相关治疗前景，可参考下列综述：

Written evidence to UK House of Lords 'Ageing: Science, Technology and Healthy Living' Inquiry (INQ0029) (Society for Applied Microbiology, 2019)

ageless.link/6r9jp7

Maynard and Weinkove, 2018

ageless.link/eitcnv

Buford, 2017

ageless.link/o44mop

33. Laura Bonfili et al., 'Gut microbiota manipulation through probiotics oral administration restores glucose homeostasis in a mouse model of Alzheimer's disease', *Neurobiol. Aging* 87, 35–43 (2019).

DOI: 10.1016/j.neurobiolaging.2019.11.004 ageless.link/jjwfum

34. Elmira Akbari et al., 'Effect of probiotic supplementation on cognitive function and metabolic status in Alzheimer's disease: A randomized, double-blind and controlled trial', *Front. Aging Neurosci.* 8, 256 (2016).

DOI: 10.3389/fnagi.2016.00256 ageless.link/vmbxu3

35. Jason Daley, 'Meet the fish that grows up in just 14 days', *Smithsonian Magazine* (8 August 2018)

ageless.link/knpsfy

Itamar Harel et al., 'A platform for rapid exploration of aging and diseases in a naturally short-lived vertebrate', *Cell* 160, 1013–26 (2015).

DOI: 10.1016/j.cell.2015.01.038 ageless.link/3brwe3

36. Patrick Smith et al., 'Regulation of life span by the gut microbiota in the short-lived African turquoise killifish', *Elife* 6 (2017).

DOI: 10.7554/eLife.27014 ageless.link/iekcdn

37. Clea Bárcena et al., 'Healthspan and lifespan extension by fecal microbiota transplantation into progeroid mice', *Nat. Med.* 2019.

DOI: 10.1038/s41591-019-0504-5 ageless.link/fx9gzp

38. Bing Han et al., 'Microbial genetic composition tunes host longevity', *Cell* 169, 1249–1262.e13 (2017).

DOI: 10.1016/j.cell.2017.05.036 ageless.link/zxtwy4

关于这项工作还有一篇专题文章：

Ed Yong, 'A tiny tweak to gut bacteria can extend an animal's life (... at least in worms. Would it work in humans?)', *The Atlantic* (15 June 2017)

ageless.link/zb3wgi

39. 一篇关于细胞外蛋白出现问题导致衰老的详细综述见：

Helen L. Birch, 'Extracellular matrix and ageing', in *Biochemistry and Cell Biology of Ageing*: Part I, *Biomedical Science* (ed. J. Robin Harris and Viktor I. Korolchuk)

(Springer Singapore, 2018).

DOI: 10.1007/978-981-13-2835-0_7 ageless.link/sxmcr9

40. 胶原蛋白及其交联更神奇的地方在于，在胶原蛋白受到拉伸时，一些交联会断裂并重新形成，这意味着胶原蛋白中进行着大量微小而可逆的化学反应，这是它的弹性如此恰到好处的另一个原因。

Melanie Stammers et al., 'Mechanical stretching changes cross-linking and glycation levels in the collagen of mouse tail tendon', *J. Biol. Chem.* (in press, 2020).

DOI: 10.1074/jbc.RA119.012067 ageless.link/cz9gtr

41. David M. Hudson et al., 'Glycation of type I collagen selectively targets the same helical domain lysine sites as lysyl oxidase-mediated cross-linking', *J. Biol. Chem.* 293, 15620–27 (2018).

DOI: 10.1074/jbc.RA118.004829 ageless.link/saeoez

42. David R. Sell and Vincent M. Monnier, 'Molecular basis of arterial stiffening: Role of glycation – a mini-review', *Gerontology* 58, 227–37 (2012).

DOI: 10.1159/000334668 ageless.link/7qczho

43. Megan A. Cole et al., 'Extracellular matrix regulation of fibroblast function: Redefining our perspective on skin aging', *J. Cell Commun. Signal.* 12, 35–43 (2018).

DOI: 10.1007/s12079-018-0459-1 ageless.link/fwyar4

44. Melanie Stammers et al., 'Age-related changes in the physical properties, cross-linking, and glycation of collagen from mouse tail tendon', *J. Biol. Chem.* (in press, 2020).

DOI: 10.1074/jbc.RA119.011031 ageless.link/vmvrow

Sneha Bansode et al., 'Glycation changes molecular organization and charge distribution in type I collagen fibrils', *Sci. Rep.* 10, 3397 (2020).

DOI: 10.1038/s41598-020-60250-9 ageless.link/udr6zg

45. Nam Y. Kim et al., 'Biocatalytic reversal of advanced glycation end product modification', *Chembiochem* 20, 2402–10 (2019).

DOI: 10.1002/cbic.201900158 ageless.link/36buaw

不过，以破坏 AGE 为目的的药物的开发比这项研究早得多，alagebrium 这种药物在大鼠、狗乃至猴子身上都起到了效果，但不知为何，在人类身上并没有起效。（令人迷惑的是，目前最新理论认为它起作用的原理并不是分解了 AGE，而是基于其他效应。）想了解这方面的问题可参考：

Sell and Monnier, 2012

ageless.link/7qczho

46. Elizabeth Sapey et al., 'Phosphoinositide 3-kinase inhibition restores neutrophil accuracy in the elderly: Toward targeted treatments for immunosenescence', *Blood* 123, 239–48 (2014).

DOI: 10.1182/blood-2013-08-519520 ageless.link/h7h4zx

下面这本书的第 9 章也介绍了这项工作：

Sue Armstrong, *Borrowed Time: The Science of How and Why We Age* (Bloomsbury Sigma, 2019)

ageless.link/zz7mje

第 7 章　抗衰老疗法之三：日常修复

1. 这部分讨论了玛丽亚·布拉斯科团队的工作。她在一场精彩的讲座中总结了自己的研究：

Maria A. Blasco, 'Telomeres talk at Ending Age-Related Diseases 2019' (Life Extension Advocacy Foundation, YouTube, 2019)

ageless.link/74nqov

想从更专业的角度了解端粒与端粒酶疗法，可阅读：

Paula Martínez and Maria A. Blasco, 'Telomere-driven diseases and telomere-targeting therapies', *J. Cell Biol.* 216, 875–87 (2017).

DOI: 10.1083/jcb.201610111 ageless.link/bimqri

2. The Nobel Prize in Physiology or Medicine 2009: Elizabeth H. Blackburn, Carol W. Greider and Jack W. Szostak (The Nobel Prize, 2009)

ageless.link/hawwqj

3. 优兔网站上有一个海弗利克的采访视频，他在视频里讲述了对于把自己的皮肤捐给杰龙公司有何看法。与正文相关的部分开始于视频的第 37 分钟。

'Back to immortality: Episode 3, Alexis Carrel, Hayflick, telomeres, and cellular aging' (Michael D. West, YouTube, 2017)

ageless.link/kpmgcn

4. Steven E. Artandi et al., 'Constitutive telomerase expression promotes mammary carcinomas in aging mice', *Proc. Natl. Acad. Sci. U.S.A.* 99, 8191–6 (2002).

DOI: 10.1073/pnas.112515399 ageless.link/jju6vq

5. E. González- Suárez et al., 'Telomerase-deficient mice with short telomeres are resistant to skin tumorigenesis', *Nat. Genet.* 26, 114–17 (2000).

DOI: 10.1038/79089 ageless.link/cky6h7

6. 不同物种在端粒变化方面的差异是个很有吸引力的课题，只是受篇幅所限我无法详细介绍。一个有趣的理论认为，最重要的不是端粒的绝对长度，而是端粒长度与其缩短速度之间的关系。这篇论文提供了支持该结论的跨物种分析：

Kurt Whittemore et al., 'Telomere shortening rate predicts species life span', *Proc. Natl. Acad. Sci. U. S. A.* 2019024522019.

DOI: 10.1073/pnas.1902452116 ageless.link/gm3fxu

7. M. Soledad Fernández García and Julie Teruya-Feldstein, 'The diagnosis and

treatment of dyskeratosis congenita: A review', *J. Blood Med.* 5, 157–67 (2014).

DOI: 10.2147/JBM.S47437 ageless.link/66ttiu

8. Susanne Horn et al., 'TERT promoter mutations in familial and sporadic melanoma', *Science* 339, 959–61 (2013).

DOI: 10.1126/science.1230062 ageless.link/icwi7k

9. Telomeres Mendelian Randomization Collaboration et al., 'Association between telomere length and risk of cancer and non-neoplastic diseases: A Mendelian randomization study', *JAMA Oncol.* 3, 636–51 (2017).

DOI: 10.1001/jamaoncol.2016.5945 ageless.link/jvvudx

10. Antonia Tomás-Loba et al., 'Telomerase reverse transcriptase delays aging in cancer-resistant mice', *Cell* 135, 609–22 (2008).

DOI: 10.1016/j.cell.2008.09.034 ageless.link/36fh7o

11. Bruno Bernardes de Jesus et al., 'Telomerase gene therapy in adult and old mice delays aging and increases longevity without increasing cancer', *EMBO Mol. Med.* 4, 691–704 (2012).

DOI: 10.1002/emmm.201200245 ageless.link/cq3dcf

12. Miguel A. Muñoz-Lorente et al., 'AAV9-mediated telomerase activation does not accelerate tumorigenesis in the context of oncogenic K-Ras-induced lung cancer', *PLoS Genet.* 14, e1007562 (2018).

DOI: 10.1371/journal.pgen.1007562 ageless.link/ft9h9w

13. Miguel A. Muñoz-Lorente, Alba C. Cano-Martin and Maria A. Blasco, 'Mice with hyper-long telomeres show less metabolic aging and longer lifespans', *Nat. Commun.* 10, 4723 (2019).

DOI: 10.1038/s41467-019-12664-x ageless.link/n7rx99

14. Juan Manuel Povedano et al., 'Therapeutic effects of telomerase in mice with pulmonary fibrosis induced by damage to the lungs and short telomeres', *Elife* 7, e31299 (2018).

DOI: 10.7554/eLife.31299 ageless.link/syg3of

15. Martínez and Blasco, 2017

ageless.link/bimqri

16. 这篇文章深入浅出地介绍了现代异时异体共生研究：

Megan Scudellari, 'Ageing research: Blood to blood', *Nature* 517, 426–9 (2015).

DOI: 10.1038/517426a ageless.link/nyionc

对异体共生历史的概览可参考：

Michael J. Conboy, Irina M. Conboy and Thomas A. Rando, 'Heterochronic parabiosis: Historical perspective and methodological considerations for studies of aging and longevity', *Aging Cell* 12, 525–30 (2013).

DOI: 10.1111/acel.12065 ageless.link/cjhjti

17. Clive M. McCay et al., 'Parabiosis between old and young rats', *Gerontologia* 1, 7–17 (1957)

ageless.link/gmtdab

18. B. B. Kamrin, 'Local and systemic cariogenic effects of refined dextrose solution fed to one animal in parabiosis', *J. Dent. Res.* 33, 824–9 (1954).

DOI: 10.1177/00220345540330061001 ageless.link/f6gxif

19. McCay et al., 1957

ageless.link/gmtdab

20. Frederic C. Ludwig and Robert M. Elashoff, 'Mortality in syngeneic rat parabionts of different chronological age', *Trans. N. Y. Acad. Sci.* 34, 582–7 (1972).

DOI: 10.1111/j.2164-0947.1972.tb02712.x ageless.link/igskpz

21. Irina M. Conboy et al., 'Rejuvenation of aged progenitor cells by exposure to a young systemic environment', *Nature* 433, 760–64 (2005).

DOI: 10.1038/nature03260 ageless.link/67itru

22. Lida Katsimpardi et al., 'Vascular and neurogenic rejuvenation of the aging mouse brain by young systemic factors', *Science* 344, 630–34 (2014).

DOI: 10.1126/science.1251141 ageless.link/eb6qyi

23. Julia M. Ruckh et al., 'Rejuvenation of regeneration in the aging central nervous system', *Cell Stem Cell* 10, 96–103 (2012).

DOI: 10.1016/j.stem.2011.11.019 ageless.link/7x7w6k

24. Francesco S. Loffredo et al., 'Growth differentiation factor 11 is a circulating factor that reverses age-related cardiac hypertrophy', *Cell* 153, 828–39 (2013).

DOI: 10.1016/j.cell.2013.04.015 ageless.link/9qbpim

25. Myung Ryool Park, 'Clinical trial to evaluate the potential efficacy and safety of human umbilical cord blood and plasma' (ClinicalTrials.gov identifier NCT02418013, 2015)

ageless.link/rp7apo

26. Sharon J. Sha et al., 'Safety, tolerability, and feasibility of young plasma infusion in the plasma for Alzheimer symptom amelioration study: A randomized clinical trial', *JAMA Neurol.* 76, 35–40 (2019).

DOI: 10.1001/jamaneurol.2018.3288 ageless.link/d33ozp

27. Zoë Corbyn, 'Could "young" blood stop us getting old?', *Guardian* (2 February 2020)

ageless.link/mv4fhr

28. Jeff Bercovici, 'Peter Thiel is very, very interested in young people's blood', *Inc.* (2016)

29. Dmytro Shytikov et al., 'Aged mice repeatedly injected with plasma from young mice: A survival study', *Biores. Open Access* 3, 226–32 (2014).

DOI: 10.1089/biores.2014.0043

ageless.link/4vrkko

30. Anding Liu et al., 'Young plasma reverses age-dependent alterations in hepatic function through the restoration of autophagy', *Aging Cell* 17 (2018).

DOI: 10.1111/acel.12708 ageless.link/sbjw6a

31. Justin Rebo et al., 'A single heterochronic blood exchange reveals rapid inhibition of multiple tissues by old blood', *Nat. Commun.* 7, 13363 (2016).

DOI: 10.1038/ncomms13363 ageless.link/kcavhd

32. Hanadie Yousef et al., 'Systemic attenuation of the TGF-β pathway by a single drug simultaneously rejuvenates hippocampal neurogenesis and myogenesis in the same old mammal', *Oncotarget* 6, 11959–78 (2015).

DOI: 10.18632/oncotarget.3851 ageless.link/aonk34

33. Christian Elabd et al., 'Oxytocin is an age-specific circulating hormone that is necessary for muscle maintenance and regeneration', *Nat. Commun.* 5, 4082 (2014).

DOI: 10.1038/ncomms5082 ageless.link/cdmifq

34. Manisha Sinha et al., 'Restoring systemic GDF11 levels reverses age-related dysfunction in mouse skeletal muscle', *Science* 344, 649–52 (2014).

DOI: 10.1126/science.1251152 ageless.link/fr9etf

35. Yousef et al., 2015

ageless.link/aonk34

36. Melod Mehdipour et al., 'Rejuvenation of brain, liver and muscle by simultaneous pharmacological modulation of two signaling determinants, that change in opposite directions with age', *Aging* 11, 5628–45 (2019).

DOI: 10.18632/aging.102148 ageless.link/n9nfvg

37. Yalin Zhang et al., 'Hypothalamic stem cells control ageing speed partly through exosomal miRNAs', *Nature* 548, 52–57 (2017).

DOI: 10.1038/nature23282 ageless.link/bu3kdh

38. 以下这篇文章可以帮你全面了解线粒体在衰老中起的作用，它主要围绕着线粒体突变展开，认为线粒体突变是衰老的根源：

James B. Stewart and Patrick F. Chinnery, 'The dynamics of mitochondrial DNA heteroplasmy: implications for human health and disease', *Nat. Rev. Genet.* 16, 530–42 (2015).

DOI: 10.1038/nrg3966 ageless.link/epiywo

39. Goran Bjelakovic et al., 'Antioxidant supplements for prevention of mortality

in healthy participants and patients with various diseases', *Cochrane Database Syst. Rev.* CD007176 (2012).

DOI: 10.1002/14651858.CD007176.pub2 ageless.link/guchwk

40. Samuel E. Schriner et al., 'Extension of murine life span by overexpression of catalase targeted to mitochondria', *Science* 308, 1909–11 (2005).

DOI: 10.1126/science.1106653 ageless.link/nwcpsg

41. Xuang Ge et al., 'Mitochondrial catalase suppresses naturally occurring lung cancer in old mice ', Pathobiol. *Aging Age Relat. Dis.* 5, 28776 (2015).

DOI: 10.3402/pba.v5.28776 ageless.link/fqtqeq

42. Dao-Fu Dai et al., 'Overexpression of catalase targeted to mitochondria attenuates murine cardiac aging', *Circulation* 119, 2789–97 (2009).

DOI: 10.1161/CIRCULATIONAHA.108.822403 ageless.link/voxv4s

43. Peizhong Mao et al., 'Mitochondria-targeted catalase reduces abnormal APP processing, amyloid β production and BACE1 in a mouse model of Alzheimer's disease: Implications for neuroprotection and lifespan extension', *Hum. Mol. Genet.* 21, 2973–90 (2012).

DOI: 10.1093/hmg/dds128 ageless.link/divufs

44. Alisa Umanskaya et al., 'Genetically enhancing mitochondrial antioxidant activity improves muscle function in aging', *Proc. Natl. Acad. Sci. U. S. A.* 111, 15250– 55 (2014).

DOI: 10.1073/pnas.1412754111 ageless.link/eh3aty

45. Edward J. Gane et al., 'The mitochondria-targeted anti- oxidant mitoquinone decreases liver damage in a phase II study of hepatitis C patients: mitoquinone and liver damage', *Liver Int.* 30, 1019–26 (2010).

DOI: 10.1111/j.1478-3231.2010.02250.x ageless.link/cshjfw

46. Matthew J. Rossman et al., 'Chronic supplementation with a mitochondrial antioxidant (MitoQ) improves vascular function in healthy older adults', *Hypertension* 71, 1056–63 (2018).

DOI: 10.1161/HYPERTENSIONAHA.117.10787 ageless.link/cmtudh

47. Huajun Jin et al., 'Mitochondria-targeted antioxidants for treatment of Parkinson's disease: preclinical and clinical outcomes', *Biochim. Biophys. Acta* 1842, 1282–94 (2014).

DOI: 10.1016/j.bbadis.2013.09.007 ageless.link/qstzg4

48. Victorelli and Passos, 2017

ageless.link/rb3hdo

49. Dongryeol Ryu et al., 'Urolithin A induces mitophagy and prolongs lifespan in C. elegans and increases muscle function in rodents', *Nat. Med.* 22, 879–88 (2016).

DOI: 10.1038/nm.4132 ageless.link/6aknqr

50. Zhuo Gong et al., 'Urolithin A attenuates memory impairment and

neuroinflammation in APP/ PS1 mice', *J. Neuroinflammation* 16, 62 (2019).

DOI: 10.1186/ s12974-019-1450-3 ageless.link/a7whwj

51. Pénélope A. Andreux et al., 'The mitophagy activator urolithin A is safe and induces a molecular signature of improved mitochondrial and cellular health in humans', *Nature Metabolism* 1, 595–603 (2019).

DOI: 10.1038/s42255-019-0073-4 ageless.link/qvjn9c

52. Evandro F. Fang et al., 'NAD+ in aging: molecular mechanisms and translational implications', *Trends Mol. Med.* 23, 899–916 (2017).

DOI: 10.1016/j.molmed.2017.08.001 ageless.link/g9fw7e

53. D. P. Gearing and P. Nagley, 'Yeast mitochondrial ATPase subunit 8, normally a mitochondrial gene product, expressed in vitro and imported back into the organelle', *EMBO J.* 5, 3651–5 (1986)

ageless.link/w6en34

54. Yong Zhang et al., 'The progress of gene therapy for Leber's optic hereditary neuropathy', *Curr. Gene Ther.* 17, 320–26 (2017).

DOI: 10.2174/1566523218666171129204926 ageless.link/inirfc

55. Amutha Boominathan et al., 'Stable nuclear expression of ATP8 and ATP6 genes rescues a mtDNA complex V null mutant', *Nucleic Acids Res.* 44, 9342–57 (2016).

DOI: 10.1093/nar/gkw756 ageless.link/nqcgrj

56. Caitlin J. Lewis et al., 'Codon optimization is an essential parameter for the efficient allotopic expression of mtDNA genes', *Redox Biol.* 30, 101429 (2020).

DOI: 10.1016/j.redox.2020.101429 ageless.link/kpmpte

57. 以下这篇论文探讨了为什么进化没有把线粒体基因移到细胞核中。我没提到的一个想法是，线粒体里的蛋白质可能是疏水的，在遇到水的时候会弯曲而改变形状，因此，细胞无法在不改变它们结构的情况下让它们穿过充满水的细胞内部进入细胞核。"地方政府"的这个比方准确来讲应该叫"氧化还原调节的共定位"（CoRR）假说，论文中也探讨了这个假说。

Iain G. Johnston and Ben P. Williams, 'Evolutionary inference across eukaryotes identifies specific pressures favoring mitochondrial gene retention', *Cell Syst.* 2, 101–11 (2016).

DOI: 10.1016/j.cels.2016.01.013 ageless.link/4i66ik

58. Kowald and Kirkwood, 2018

ageless.link/s9qfqu

59. 这篇短小易读的综述介绍了克隆扩张在衰老过程中的作用，同本节内容一样。

Inigo Martincorena, 'Somatic mutation and clonal expansions in human tissues', *Genome Med.* 11, 35 (2019).

DOI: 10.1186/s13073-019-0648-4 ageless.link/gg3ix4

60. Leonard Nunney, 'Size matters: Height, cell number and a person's risk of cancer', *Proc. Biol. Sci.* 285 (2018).

DOI: 10.1098/rspb.2018.1743 ageless.link/iasikc

61. Emelie Benyi et al., 'Adult height is associated with risk of cancer and mortality in 5.5 million Swedish women and men', *J. Epidemiol. Community Health* 73, 730–36 (2019).

DOI: 10.1136/jech-2018-211040 ageless.link/aobtr4

62. Michael Sulak et al., '*TP53* copy number expansion is associated with the evolution of increased body size and an enhanced DNA damage response in elephants', *Elife* 5, e11994 (2016).

DOI: 10.7554/eLife.11994 ageless.link/u4uzsy

63. Michael Keane et al., 'Insights into the evolution of longevity from the bowhead whale genome', *Cell Rep.* 10, 112–22 (2015).

DOI: 10.1016/j.celrep.2014.12.008 ageless.link/yc3ucj

64. Iñigo Martincorena et al., 'High burden and pervasive positive selection of somatic mutations in normal human skin', *Science* 348, 880–86 (2015).

DOI: 10.1126/science.aaa6806 ageless.link/r33c9h

65. Kenichi Yoshida et al., 'Tobacco smoking and somatic mutations in human bronchial epithelium', *Nature* 578, 266–72 (2020).

DOI: 10.1038/s41586-020-1961-1 ageless.link/dyefiz

66. 我在列表里列出的特征来自一篇著名论文《癌症的标志》，这篇论文采用的方法开创了对衰老标志的研究。原始论文发表于 2000 年，以下是原作者的更新：

Douglas Hanahan and Robert A. Weinberg, 'Hallmarks of cancer: the next generation', *Cell* 144, 646–74 (2011).

DOI: 10.1016/j.cell.2011.02.013 ageless.link/ut79vk

67. 英国癌症研究所拥有关于患癌风险、死亡人数等各方面的详细数据。他们的数据主要来自英国人，但全世界发达国家的情况基本上差不多。

Lifetime risk of cancer (Cancer Research UK, 2015)

ageless.link/yqazjf

68. Martincorena et al., 2015

ageless.link/r33c9h

69. Iñigo Martincorena et al., 'Somatic mutant clones colonize the human esophagus with age', *Science* 362, 911–17 (2018).

DOI: 10.1126/science.aau3879 ageless.link/9okjc3

70. 严格来说，*DNMT3A*（全称是DNA甲基转移酶 3α）负责的是改变DNA甲基化，后者负责基因的开启与关闭，*DNMT3A* 的缺失导致甲基化的改变，会让身体产生更多干细胞。以下论文详细描述了它的功能：

Grant A. Challen et al., 'Dnmt3a is essential for hematopoietic stem cell differentiation', *Nat. Genet.* 44, 23–31 (2011).

DOI: 10.1038/ng.1009 ageless.link/ccese6

71. Siddhartha Jaiswal et al., 'Age-related clonal hematopoiesis associated with adverse outcomes', *N. Engl. J. Med.* 371, 2488–98 (2014).

DOI: 10.1056/NEJMoa1408617 ageless.link/ouoyxi

72. Moritz Gerstung et al., 'The evolutionary history of 2,658 cancers', *Nature* 578, 122–8 (2020).

DOI: 10.1038/s41586-019-1907-7 ageless.link/9rgj7s

73. David Fernandez-Antoran et al., 'Outcompeting p53-mutant cells in the normal esophagus by redox manipulation', *Cell Stem Cell* 25, 329–41 (2019).

DOI: 10.1016/j.stem.2019.06.011 ageless.link/xarw3i

第 8 章 抗衰老疗法之四：基因的重编程

1. 以下是一篇对衰老遗传学的绝佳综述：

David Melzer, Luke C. Pilling and Luigi Ferrucci, 'The genetics of human ageing', *Nat. Rev. Genet.* 21, 88–101 (2019).

DOI: 10.1038/s41576-019-0183-6 ageless.link/t9dut3

2. A. M. Herskind et al., 'The heritability of human longevity: A population- based study of 2872 Danish twin pairs born 1870–1900', *Hum. Genet.* 97, 319–23 (1996).

DOI: 10.1007/BF02185763 ageless.link/ijjnnc

3. J. Graham Ruby et al., 'Estimates of the heritability of human longevity are substantially inflated due to assortative mating', *Genetics* 210, 1109– 24 (2018).

DOI: 10.1534/genetics.118.301613 ageless.link/p6mjpn

4. Swapnil N. Rajpathak et al., 'Lifestyle factors of people with exceptional longevity', *J. Am. Geriatr. Soc.* 59, 1509–12 (2011).

DOI: 10.1111/j.1532-5415.2011.03498.x ageless.link/hw9are

以下这场演讲的前半段概述了百岁老人的遗传特征和生活方式：

Nir Barzilai, 'Can we grow older without growing sicker?' (TEDMED, YouTube, 2017) ageless.link/hza3fp

5. Stacy L. Andersen et al., 'Health span approximates life span among many supercentenarians: Compression of morbidity at the approximate limit of life span', *J. Gerontol. A Biol. Sci. Med. Sci.* 67, 395–405 (2012).

DOI: 10.1093/gerona/glr223 ageless.link/cmzaqo

6. Thomas T. Perls, 'Male centenarians: How and why are they different from their

female counterparts?', *J. Am. Geriatr. Soc.* 65, 1904–6 (2017).

 DOI: 10.1111/jgs.14978 ageless.link/a46hmo

 7. Rajpathak et al., 2011

 ageless.link/hw9are

 8. 这篇文章很好地总结了近期关于*APOE*突变体对阿尔茨海默病患病风险的影响的研究，尤其是较为少见的*E2*突变体：

 'Rare luck: Two copies of *ApoE2* shield against Alzheimer's', *Alzforum* (2019)

 ageless.link/yfr6ac

 9. Cynthia J. Kenyon, 'The genetics of ageing', *Nature* 464, 504–12 (2010).

 DOI: 10.1038/nature08980 ageless.link/grpyr3

 10. Karen Weintraub, 'Gene variant in Amish a clue to better aging', *Genetic Engineering and Biotechnology News* (2018)

 ageless.link/q3qprd

 11. Sadiya S. Khan et al., 'A null mutation in SERPINE1 protects against biological aging in humans', *Science Advances* 3, eaao1617 (2017).

 DOI: 10.1126/sciadv.aao1617 ageless.link/qsekck

 12. Sharon Begley, 'She was destined to get early Alzheimer's, but didn't', *STAT* (2019)

 ageless.link/hjynuk

 13. Jong-Ok Pyo et al., 'Overexpression of Atg5 in mice activates autophagy and extends lifespan', *Nat. Commun.* 4, 2300 (2013).

 DOI: 10.1038/ncomms3300 ageless.link/cyd9r9

 14. Yuan Zhang et al., 'The starvation hormone, fibroblast growth factor-21, extends lifespan in mice', *Elife* 1, e00065 (2012).

 DOI: 10.7554/eLife.00065 ageless.link/oqp3yy

 15. Joshua Levine et al., 'OR22-6 reversal of diet induced metabolic syndrome in mice with an orally active small molecule inhibitor of PAI-1', *J. Endocr. Soc.* 3 (2019).

 DOI: 10.1210/js.2019-OR22-6 ageless.link/cvbbnm

 16. Noah Davidsohn et al., 'A single combination gene therapy treats multiple age-related diseases', *Proc. Natl. Acad. Sci. U.S.A.* 47, 23505–11 (2019).

 DOI: 10.1073/pnas.1910073116 ageless.link/7n97sc

 17. Ryan Cross, 'An "anti-aging" gene therapy trial in dogs begins, and rejuvenate bio hopes humans will be next', *Chemical & Engineering News* (2019)

 ageless.link/bcbupu

 18. Marianne Abifadel et al., 'Living the PCSK9 adventure: From the identification of a new gene in familial hypercholesterolemia towards a potential new class of anticholesterol drugs', *Curr. Atheroscler. Rep.* 16, 439 (2014).

DOI: 10.1007/s11883-014-0439-8 ageless.link/gtc9jy

19. Ian Sample, 'One-off injection may drastically reduce heart attack risk', *Guardian* (10 May 2019)

ageless.link/byd76y

20. Alexis C. Komor et al., 'Programmable editing of a target base in genomic DNA without double-stranded DNA cleavage', *Nature* 533, 420–24 (2016).

DOI: 10.1038/nature17946 ageless.link/xmk79n

21. 以下这篇文章通过表观遗传重编程前沿一位科学家的故事，介绍了该领域：

Usha Lee McFarling, 'The creator of the pig-human chimera keeps proving other scientists wrong', *STAT* (2017)

ageless.link/uw74fk

22. Jieun Lee et al., 'Induced pluripotency and spontaneous reversal of cellular aging in supercentenarian donor cells', *Biochem. Biophys. Res. Commun.* (in press, 2020).

DOI: 10.1016/j.bbrc.2020.02.092 ageless.link/rpwt3z

23. Francesco Ravaioli et al., 'Age-related epigenetic derangement upon reprogramming and differentiation of cells from the elderly', *Genes* 9, 39 (2018).

DOI: 10.3390/genes9010039 ageless.link/3i4jtt

24. Burcu Yener Ilce, Umut Cagin and Acelya Yilmazer, 'Cellular reprogramming: a new way to understand aging mechanisms', *Wiley Interdiscip. Rev. Dev. Biol.* 7, e308 (2018).

DOI: 10.1002/wdev.308 ageless.link/6ewuqx

25. Kevin Sinclair, 'Dolly's "sisters" show cloned animals don't grow old before their time', *The Conversation* (2016)

ageless.link/xdyba3

José Cibelli, 'More lessons from Dolly the sheep: is a clone really born at age zero?', *The Conversation* (2017)

ageless.link/hgwufq

26. Sayaka Wakayama et al., 'Successful serial recloning in the mouse over multiple generations', *Cell Stem Cell* 12, 293–7 (2013).

DOI: 10.1016/j.stem.2013.01.005 ageless.link/kxyfii

27. Nathaniel Rich, 'Can a jellyfish unlock the secret of immortality?', *New York Times* (28 November 2012)

ageless.link/7zcdy4

28. Alejandro Ocampo et al., 'In vivo amelioration of age-associated hallmarks by partial reprogramming', *Cell* 167, 1719–733.e12 (2016).

DOI: 10.1016/j.cell.2016.11.052 ageless.link/cssud4

29. Tapash Jay Sarkar et al., 'Transient non-integrative expression of nuclear

reprogramming factors promotes multifaceted amelioration of aging in human cells', *Nat. Commun.* 11, 1545 (2020).

DOI: 10.1038/s41467-020-15174-3 ageless.link/96ac3p

30. Yuancheng Lu et al., 'Reversal of ageing- and injury-induced vision loss by Tet-dependent epigenetic reprogramming', *bioRxiv* (2019).

DOI: 10.1101/710210 ageless.link/7zv3rh

31. Nelly Olova et al., 'Partial reprogramming induces a steady decline in epigenetic age before loss of somatic identity', *Aging Cell* 18, e12877 (2019).

DOI: 10.1111/acel.12877 ageless.link/yo3wwk

32. Deepak Srivastava and Natalie DeWitt, 'In vivo cellular reprogramming: the next generation', *Cell* 166, 1386–96 (2016).

DOI: 10.1016/j.cell.2016.08.055 ageless.link/xor74i

33. Dhruba Biswas and Peng Jiang, 'Chemically induced reprogramming of somatic cells to pluripotent stem cells and neural cells', *Int. J. Mol. Sci.* 17, 226 (2016).

DOI: 10.3390/ijms17020226 ageless.link/7nhpma

34. Michael D. West et al., 'Use of deep neural network ensembles to identify embryonic – fetal transition markers: repression of COX7A1 in embryonic and cancer cells', *Oncotarget* 9, 7796–811 (2018).

DOI: 10.18632/oncotarget.23748 ageless.link/zc6zye

35. 下面这篇文章简要概述了系统生物学的思想在医药上的应用：

Rolf Apweiler et al., 'Whither systems medicine?', *Exp. Mol. Med.* 50, e453 (2018).

DOI: 10.1038/emm.2017.290 ageless.link/vfusyd

36. Jonathan R. Karr et al., 'A whole-cell computational model predicts phenotype from genotype', *Cell* 150, 389–401 (2012).

DOI: 10.1016/j.cell.2012.05.044 ageless.link/cecsmo

37. A. S. Perelson et al., 'HIV-1 dynamics in vivo: Virion clearance rate, infected cell life-span, and viral generation time', *Science* 271, 1582–6 (1996).

DOI: 10.1126/science.271.5255.1582 ageless.link/ub43sm

38. Diogo G. Barardo et al., 'Machine learning for predicting lifespan-extending chemical compounds', *Aging* 9, 1721–37 (2017).

DOI: 10.18632/aging.101264 ageless.link/z67qqd

39. The cost of sequencing a human genome (National Human Genome Research Institute, 2019)

ageless.link/79qfqn

40. Max Roser and Hannah Ritchie, 'Technological progress', *Our World in Data* (2013)

ageless.link/capdvn

第 9 章　寻找治愈衰老的路

1. Di Chen et al., 'Germline signaling mediates the synergistically prolonged longevity produced by double mutations in *daf-2* and *rsks-1* in *C. elegans*', *Cell Rep.* 5, 1600–1610 (2013).

　　DOI: 10.1016/j.celrep.2013.11.018 ageless.link/qhwo37

第 10 章　如何活得更久

1. Yanping Li et al., 'Healthy lifestyle and life expectancy free of cancer, cardiovascular disease, and type 2 diabetes: Prospective cohort study', *BMJ* 368, l6669 (2020).

　　DOI: 10.1136/bmj.l6669 ageless.link/3i3g3w

2. Statistics on preventable cancers (Cancer Research UK, 2015) ageless.link/jtbsb9

3. Cardiovascular disease data and statistics (World Health Organization, 2020) ageless.link/p3tz36

4. Gaëlle Deley et al., 'Physical and psychological effectiveness of cardiac rehabilitation: age is not a limiting factor!', *Can. J. Cardiol.* 35, 1353–8 (2019).

　　DOI: 10.1016/j.cjca.2019.05.038 ageless.link/r6dzqn

5. Jha, 2009 ageless.link/fjnhnq

6. Yoshida et al., 2020 ageless.link/7yisot

7. Virginia Reichert et al., 'A pilot study to examine the effects of smoking cessation on serum markers of inflammation in women at risk for cardiovascular disease', *Chest* 136, 212–19 (2009).

　　DOI: 10.1378/chest.08-2288 ageless.link/hdjg9s

8. Lukas Schwingshackl et al., 'Food groups and risk of all-cause mortality: A systematic review and meta-analysis of prospective studies', *Am. J. Clin. Nutr.* 105, 1462–73 (2017).

　　DOI: 10.3945/ajcn.117.153148 ageless.link/4bfurj

9. Monica Dinu et al., 'Vegetarian, vegan diets and multiple health outcomes: A systematic review with meta-analysis of observational studies', *Crit. Rev. Food Sci. Nutr.* 57, 3640–49 (2017).

　　DOI: 10.1080/10408398.2016.1138447 ageless.link/6htpi3

10. Society for Applied Microbiology, 2019

ageless.link/enkq6q

11. Tae Gen Son, Simonetta Camandola and Mark P. Mattson, 'Hormetic dietary phytochemicals', *Neuromolecular Med.* 10, 236–46 (2008).

DOI: 10.1007/s12017-008-8037-y ageless.link/6u6wox

12. Dagfinn Aune et al., 'BMI and all cause mortality: Systematic review and non-linear dose-response meta-analysis of 230 cohort studies with 3.74 million deaths among 30.3 million participants', *BMJ* 353, i2156 (2016).

DOI: 10.1136/bmj.i2156 ageless.link/b4nzgu

13. 这篇论文总结了大量关于体重对寿命影响的不同研究：

Steven A. Grover et al., 'Years of life lost and healthy life-years lost from diabetes and cardiovascular disease in overweight and obese people: a modelling study', *Lancet Diabetes Endocrinol* 3, 114–22 (2015).

DOI: 10.1016/S2213-8587(14)70229-3 ageless.link/dsg3py

14. Eric A. Finkelstein et al., 'The lifetime medical cost burden of overweight and obesity: implications for obesity prevention', *Obesity* 16, 1843–8 (2008).

DOI: 10.1038/oby.2008.290 ageless.link/9aqtvu

15. 关于炎症与脂肪的研究，可以参考这篇通俗易懂的总结：

'Taking aim at belly fat' (Harvard Health, 2010)

ageless.link/e6do9f

更专业的概览可以参考：

Volatiana Rakotoarivelo et al., 'Inflammatory cytokine profiles in visceral and subcutaneous adipose tissues of obese patients undergoing bariatric surgery reveal lack of correlation with obesity or diabetes', *EBioMedicine* 30, 237–47 (2018).

DOI: 10.1016/j.ebiom.2018.03.004 ageless.link/67vyza

16. Márcia Mara Corrêa et al., 'Performance of the waist-to-height ratio in identifying obesity and predicting non-communicable diseases in the elderly population: A systematic literature review', *Arch. Gerontol. Geriatr.* 65, 174–82 (2016).

DOI: 10.1016/j.archger.2016.03.021 ageless.link/kn7b97

17. 'Does weight loss cure type 2 diabetes?' (British Heart Foundation, 2017)

ageless.link/94ty9p

18. Manuela Aragno and Raffaella Mastrocola, 'Dietary sugars and endogenous formation of advanced glycation endproducts: Emerging mechanisms of disease', *Nutrients* 9 (2017).

DOI: 10.3390/nu9040385 ageless.link/xbx6zn

19. Jaime Uribarri et al., 'Advanced glycation end products in foods and a practical guide to their reduction in the diet', *J. Am. Diet. Assoc.* 110, 911–16.e12 (2010).

DOI: 10.1016/j.jada.2010.03.018 ageless.link/qxtoer

Extance, 2018

ageless.link/ep3o7t

20. 以下这本书里简要评论了详细探讨两者差异的多项研究：

Gifford, 2012

ageless.link/kcc4qs

21. Mattison et al., 2017

ageless.link/jnaqjv

22. 下面这篇文章就是一个例子，它利用来自猴子和其他类人猿的证据，详细说明了DR确实有效。作者迈克尔·雷是国际CR协会的董事会成员。

Michael Rae, 'CR in nonhuman primates: A muddle for monkeys, men, and mimetics' (SENS Research Foundation, 2013)

ageless.link/794i74

23. Kraus et al., 2019

ageless.link/t6tm4m

24. Natalia S. Gavrilova and Leonid A. Gavrilov, 'Comments on dietary restriction, Okinawa diet and longevity', *Gerontology* 58, 221–3 (2012).

DOI: 10.1159/000329894 ageless.link/jkkwhw

25. Elizabeth M. Gardner, 'Caloric restriction decreases survival of aged mice in response to primary influenza infection', *J. Gerontol. A Biol. Sci. Med. Sci.* 60, 688–94 (2005).

DOI: 10.1093/gerona/60.6.688 ageless.link/vw6q4r

26. Eric Ravussin et al., 'A 2-year randomized controlled trial of human caloric restriction: Feasibility and effects on predictors of health span and longevity', *J. Gerontol. A Biol. Sci. Med. Sci.* 70, 1097–104 (2015).

DOI: 10.1093/gerona/glv057 ageless.link/ci3m6v

27. 这篇很有争议的综述宣扬了间歇性禁食的好处，并给想要实行这种饮食方法的读者提供了一些建议：

Rafael de Cabo and Mark P. Mattson, 'Effects of intermittent fasting on health, aging, and disease', *N. Engl. J. Med.* 381, 2541–51 (2019).

DOI: 10.1056/NEJMra1905136 ageless.link/3pgwep

28. 科学家对"锻炼有益健康"这件事有多肯定呢？以下这篇文章不是一篇系统性综述（系统性综述指的是把关于某一主题的所有研究都集中起来分析），而是一篇系统性综述的系统性综述：

Darren E. R. Warburton and Shannon S. D. Bredin, 'Health benefits of physical activity: A systematic review of current systematic reviews', *Curr. Opin. Cardiol.* 32, 541–56 (2017).

DOI: 10.1097/HCO.0000000000000437 ageless.link/9mef3o

29. Erika Rees-Punia et al., 'Mortality risk reductions for replacing sedentary time with physical activities', *Am. J. Prev. Med.* 56, 736–41 (2019).

DOI: 10.1016/j.amepre.2018.12.006 ageless.link/xrfogk

30. Ulf Ekelund et al., 'Dose- response associations between accelerometry measured physical activity and sedentary time and all cause mortality: Systematic review and harmonised meta-analysis', *BMJ* 366, l4570 (2019).

DOI: 10.1136/bmj.l4570 ageless.link/7khsm6

31. Taro Takeuchi et al., 'Mortality of Japanese Olympic athletes: 1952–2017 cohort study', *BMJ Open Sport Exerc. Med.* 5, e000653 (2019).

DOI: 10.1136/bmjsem-2019-000653 ageless.link/qkghkf

32. An Tran-Duy, David C. Smerdon and Philip M. Clarke, 'Longevity of outstanding sporting achievers: mind versus muscle', *PLoS One* 13, e0196938 (2018).

DOI: 10.1371/journal.pone.0196938 ageless.link/xsw9i7

33. Matthew D. Rablen and Andrew J. Oswald, 'Mortality and immortality: the Nobel Prize as an experiment into the effect of status upon longevity', *J. Health Econ.* 27, 1462–71 (2008).

DOI: 10.1016/j.jhealeco.2008.06.001 ageless.link/fbjyns

34. W. Kyle Mitchell et al., 'Sarcopenia, dynapenia, and the impact of advancing age on human skeletal muscle size and strength; a quantitative review', *Front. Physiol.* 3, 260 (2012).

DOI: 10.3389/fphys.2012.00260 ageless.link/agabb4

35. Eduardo L. Cadore et al., 'Multicomponent exercises including muscle power training enhance muscle mass, power output, and functional outcomes in institutionalized frail nonagenarians', *Age* 36, 773–85 (2014).

DOI: 10.1007/s11357-013-9586-z ageless.link/3bcah6

36. Xiaoli Shen, Yili Wu and Dongfeng Zhang, 'Nighttime sleep duration, 24-hour sleep duration and risk of all-cause mortality among adults: A meta-analysis of prospective cohort studies', *Sci. Rep.* 6, 21480 (2016).

DOI: 10.1038/srep21480 ageless.link/mnz6j3

37. Ehsan Shokri- Kojori et al., 'β-amyloid accumulation in the human brain after one night of sleep deprivation', *Proc. Natl. Acad. Sci. U. S. A.* 115, 4483–8 (2018).

DOI: 10.1073/pnas.1721694115 ageless.link/ixiidn

38. Line Kessel et al., 'Sleep disturbances are related to decreased transmission of blue light to the retina caused by lens yellowing', *Sleep* 34, 1215–19 (2011).

DOI: 10.5665/SLEEP.1242 ageless.link/eaykuc

39. Alejandra Pera et al., 'Immunosenescence: Implications for response to infection and vaccination in older people', *Maturitas* 82, 50–55 (2015).

DOI: 10.1016/j.maturitas.2015.05.004 ageless.link/jg7nsn

40. Caleb E. Finch and Eileen M. Crimmins, 'Inflammatory exposure and historical changes in human life-spans', *Science* 305, 1736–9 (2004).

DOI: 10.1126/science.1092556 ageless.link/uiaa3d

41. Cesar de Oliveira, Richard Watt and Mark Hamer, 'Toothbrushing, inflammation, and risk of cardiovascular disease: results from Scottish Health Survey', *BMJ* 340, c2451 (2010).

DOI: 10.1136/bmj.c2451 ageless.link/4igja4

42. Chung-Jung Chiu, Min-Lee Chang and Allen Taylor, 'Associations between periodontal microbiota and death rates', *Sci. Rep.* 6, 35428 (2016).

DOI: 10.1038/srep35428 ageless.link/st9goi

43. Leslie K. Dennis et al., 'Sunburns and risk of cutaneous melanoma: does age matter? A comprehensive meta-analysis', *Ann. Epidemiol.* 18, 614–27 (2008).

DOI: 10.1016/j.annepidem.2008.04.006 ageless.link/yd4jxa

44. 'Raised blood pressure'(World Health Organization Global Health Observatory, 2015)

ageless.link/bzteab

45. Sarah Lewington et al., 'Age-specific relevance of usual blood pressure to vascular mortality: a meta-analysis of individual data for one million adults in 61 prospective studies', *Lancet* 360, 1903–13 (2002).

DOI: 10.1016/s0140-6736(02)11911-8 ageless.link/tknbz6

46. 'High blood pressure (hypertension)' (NHS, 2019)

ageless.link/jy364p

'New ACC/AHA high blood pressure guidelines lower definition of hypertension' (American College of Cardiology, 2017)

ageless.link/mtpxoi

47. Aune et al., 2017

ageless.link/9hukvg

48. Elizabeth D. Kantor et al., 'Trends in dietary supplement use among US adults from 1999–2012', *JAMA* 316, 1464–74 (2016).

DOI: 10.1001/jama.2016.14403 ageless.link/sbmuq9

49. Donna K. Arnett et al., '2019 ACC/AHA guideline on the primary prevention of cardiovascular disease: A report of the American College of Cardiology/American Heart Association tas k force on clinical practice guidelines', *J. Am. Coll. Cardiol.* 74, e177–e232 (2019).

DOI: 10.1016/j.jacc.2019.03.010 ageless.link/ttziau

50. Charles Faselis et al., 'Is very low LDL-C harmful?', *Curr. Pharm. Des.* 24,

3658–64 (2018).

DOI: 10.2174/1381612824666181008110643 ageless.link/7uqaqe

51. 基于WHO GBD数据计算得到。计算过程可见ageless.link/tv7grc。

52. Steven N. Austad and Kathleen E. Fischer, 'Sex differences in lifespan', *Cell Metab.* 23, 1022–33 (2016).

DOI: 10.1016/j.cmet.2016.05.019 ageless.link/xonwam

53. Zoe A. Xirocostas, Susan E. Everingham and Angela T. Moles, 'The sex with the reduced sex chromosome dies earlier: A comparison across the tree of life', *Biol. Lett.* 16, 20190867 (2020).

DOI: 10.1098/rsbl.2019.0867 ageless.link/vvqsmi

54. M. Florencia Camus, David J. Clancy and Damian K. Dowling, 'Mitochondria, maternal inheritance, and male aging', *Curr. Biol.* 22, 1717–21 (2012).

DOI: 10.1016/j.cub.2012.07.018 ageless.link/jedc3a

55. Susan C. Alberts et al., *The Male-Female Health-Survival Paradox: A Comparative Perspective on Sex Differences in Aging and Mortality* (National Academies Press US, 2014)

ageless.link/gkjfgw

56. 这是数据违背了假设的一个例子。我们在第1章中就说过，估测预期健康寿命比估测整体预期寿命要复杂很多。

Healthy life expectancy (HALE): Data by country (World Health Organization Global Health Observatory, 2018)

ageless.link/mbznxr

57. Nisha C. Hazra et al., 'Differences in health at age 100 according to sex: population-based cohort study of centenarians using electronic health records', *J. Am. Geriatr. Soc.* 63, 1331–7 (2015).

DOI: 10.1111/jgs.13484 ageless.link/bkzvue

第11章　从科学到医学

下面这篇综述讨论了如果我们要实现生物老年学潜力，需要哪些科学和政策上的进步。它还引入了另一种为与衰老相关的改变分类的方法，被称为"衰老之柱"。

Brian K. Kennedy et al., 'Geroscience: Linking aging to chronic disease', *Cell* 159, 709–13 (2014).

DOI: 10.1016/j.cell.2014.10.039 ageless.link/hnoqys

1. 'Living to 120 and beyond: Americans' views on aging, medical advances and radical life extension' (Pew Research Center, 2013)

ageless.link/jrmgc3

2. 这篇论文监测了科学家出版的论文，以此追踪他们的研究兴趣发生了什么改变，结果发现他们的研究领域很少有较大的转变：

Tao Jia, Dashun Wang and Boleslaw K. Szymanski, 'Quantifying patterns of research-interest evolution', *Nature Human Behaviour* 1, 0078 (2017).

DOI: 10.1038/s41562-017-0078 ageless.link/yo7zw3

3. 这一段以及之后段落的数据来自NIA、NIH、NCI和CMS，见ageless.link/7679wa。

4. 这个段子来自伦纳德·海弗利克（海弗利克极限的提出者、生物老年学的先驱，也是NIA委员会的创始成员之一），虽然好笑，但也表达了生物老年学研究者的不满：

Leonard Hayflick, 'Comment on "We have a budget for FY 2019!" ' (2018) ageless.link/9p6cw3

5. Dana P. Goldman et al., 'Substantial health and economic returns from delayed aging may warrant a new focus for medical research', *Health Aff.* 32, 1698–1705 (2013).

DOI: 10.1377/hlthaff.2013.0052 ageless.link/ctacos

6. 以下是比较了服用二甲双胍、磺胺类药物和没有服用这两类药物的健康人的原始研究：

C. A. Bannister et al., 'Can people with type 2 diabetes live longer than those without? A comparison of mortality in people initiated with metformin or sulphonylurea monotherapy and matched, non-diabetic controls', *Diabetes Obes. Metab.* 16, 1165–73 (2014).

DOI: 10.1111/dom.12354 ageless.link/oxih3v

尼尔·巴尔齐莱的这篇文章总结了二甲双胍抗衰老的证据，并解释了其抗衰老的特性：

Nir Barzilai et al., 'Metformin as a tool to target aging', *Cell Metab.* 23, 1060–65 (2016).

DOI: 10.1016/j.cmet.2016.05.011 ageless.link/yv7ssx

7. 巴尔齐莱在这场演讲的最后一部分提到了TAME试验：

Barzilai, 2017

ageless.link/awkcqw

8. Steve Horvath and Kenneth Raj, 'DNA methylation-based biomarkers and the epigenetic clock theory of ageing', *Nat. Rev. Genet.* 19. 371–84 (2018).

DOI: 10.1038/s41576-018-0004-3 ageless.link/jyhwdv

9. Ake T. Lu et al., 'DNA methylation GrimAge strongly predicts lifespan and healthspan', *Aging* 11, 303– 27 (2019).

DOI: 10.18632/aging.101684 ageless.link/ijx34n

10. Kaare Christensen et al., 'Perceived age as clinically useful biomarker of ageing:

cohort study', *BMJ* 339, b5262 (2009).

DOI: 10.1136/bmj.b5262 ageless.link/c7bbfy

11. Weiyang Chen et al., 'Three-dimensional human facial morphologies as robust aging markers', *Cell Res.* 25, 574–87 (2015).

DOI: 10.1038/cr.2015.36 ageless.link/4h3ivk

12. Alex Zhavoronkov and Polina Mamoshina, 'Deep aging clocks: the emergence of AI-based biomarkers of aging and longevity', *Trends Pharmacol. Sci.* 40, 546–9 (2019).

DOI: 10.1016/j.tips.2019.05.004 ageless.link/uvip6c

13. Tina Wang et al., 'Epigenetic aging signatures in mice livers are slowed by dwarfism, calorie restriction and rapamycin treatment', *Genome Biol.* 18, 57 (2017).

DOI: 10.1186/s13059-017-1186-2 ageless.link/9sgahr

14. Shinji Maegawa et al., 'Caloric restriction delays age-related methylation drift', *Nat. Commun.* 8, 539 (2017).

DOI: 10.1038/s41467-017-00607-3

ageless.link/migjww

15. Josh Mitteldorf, 'The mother of all clinical trials', part I (2018)

ageless.link/s9p3fs

16. Antonio Cherubini et al., 'Fighting against age discrimination in clinical trials', *J. Am. Geriatr. Soc.* 58, 1791–6 (2010).

DOI: 10.1111/j.1532-5415.2010.03032.x ageless.link/io4zwa

17. Kennedy et al., 2014

ageless.link/hnoqys

18. Joanna E. Long et al., 'Morning vaccination enhances antibody response over afternoon vaccination: a cluster-randomised trial', *Vaccine* 34, 2679–85 (2016).

DOI: 10.1016/j.vaccine.2016.04.032 ageless.link/77mqxq

19. 根据一篇关于衰老细胞在衰老中作用的综述里的例子，相关研究的数目太少"不是因为该领域中的科学家没有认识到这类工作的实用性，而是因为这类工作——用某位缺乏同情心的匿名评审人的话来说——是'无聊的描述性工作'"。

Richard G. A. Faragher et al., 'Senescence in the aging process', *F1000Res.* 6, 1219 (2017).

DOI: 10.12688/f1000research.10903.1 ageless.link/q6yvhy

20. Nicola Davis and Dara Mohammadi, 'Can this woman cure ageing with gene therapy?', *Guardian* (24 July 2016)

ageless.link/m4u9yb

我在读博士时发现了衰老生物学这个领域，这本书中的思想是我从那时起到现在近 10 年来钻研的结晶。这本书能够出版要感谢很多人，我希望在他们的帮助下，我能够公正地评判在我看来这个时代最重要的科学思想。

我首先要感谢一代代的研究人员，他们的研究工作是这本书的基础，还要感谢过去和现在的很多科学家，他们的名字或工作在本书这次简短的生物老年学之旅中可能无法具体提及，读者可以在致谢之前的参考文献中找到其中的一部分。如果没有科学界历史上和正在进行的研究，就不会有令人兴奋的结果，我们也不会发现自己处在医学史上的关键时刻。

很多科学家和相关人士花费了宝贵的时间耐心地回答了我（通常很幼稚）的问题并通读了书稿，这让我受宠若惊。下面的感谢名单中，排名不分先后。

首先，我很荣幸能与一些真正了不起的研究人员和专业人士交谈，他们开阔了我的视野。他们将我在文献中读到的想法变为现实，有时候，还以自己得出的最前沿的研究成果推翻了我所读过的内容。感谢尼克·莱恩、德斯蒙德·托宾、乔恩·豪斯利、若昂·佩德罗·德马加良斯、亚当·罗尔特、梅琳达·杜尔、格雷厄姆·鲁比、迈克·菲尔波特、奥布里·德格雷、琳达·帕特里奇、戴维·格姆斯、塞巴斯蒂安·阿吉亚尔、吉姆·梅隆、朱迪思·坎皮西、沃尔夫·赖克和安德斯·桑德伯格。

其次，我要感谢阅读和评论了本书部分草稿的人。他们有洞见的评论帮助我改进了行文。感谢乔纳森·斯莱克、汉娜·里奇、罗伯特·J.什穆克勒·赖斯和玛丽亚·布拉斯科。

再次，特别感谢那些与我讨论，又阅读并评论了初稿的人！感谢汉娜·沃尔特斯、安娜·珀奇、亚历杭德罗·奥坎波、乔纳森·克拉克、伊尼戈·马丁科雷纳、阿德里安·利斯顿、理查德·法拉格、尼尔·巴尔齐莱、伊琳娜和迈克尔·康波伊夫妇、迪达克·卡尔莫纳–古铁雷斯、若昂·帕索斯和米歇尔·林特曼。

我还要感谢这里没有列出的许多人，从生物学家到历史学家，从医生到精算师。他们回复了我的信息，或者简短地与我交谈，帮我掌握了读过的资料背后的更多细节，我读过的资料一般都是学究式的统计数据，而他们提供了更生动的信息，例如试图追踪雷帕霉素背后的细菌是否真的像某些说法暗示的那样是在复活节岛上的一尊著名雕像下被发现的（经过不懈的努力，最后也没有定论），我有时也会要求他们查找 10 年前的数据，以便我可以准确地记录实验中最后一条线虫死亡的日期（参见第 3 章）。

最后，我要感谢 3 位好心人阅读了全书初稿。非常感谢我的朋友汤姆·富勒和马娅·埃文斯，尤其是生物老年医学家琳内·考克斯，初稿在最后阶段的改进得益于她的新颖见解和生物学判断力。

写一本科普读物从来都不是一个人能完成的，感谢所有人，让我的作品更准确、更有趣、更完整。书中的任何错误或遗漏都是由我的疏忽所致。

我要感谢弗朗西斯·克里克研究所允许我担任访问研究员，让我能够获得本书相关的科学文献，尤其要感谢尼克·卢斯库姆给了一名物理学家从事生物学研究的机会，没有整个生物信息学和计算生物学实验室为我提供的基础，我无法写出这本书。

我也非常感谢我的编辑亚历克西斯·基施鲍姆、克里斯廷·波波洛和贾丝明·霍西，感谢他们对我写作的信任，感谢他们把我的初稿变成了你眼前的这本书，编辑过程也非常愉快。如果没有我经纪人克里斯·威尔贝洛夫以及从一开始就指导了本书出版事宜的艾特肯·亚历山大团队成员的出色工作，这本书就不可能完成。还要感谢英国出版商布卢姆斯伯里和美国出版商道布尔迪的员工，感谢他们在校对、排版、设计、营销等方面所做的工作。

最后，我要感谢我的妻子德兰·阮，本书的每个部分都有她的贡献。她时常与我讨论、对初稿做出了评论，提供了宝贵的医学专业知识，也分享了许多与病痛斗争的老年患者故事，这一切都在提醒我，为什么写这样一本书如此重要。